고려홍삼 부산물 가치의 재발견

신·재생 헬스케어 활용

나승열 저

REDISCOVERY OF THE VALUES OF KOREAN RED GINSENG BY-PRODUCTS:

On Recycling and Upcycling

도서출판 신일북스

서 문

저자는 2010년도 초반 우연한 기회에 국내에서 제법 규모가 큰 홍삼 제품 제조 공장을 방문하게 되었다. 공장 안으로 들어가기 전에 무엇인지 모르지만, 공장 야적장 한 모퉁이에 비에 젖지 않도록 눈에 띄게 커다란 푸른 비닐 천막으로 덮인 엄청 많은 양의 무엇인가를 발견하였다. 내가 동행한 분에게 저것은 무엇이냐고 물으니, 그분은 홍삼 추출 후 남은 홍삼박(혹은 다른 말로 홍삼 찌꺼기 혹은 홍삼 부산물, 본 책에서는 홍삼 건더기라고 부르겠다)이라고 귀띔해주었다. 그분 말로는 공장 내에서 홍삼 추출 후 남은 홍삼 건더기는 폐기물로 처리한다고 하였다. 즉, 좀 전에 본 홍삼 건더기 더미는 폐기를 위해 잠시 쌓아놓은 것이었다. 그때는 홍삼 건더기가 매년 많이 생기고, 폐기하기가 힘들다는 말을 듣고도 아무런 생각 없이 그냥 지나쳤었다. 그 당시에는 내가 인삼 산업 종사자도 아니고, 인삼 기초 연구자라서 홍삼 제품 제조 원가 및 인삼 부산물에 대한 관심이 없었다. 그 후에 나는 인(홍)삼에서 새로운 신소재인 진토닌(gintonin)을 분리하는데 성공하였고, 대량 생산도 가능하게 되었다.

또한 여러 가지 실험 연구를 통하여, 진토닌이 뇌 신경계, 특히 기억력 감퇴가 있는 사람에서 인지 기능 향상과 알츠하이머병 치매와 같은 퇴행성 뇌질환 예방에 좋은 효과가 있다는 것을 규명하였다. 관련 논문들도 수십 편 발표하였고, 매스컴에 소개되기도 하였다. 제약회사와 식품회사의 요청에 따라 여러 차례 세미나를 하였다. 세미나가 끝난 후 가진 질의응답 시간에 대부분의 해당 실무 책임자들은 나의 연구 결과에 긍정적인 반응을 보이며 호감을 나타내었다. 그럴 때마다 약속이나 한 듯이 어김없이 진토닌 제조 원가에 대하여 질문하였다. 아무리 효과가 좋다고 하더라도 원래부터 인(홍)삼 뿌리의 원가가 비싸니, 거기서 얻을 수 있는 진토닌 수율이 얼마나 되겠냐고 의문을 제기하였다. 그러면 나는 건조한 백삼 혹은 홍삼이 kg당 얼마이고, 거기서 나오는 진토닌은 몇십 그램(g)이라고 사실대로 알려주었다. 다음 질문은 진토닌 가지고 제품을 만든다면, 한 달 복용비가 기간에 따라서 적어도 최소 몇십만 원 이상이 될 수도 있는데, 소비자들이 그 돈을 내고 사 먹겠냐고 반문을 하였다. 나는 할 말이 없었다. 거기서 꽉 막혀버렸다. 그리고 이내 세미나는 마무리되었다. 진토닌의 효능을 기본으로 건강 기능성 식품을 개발할 때 가장 먼저 해결해야 하는 문제는 진토닌 원료의 원가를 낮추는 것이 가장 큰 숙제였던 것이다.

일반적으로 연구자들은 실험을 통하여 새로운 것을 발견하고, 좋은 결과를 도출하고, 그 연구 결과에 대하여 특허를 출원하여 보호를 받는다. 연구자들은 관련 회사들과 협의만 잘하면 자동적으로 제약회사나 기능성 관련 식품회사에서 그것을 어렵지 않게 사업화할 것이라는 무지개 빛 희망을 꿈꾼다. 그러나, 얼마 지나지 않아 앞에서 언급한 바와 같이 연구자의 연구 결과와 사업화·제품화를 위한 산업 현장의 요구 사항은 별개라는 사실을 깨닫게 된다. 물론 성공할 때도 있지만, 생합성이 어려운 어떤 천연물 원료가 효능이 아무리 좋더라도 그것을 응용하는 산업체 현장에서는 다른 품목에 비하여 가격경쟁력에서 우위에 있어야 사업화·제품화를 시도한다. 그런데 제품에 대한 가격경쟁력 즉, 시장 가격은 제조 원가에 마케팅 비용과 영업비용 및 기타 비용을 다 합쳐서 산출한다. 보통 시장 가격은 원가의 최소 10배가 된다고 한다. 회사 입장에서는 생리학적·약리학적 효과뿐만 아니라 제조 비용 그리고 마케팅 비용을 당연히 따지기 마련이다. 다시 말하면 타당성 조사 단계에서 정말 약이 없는 희귀병을 제외하고는 수지 타산이 안 맞으면 제품 개발을 포기하게 되는 것이다. 즉, 원래부터 비싼 인삼 자체의 원가가 해당 실무 책임자들이 진토닌을 이용한 제품 사업화에 어려움을 느끼는 이유인 것이다.

11년이 지난 2021년 어느 날 저자는 진토닌 생산 원가를 낮추는 방법을 찾다가 우연히 서울의 어느 대기업 식품·화장품 관련 회사에서 세미나를 하게 되었다. 거기서 그동안 진토닌 관련 진척 내용을 설명하고, 인(홍)삼에서 진토닌을 생산하는 것은 가능하나, 비싼 원가가 제품화에 걸림돌이라고 그동안의 경험을 솔직하게 털어놓았다. 세미나 참석자 중 한 분이 진토닌 대량 생산에 인삼의 비싼 원가가 가장 큰 걸림돌이라면, 홍삼박(홍삼 건더기)을 활용해보라는 제안을 하였다. 그 순간 나는 10여 년 전 국내 굴지의 홍삼 제품 제조회사에서 보았던 홍심 건더기가 쌓인 야적장 장면이 어제 일처럼 생생하게 떠 올랐고, 본능적으로 홍삼 건더기의 새로운 가치를 재발견하게 되었다.

2000년대 초반부터 우리나라 국민 소득이 증대되고, 또 건강에 대한 관심이 높아짐에 따라 건강 기능성 식품에 대한 관심도 커졌다. 홍삼은 우리나라 대표 건강식품이다. 홍삼에 대한 관심도 높아져 전체 홍삼 관련 제품 매출이 1조 3천억 원이 넘는 것으로 알려져 있다. 2022년 국내 건강 기능성 식품 전체 시장 규모가 약 5조 원이라면, 약 30%를 홍삼이 차지하고 있는 셈이다. 홍삼 제품 생산이 증가됨에 따라 자연적으로 홍삼 건더기 생산도 매년 최소 8,000~10,000톤씩 생산되고 있다. 고려홍삼 제품 생산 후 발생하는 부산물인 엄청난 양의 홍삼 건더기는 극히 아주 적은 양만이 화장품 원료 및 기타 다른 용도로 활용되고, 나머지는 대부분 동물 사료나 퇴비로 사용되어 왔다. 현재 홍삼은 대중화와 보편화에는 성공했다. 그러나, 홍삼 성분 표준화 및 표준화된 성분을 함유하는 신제품 개발은 홍삼 제품이 등장한 후 반세기가 지난 지금까지도 걸음마 단계에 머물고 있다. 그 원인 중의 하나로 저자는 홍삼 원재료가 고가여서 홍삼 원재료 추출 농축물에만 의존하기 때문이라고 확신한다.

고깃국 끓이는 경우를 예로 들어보자. 밥과 같이 국을 먹을 때 고기만 먹는 것이 아니다. 국물과 국물 건더기도 같이 먹는다. 즉, 처음 고깃국의 고기는 홍삼에 해당하고 끓인 국물은 홍삼 추출물이고, 남은 국물 건더기는 홍삼 건더기인 셈이다. 남은 국물 건더기는 육수로도 판매하는 것처럼, 홍삼 건더기의 활용도 충분히 가능하다. 다시 말하면, 홍삼 건더기는 생리활성물질을 많이 함유하고 있다. 당연히 활용하는 것이 유익하다. 또한, 식품의약품안전처 식품첨가물 규정에 홍삼박(홍삼 건더기)을 식용으로 사용할 수 있다는 항목도 있다. 그러나, 안타깝게도 현재 홍삼 건더기 하면 쓰고 남은 껍데기(찌꺼기)라는 고정 관념이 우리 정서에 깊게 자리 잡고 있다. 우리나라 미래 인(홍)삼 산업발전과 국제인삼 산업 경쟁력 향상을 위해서라도 퇴비나 동물들의 사료 용도로만 취급받고 있는 홍삼 건더기라서 활용하기에는 뭔가 찜찜하다는 느낌을 우리 마음속에서 하루 빨리 지웠으면 한다. 이런 홍삼 부산물에 대한 패러다임(paradigm)의 변화는 그동안 인삼 산업의 개념이 국내 인삼 산업의 외형을 키우는 “성장 지향성” 중심에서 “지속 가능한 성장”으로 전환되는 것과 일치한다.

우리가 다른 일반 식품들에서 나오는 건더기(찌꺼기)보다 홍삼 건더기를 더 활용해야 하는 이유는 인(홍)삼 원료 자체가 다른 한약재에 비하여 매우 비싸기 때문이다. 그리고, 홍삼 산업체에 근무하는 전문가 말에 따르면, 홍삼 열수 추출 후 남은 홍삼 건더기가 자그마치 40~50% 정도로 거의 절반을 차지하고 있다고 한다. 홍삼이라는 비싼 원료의 약 50%를 재활용 없이 그대로 사료나 퇴비로 심하게 말하면 안타깝게도 거의 버려지고 있다. 흥미로운 사실은, 본 서적을 준비하면서 저자는 한 가지 흥미로운 사실을 발견하였다. 많은 홍삼이나 흑삼 제조회사들은 얼마나 많은 양을 저장하고 있는지는 알려주지는 않았지만, 무슨 이유인지는 몰라도 홍삼 건더기를 건조한 상태에서 보관하고 있었다. 이런 회사들도 이구동성으로 홍삼 건더기를 무작정 사료나 퇴비 혹은 폐기물로 버리기에는 너무 아깝다고 한다. 마치 누군가가 홍삼 건더기를 활용할 수 있는 방법을 개발하기를 기다리고 있다는 듯이 말한다.

본 책은 진토닌을 예로 들었지만, 비싼 홍삼을 추출하고 남아 있는 홍삼 건더기에서 기존의 성분들(진세노사이드, 산성다당체 및 폴리페놀 등)과 새로운 성분(예, 진토닌 및 홍삼 레글리드 신소재)을 최대한 추출해서 홍삼 활용을 극대화해야 하는 이유이기도 하다. 본 책은 이를 기반으로 건강기능식품과 제약 분야에서 홍삼 건더기의 고부가가치 소재로의 활용 가능성을 제안할 목적으로 기술하였다. 그렇다고 기존의 홍삼 건더기를 사료나 퇴비 혹은 다른 식품원료 용도로 활용하는 것을 반대하거나 무시하는 것은 아니다. 왜냐하면 기존 방식도 그 나름대로 의미를 가지고 있기 때문이다. 홍삼 건더기에서 신소재를 분리·이용할 경우 기존에 비해 제조 원가가 많이 절약되어 신제품 개발 가능성이 증대됨을 확인하였다. 그에 대한 자세한 내용은 Chapter 15에 기술하였다.

본 책은 4~6년 동안 어렵게 재배·수확한 수삼에서 제조한 홍삼을 제품화하는 과정에서 생기는 많은 낭비 요소들을 최소화해보자는 취지에서 기획되었다. 예를 들면, 홍삼 건더기를 이용하면 진토닌의 제조 원가를 낮추는 것이 가능하다는 생각이 들었다. 그 이유는 소수의 회사만이 홍삼을 추출할 때 알코올 추출 방법을 사용하고, 대부분의 큰 홍삼 제품 제조회사들은 홍삼을 여러 번 뜨거운 물(열수)에서 추출하고 있으며, 상대적으로 홍삼 건더기도 많이 생기는 편이다. 홍삼을 열수 추출할 경우 홍삼의 지용성 성분들은 홍삼 건더기에 남아 있고, 대부분의 수용성 성분들이 추출된다는 것을 확인하였다. 그럼에도 불구하고, 국내·외 문헌을 조사해 본 결과 홍삼 건더기에 남아 있는 지용성 성분 및 활용에 대한 연구가 거의 진행되지 않고 있었다.

또한, 전국적으로 매년 수천 톤의 홍삼 건더기가 생산되고 있지만, 아직 그 활용법을 다룬 책은 없다. 이 책에서는 현재는 초보 단계이지만, 홍삼 건더기 재활용(recycling) 연구가 어떤 분야에서 이루어지고 있는가를 기술하였다. 홍삼 건더기 새활용(upcycling)을 위해서 어떻게 해야 되는지를 진토닌을 예로 들어서 기술하였다. 저자는 홍삼 열수 추출 방식에서는 홍삼 건더기에서 원래 분리되지 않았던 진토닌을 포함한 새로운 생리활성물질들이 분리되는 것을 여러 가지 실험 연구를 통해 발견하였다. 홍삼 건더기를 연구하는 과정에서 진토닌 LPA 성분이 의외로 많이 존재하고, 홍삼과 홍삼 건더기에만 존재하고 백삼이나 서양삼에는 없는 당-지질 복합체 성분[홍삼 레글리드, Korean red ginseng glycolipids (Reglid)이라고 명명함, Chapter 15 참조]이 많이 함유되어 있는 것을 확인하였다. 본서는 홍삼 제품 제조회사들이 이를 활용할 수 있는 방법을 모색하기 위한 제안을 담고 있다.

현재 홍삼 산업계에서는 처치 곤란한 홍삼 건더기는 천덕꾸러기이다. 그러나, 그냥 버리기에는 너무 아까운 숨겨진 보물(million dollar baby)이다. 홍삼 제품 제조산업에 종사하는 사람들은 이 사실을 누구나 알고 있다. 그러나, 누구 한 사람 홍삼 건더기 본연의 가치 및 부가가치를 높이는 산업적 활용에 대하여 과감하고 적극적으로 나서고 있지 않다. 그 이유는 홍삼 건더기가 홍삼을 사용하고 남은 찌꺼기라는 선입감 때문이다. 홍삼 건더기가 홍삼 찌꺼기라는 선입감의 알을 깨고 나와야 비로소 고려인삼 경쟁력 회복이라는 가능성이 보인다. 본 책이 홍삼 산업에 직·간접적으로 연구하거나 관여하는 종사들에게 홍삼 건더기의 적극적 활용을 위한 조그마한 아이디어라도 제공할 수 있다면 디할 나위가 없다. 더 나아가 본 책이 미래 국내 인(홍)삼 산업의 발전에 밀알이 됐으면 한다.

본 책의 출간은 고려인삼연합회와 고려인삼학회 지원으로 이루어졌으며, 고려인삼연합회 황광보 회장님과 고려인삼학회 이만휘 회장님께 감사드린다.

2023년 8월

일감호 청심대에서

목 차

화장품 원료로 홍삼 건더기 재활용

반려동물 및 가축 사료로 홍삼 건더기 재활용

농산물 재배에 홍삼 건더기 재활용

홍삼 건더기 새활용을 통한 부가가치 증대 방법 모색

Chapter

01

인삼 부산물 종류

대부분의 인(홍)삼 부산물은 인삼 재배, 수확 및 가공 과정에서 생긴다

다른 천연 생약재들에서도 관찰되듯이 갓 수확한 수삼은 수분이 70% 이상일 정도로 함량이 높다. 이런 이유로 장기간 저장(혹은 보존)·운반 및 유통의 편의성을 위하여 가공한다. 특히, 다른 천연물들과 마찬가지로 가공 과정을 거친 인삼은 가공 전의 성분이나 효능, 형태, 색상(옅은 황색에서 갈색으로 변화)과 같은 약간의 변화가 발생한다. 인삼 부산물이 생기는 가공 방식에는 두 가지가 있다. 먼저 수삼을 건조한 백삼 형태 또는 증숙 과정을 거쳐 홍삼 형태로 변형된다. 이것을 인삼의 제1차 가공이라고 한다. 다른 하나는 이들 백삼 혹은 홍삼을 그대로 가공하거나, 가늘게 슬라이스(slice)로 절단·분쇄하거나 물이나 주정(酒精)으로 추출하여 인삼의 형태가 없는 다른 제품으로 변형되어 제품화되는데, 이것을 인삼의 제2차 가공이라고 한다. 특히, 홍삼의 경우 분말 형태로 분쇄하지 않고 물이나 주정으로 추출할 때 홍삼 건더기(홍삼박)가 생성된다.

인삼 1차 가공

수삼을 이용한 인삼의 제1차 가공은 인삼의 원형을 유지하면서 인삼이 부패되거나 변성되는 것을 막고, 저장 및 유통을 쉽게 하려고 수삼을 건조하거나, 쪄서(증숙) 말리는 방법이다. 수삼의 가공 방식이나 형태에 따라 인삼의 다양한 이름이 붙여졌다. 백삼은 수삼을 일정 온도에서 건조한 것이다. 백삼은 또 수삼을 곧게 펴서 건조한 것을 직삼이라고 하며, 인삼 뿌리 하체를 구부려 건조한 것을 곡삼이라 하고, 반 정도만 구부려 건조한 것을 반곡삼이라고 부른다. 수삼을 쪄서 말리는 가공 방식에 따라 수삼을 고온에서 침적한 후 건조시킨 것을 태극삼이라고 하고, 수증기로 쪄서 건조한 수삼을 홍삼이라고 한다. 제1차 인삼의 가공에서는 인삼 잔뿌리(미삼이라고도 부른다)를 제거하기 때문에, 인삼 잔뿌리 외에는 인삼 건더기가 거의 생산이 안 된다.

인삼 2차 가공

인삼의 제2차 가공은 수삼 또는 인삼 형태를 가지고 있는 제1차 가공된 백(홍)삼을 생산 제품 목적에 따라 여러 가지 형태로 변형된[예, 홍삼 농축 엑기스(홍삼정), 홍삼 분말, 인(홍)삼차, 인(홍)삼환 및 인(홍)삼차, 인삼 음료, 인삼주, 인(홍)삼화장품, 인(홍)삼 비누 등] 브랜드 제품들을 만드는 것을 말한다. 일반적으로 제2차 가공 제품은 가공 처리에 의하여 인삼 원형이 유지되지 않는다. 홍삼 건더기는 홍삼을 물 추출 혹은 주정 추출과정을 거치는 제2차 인삼 가공에서 주로 생산된다.

홍삼 부산물 용어 유래

인(홍)삼 찌꺼기, 홍삼 부산물 혹은 인(홍)삼이라는 용어에서 박(粕)이라는 용어는 원래 껍데기, 혹은 술을 짜고 남은 찌꺼기를 의미한다. 쉬운 예를 들면, 콩을 갈아서 두부를 만들 때 녹아 나온 콩 단백질만을 간수를 이용하여 침전시켜 두부를 얻는다. 나머지 남은 고체 건더기 물질들이 나오는데, 이것을 우리는 비지라고 부른다. 가끔 두부 전문점에 가서 식사하고 나오다가 계산대 옆 냉장고 안에 '비닐봉지에 비지가 들어있으니 필요하면 공짜로 가지고 가세요'라는 푯말을 본 경우가 있을 것이다. 또 다른 예를 들면, 쌀과 누룩을 이용하여 막걸리를 만들 때, 막걸리 말고 술지게미가 생긴다.

박(粕)이라는 말은 영어로 marc라는 단어를 쓰는데, marc라는 어원은 우리와 비슷하게 포도주를 만들고 남은 껍질 찌꺼기를 의미한다. 문화는 달라도 동양과 서양에서 박(粕)이라는 말이 술과 밀접한 관계가 있음을 알 수 있다. 비록 포도주를 만들고 남은 찌꺼기라도 서양에서는 이를 다시 포도주를 만들어 먹는다고 한다. 다른 농산물에 적용하는 것은 괜찮을지 몰라도 홍삼에 박(粕)이라는 단어를 적용하는 것은 옳지 않다고 생각한다. 홍삼박 혹은 홍삼 찌꺼기라는 용어를 누가 처음 만들었는지 모르지만, 다년간(4~6년) 많은 정성과 비용을 들여서 어렵게 재배하여 얻은 수삼에서 고가의 홍삼을 추출한 후 남게 된 찌꺼기를 더 활용하는 것 없이 버린다는 의미가 되어 버렸다. 이런 개념 혹은 인식이 사람들 뇌리에 알게 모르게 깊게 박혀 있다. 홍삼 제품을 취급하는 큰 회사들도 홍삼 건더기를 이용할 수 있다면 좋은데, 만약에 자기 회사에 홍삼 건더기를 이용하여 제품을 만들었다고 소문이 나면 매출 감소로 이어질까 봐 꺼리는 것이 현실이다. 그러나, 저자는 이를 극복하고 홍삼 건더기를 새활용해야 하는 이유들을 Chapter 15~Chapter 20에 자세히 기술하였다.

다른 인삼 부산물 생성은 크게 4개로 나눌 수 있다. 그 중 첫 번째 두 번째는 매년 9~11월, 즉 인삼 수확 시에 나오는 인삼 잎과 줄기이다. 사실 인삼의 잎과 줄기는 인삼 뿌리보다 많이 생산된다. 그러나, 인삼 뿌리만큼 활용도가 높지 않다. 그 이유는 일단 인삼의 잎과 줄기에 엽록소가 포함되어 있어 잎과 줄기에서 생리활성물질을 분리하려면, 식용이 금지된 헥산(hexane)과 같은 유기 용매를 사용해야 한다. 대부분 인삼의 잎과 줄기는 주로 가을 인삼 뿌리 수확기에 같이 나오지만 버리게 된다. 버리는 이유에 2가지가 있을 수 있다. 하나는 잎과 줄기를 말려서 활용하기 좋게 정돈해야 하는데, 그 과정에 건조비와 인건비가 많이 든다. 또 다른 이유는 장기간 재배하기 때문에 병충해로부터 인삼을 보호하기 위하여 농약을 살포한다. 이때 농약이 직접 영향을 주는 곳이 인삼의 잎과 줄기다. 이 문제를 해결하기 위하여 일부 전문 인삼 재배 회사에서는 인삼을 농약 없이 유기농법으로 재배한 후, 인삼 전체(인삼 줄기/잎/뿌리)를 활용하여 인삼 엑기스를 제조하고 있다. 유기농 재배 방법은 인삼의 잎과 줄기를 활용하는 한 가지 방법이 될 수 있다.

세 번째 인삼 부산물은 인삼 열매(씨)다. 인삼 재배 후 4년이 되면 꽃이 피고 인삼씨(열매)가 생산되기 시작한다. 6년 근 인삼 재배에 종사하는 분들은 마지막 인삼 수확 전에 인삼 꽃이 피고 씨가 맺힐 경우, 씨로 영양분을 모두 뺏긴다고 하여, 인삼 뿌리 수확 전 인삼씨가 맺기 전에 모두 제거하는 작업을 한다. 이때 인삼 꽃봉우리(화뢰) 혹은 씨앗(열매)이 부산물로 생산된다. 시중의 모 회사는 이때 생산되는 인삼 씨(열매)만 모아서 거기에서 물질을 추출하여 고가의 화장품을 만들고 있다.

네 번째는 백삼, 홍삼 및 흑삼을 추출하고 남은 부산물이 있다. 이를 다른 말로 인삼 건더기(인삼박 혹은 홍삼박)라고도 한다. 보통 홍삼 건더기는 홍삼 추출 후에 남은 찌꺼기를 말한다. 최근에 흑삼을 이용한 제품도 생산되고 있어 흑삼 찌꺼기도 늘고 있다. 그러나 아직까지는 홍삼 건더기가 제일 많이 생산되고 있다. 그 이유는 홍삼 제품을 제조할 때 홍삼을 제일 많이 사용하다 보니, 홍삼 건더기가 당연히 많이 만들어질 수밖에 없다. 아직 정확한 통계는 없지만, 서문에 기술한 바와 같이 국내에서 매년 홍삼 건더기만 8천 톤 이상의 많은 양이 생산되고 있다.

홍삼 및 흑삼 건더기만큼 많지는 않지만, 인삼 건더기 외 홍삼 혹은 흑삼 제조 시 고온 상태에서 인삼 표피 일부에서 흘러내리면서 생기는 인(홍)삼 유출액이라는 부산물도 생긴다. 홍삼은 증숙과 건조를 한 번만 하기 때문에 유출액 생성 정도가 일정하지만, 흑삼의 경우 증숙과 건조를 3번 이상 하기 때문에 홍삼 제조 시보다 유출액의 양이 더 많을 수도 있다. 홍(흑)삼 제조 업체의 기술에 따라 유출액 생산량을 최소로 조절할 수 있다.

인삼 부산물 종류

현재 인삼 부산물로 취급되는 것들은 홍삼 건더기, 흑삼 건더기, 인삼 꽃봉오리(인삼 화뢰), 인삼 열매(베리) 및 인삼 수확 후 나오는 인삼 잎과 줄기들이 있다.

홍삼 건더기

홍삼 동체(body)를 이용하여 홍삼 제품 제조 시 홍삼 동체 추출 후 남은 건더기를 말한다(**그림 1-1**, 오른쪽 사진).

홍미삼 건더기

홍삼 제품 제조 시 홍삼 동체만 사용하는 것이 아니다. 수삼에서 홍삼을 만들 때 미삼(잔뿌리)를 제거한다. 이때 제거된 미삼 역시 홍삼으로 전환된다. 이를 홍미삼이라고 부른다. 홍미삼 역시 홍삼 제품 제조를 위하여 홍삼 동체처럼 추출된다. 추출되고 남은 건더기를 건조할 경우 홍미삼 건더기라고 부른다. 일반적으로 홍삼 제품 제조 시 동체와 미삼 배합 비율은 75 : 25(혹은 70 : 30)이다(**그림 1-2**, 오른쪽 사진).

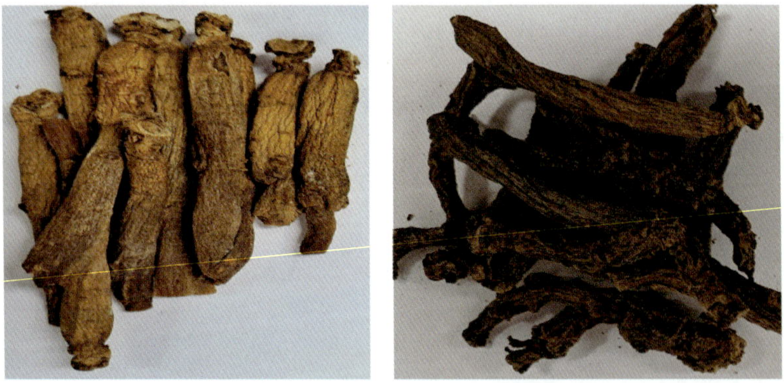

그림 1-1 홍삼과 홍삼 건더기 외형 비교. 왼쪽: 홍삼; 오른쪽: 홍삼 물 추출 후 남은 건조한 홍삼 건더기(홍삼박). 홍삼과 홍삼 건더기의 외형 차이는 색상에서 홍삼 건더기가 더 갈색을 띈다. 홍삼 원형은 유지하지만 크기는 홍삼보다 홍삼 건더기가 더 가늘해지고, 쪼그라진 모양을 가지고 있다.

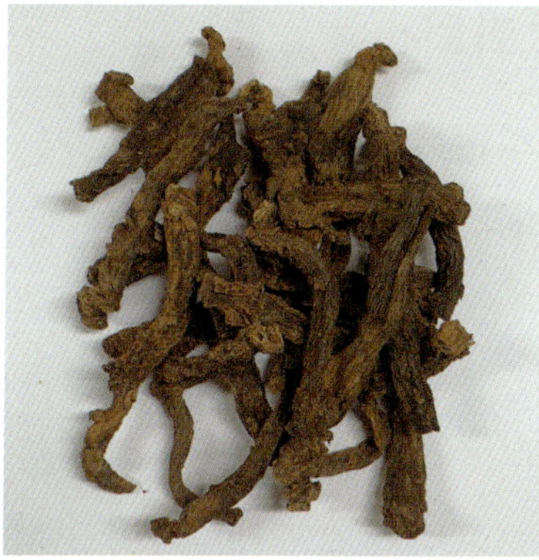

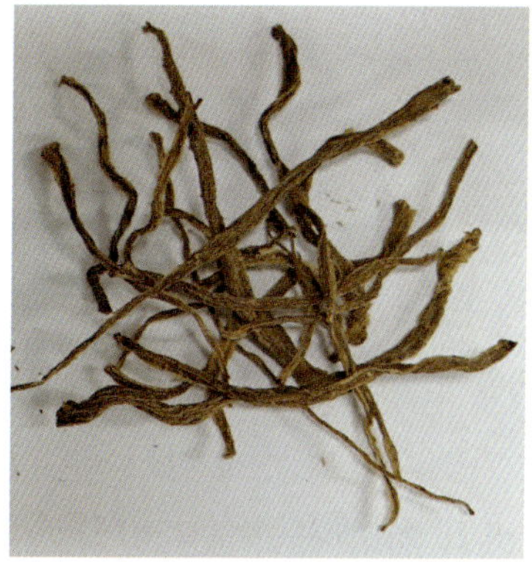

그림 1-2 홍삼 건더기(왼쪽)와 홍미삼 건더기(오른쪽) 외형. 홍미삼을 물 추출하고 남은 홍미삼건더기는 색상에서는 홍삼 건더기보다 덜 갈색이지만 더 가늘해지고 잘 부러진다.

흑삼 건더기

흑삼 추출물을 이용하여 제품 제조 시 흑삼 추출 후 남은 건더기를 말한다(**그림 1-3**, 오른쪽 사진).

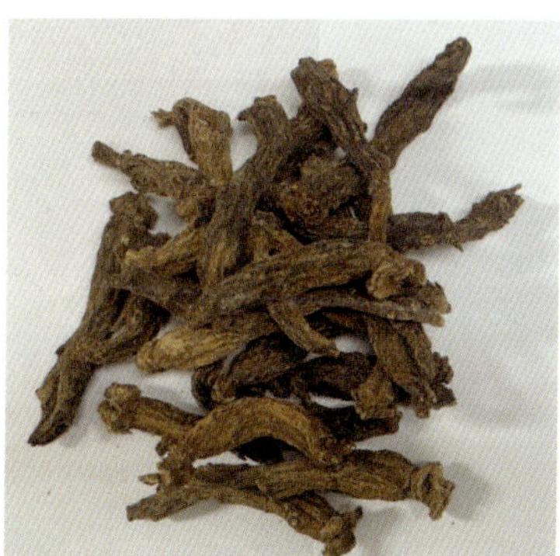

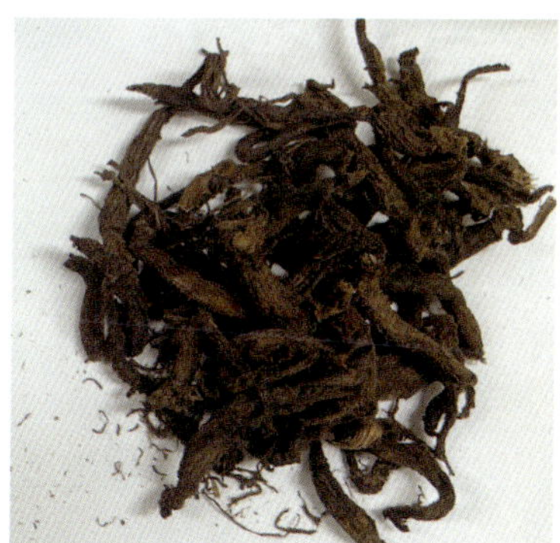

그림 1-3 홍삼 건더기(왼쪽)와 흑삼 건더기(오른쪽) 외형 모양 차이. 흑삼 건더기는 홍삼 건더기보다 더 짙은 흑갈색이다.

인삼 꽃 봉오리 혹은 인삼 화뢰

인삼 꽃이 피어 있거나 피우기 위하여 봉우리를 짓고 있는데(flower bud), 이것을 화뢰라고 한다. 다른 식물에서도 관찰되듯이, 인삼은 자가 수정에 의해 열매를 맺는다. 일반적으로 인삼 종자(채종)를 얻기 위한 목적이 아니면, 대부분 우리가 사용하는 부분은 인삼 뿌리이기 때문에 인삼 재배 시 뿌리 쪽으로 영양분이 가도록 유도하기 위하여 화뢰를 딴다. 일부는 화뢰에도 진세노사이드 성분들이 존재하기 때문에 건조하여 인삼꽃 차를 만들어서 먹기도 한다. 그래서, 인삼 화뢰는 재배 부산물로 많이 생산된다. 인삼 화뢰는 매년 약 1만 톤 정도 생산되지만, 대부분 폐기된다(**그림 1-4**).

인삼 베리(열매)

인삼 꽃이 피고 자가 수정에 의해 인삼 열매가 만들어진다. 인삼 열매는 인삼 씨를 파종한 뒤 4년이 되는 해 7월, 단 1주일 동안만 열

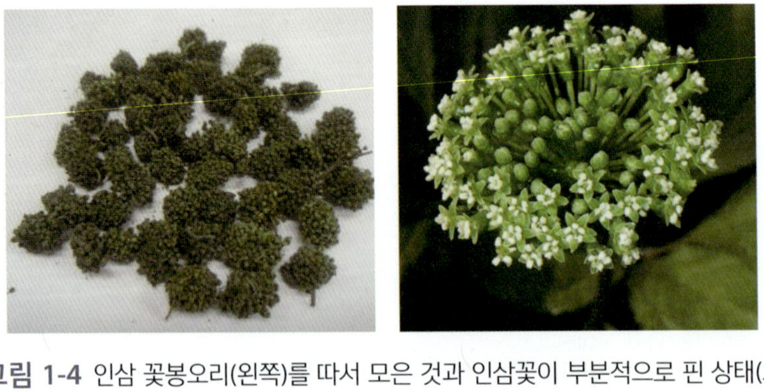

그림 1-4 인삼 꽃봉오리(왼쪽)를 따서 모은 것과 인삼꽃이 부분적으로 핀 상태(오른쪽).

린다. 인삼 꽃이 피고 지면 열매는 크게 상품화되지 못하고, 이 시기에 열매를 따지 않으면 쓸모가 없다. 설사 수확했다 하더라도, 잘 처리하지 못하면 24시간 안에 시든다. 인삼 베리(열매)는 익기 전에는 대부분 녹색이지만, 익을 경우 노란색이나 붉은색으로 변한다. 인삼 종자에 따라 노란색도 있지만, 대부분 붉은색이다(**그림 1-5**, 왼쪽 사진). 앞에서 기술한 바와 같이, 인삼 열매를 이용하여 화장품을 제조하는 회사도 있다.

인삼 잎과 인삼 줄기

인삼 지상부의 대부분을 차지하는 인삼 잎과 줄기는 인삼 수확 후 얻을 수 있다. 일부 인삼 재배 농가에서는 잎과 줄기를 건조하여 저장하지만, 대부분의 농가에서는 잎과 줄기를 정리 정돈하거나 건조하는 추가 비용 때문에 대부분 폐기한다(**그림 1-5**, 오른쪽 사진).

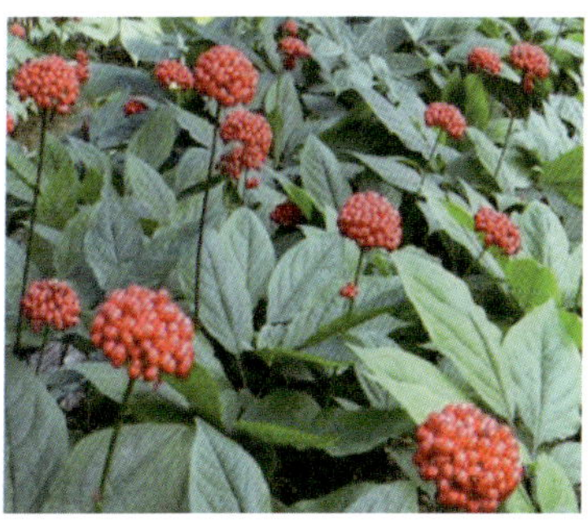

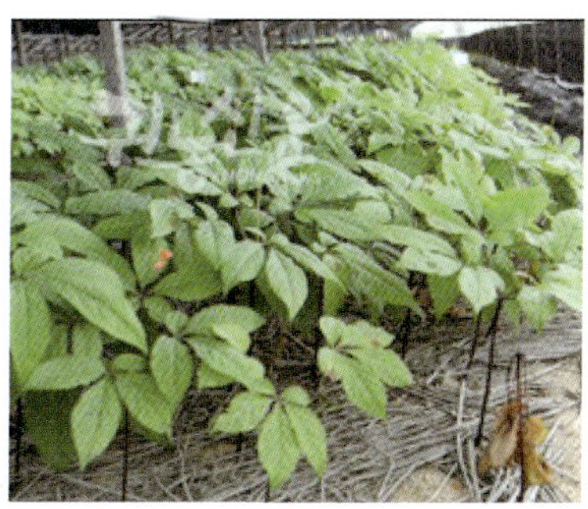

그림 1-5 인삼 열매 모양. 인삼꽃은 자가수정에 의하여 열매를 맺는다. 열매는 빨간색 혹은 노란색을 띤다(왼쪽). 인삼밭의 인삼잎과 줄기들(오른쪽). 인삼 줄기는 인삼 뿌리 수확 후 대부분은 버린다.

표 1-1 대표적인 6가지 인삼 부산물 요약

인삼 부산물 종류	*생산 시기	부산물 채취 방법	활용 용도	각종 인삼 부산물 생산량
화뢰(인삼 꽃봉오리와 꽃)	5월 중순 ~5월 하순	수작업	건조 후 인삼 꽃차	매년 생산량은 인삼 뿌리와 달리 정확하게 보고된 바 없음
인삼열매(인삼베리)	7월 하순 ~8월 상순	수작업	종자 혹은 화장품 원료 등	
잎 및 줄기	9월~11월	수작업	퇴비나 화장품 원료 등	
홍삼 건더기	연중(홍삼 제품 제조시)	홍삼 추출 후	홍삼 오일 추출 외 대부분 사료나 퇴비	표 1-2 참조
홍삼 유출액	연중(홍삼 제조시)	홍삼 제조 과정	화장품 용도와 그 외	구체적인 통계는 없음
흑삼 유출액 및 건더기	연중(흑삼 제조 및 흑삼 이용 흑삼 제품 제조시)	흑삼 제조 과정과 흑삼 제품 제조 과정	알려진 바 없음	구체적인 통계는 없음

*다양한 인삼 부산물은 주로 인삼 재배 기간, 수확 기간 및 가공 과정에서 생산된다.

인삼 부산물들에 대한 생성 시기, 채취 방법 및 활용은 **표 1-1**에 요약정리하였다.

홍삼 유출액

수삼이 홍삼이 되는 증숙 과정에서 발생하는 높은 온도와 압력 때문에 인삼 몸통 일부가 흘러 내려오는 액체를 농축하여 모을 경우, 이것을 홍삼 유출액이라고 부른다. 홍삼 유출액 역시 인삼 부산물 중의 하나이다(**그림 1-6**).

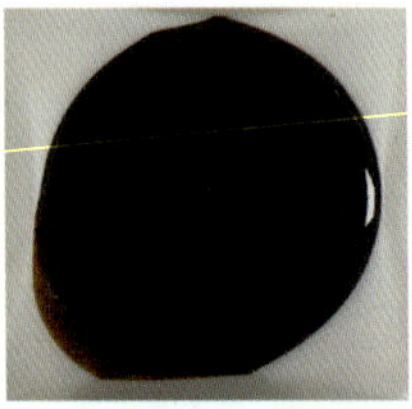

그림 1-6 수삼을 홍삼화(Korean red ginsenglization)하는 과정에서 홍삼 유출액이 만들어진다. 홍삼 유출액을 농축시킨 사진, 홍삼 물 추출 농축물처럼 진한 갈색을 띤다.

홍삼 건더기 연간 생산량

매년 농림축산식품부에서 발간되는 "인삼 통계자료집"이 있다. 인삼 통계자료집에는 국내 인삼 관련 자료 대부분이 수록되어 있다. 그러나, 홍삼 건더기 외에 다른 인삼 부산물들(인삼 잎 및 줄기, 인삼 화뢰, 인삼 베리 및 흑삼 건더기 및 홍삼 혹은 흑삼 유출액 등)에 대한 연간 생산량 통계는 나와 있지 않다(**표 1-1**). 다만 홍삼 건더기 생산량은 대략적으로 계산할 수 있다. 아래 **표 1-2**에서 보듯이, 2020년 인삼 생산량이 약 2만 4천 톤 정도 생산된 것으로 알려져 있다. 수확한 수삼 60%를 홍삼으로 만든다고 가정하면, 약 1만 4천 톤의 홍삼이 생산된다고 예상할 수 있다. 홍삼 1만 4천 톤의 80%를 홍삼 제품을 만들기 위하여 추출한다고 가정하면, 적어도 약 1만 톤의 홍삼 건더기가 매년 생산되는 셈이다. 건조할 경우 매년 약 4~5천 톤의 건조 홍삼 건더기가 나오지만, 활용은 100% 못하고 있다. 최근에 흑삼을 이용한 제품 생산도 하고 있지만, 흑삼 건더기에 대한 구체적인 생산량은 알려지지 않고 있다. 건조한 흑삼 건더기까지 합치면 매년 홍삼과 흑심 건더기 생산량은 최소 4천~5천 톤 정도 될 것으로 예상된다(**표 1-2**).

홍삼 건더기를 생산하는 국내 회사들

2021년 현재, 국내에서 인(홍)삼 및 흑삼 등 인삼류 제조업체는 519개이다. 또 인삼 제품류 생산 업체는 714개이다. 홍(인)삼 부산물들은 국내에서 홍삼 제품들을 생산 및 판매하는 회사들에서 나온다. 이들 회사에서 다양한 홍삼 제품들을 대량 생산 판매하기 때문이다. 그 회사들은 국내 인삼 재배 농가에서 대부분 계약제로 수

표 1-2 인삼 및 홍삼 생산과 예상될 수 있는 홍삼 건더기 생산량 요약

년도	2013	2014	2015	2016	2017	2018	2019	2020
*인삼 생산량(톤)	22,000	21,000	21,000	20,000	23,000	23,000	20,000	24,000
**홍삼 생산량(톤)	13,200	12,600	12,600	12,000	13,800	13,800	12,000	14,400
***수분 함유 홍삼 건더기 생산량(톤)	10,560	10,080	10,080	9,600	11,040	11,040	9,600	11,520
****건조한 홍삼 건더기 생산량(톤)	4224	4032	4032	3840	4416	4416	3840	4608

*한국농수산식품유통공사 자료 참조(소숫점 셋 째자리 반올림함)

**매년 생산한 수삼을 60% 홍삼으로 전환하여 활용한다고 가정할 경우임

***매년 생산한 홍삼 중 80%을 홍삼 제품으로 활용하기 위하여 물 혹은 주정 추출한다고 가정할 경우 임.

****홍삼 추출 후 젖은 홍삼 건더기의 수분 함유량은 70~80%로 알려져 있고, 이를 건조할 경우 40%로 감소하는 것으로 가정하여 계산함.

삼을 수매하기 때문에, 인삼 잎 및 줄기도 당연히 많이 생산된다. 또, 수삼에서 제조된 홍삼을 원형 홍삼 제품으로 정리하는 과정에서 홍미삼이 생산된다. 그 결과 홍삼과 홍미삼을 추출할 경우 홍삼 건더기 및 홍미삼 건더기가 생산된다. 또 전국적으로 중·소 홍삼 제품 제조회사에서 생산하는 홍삼 유출액 역시 많을 것으로 예상된다. 우리나라에서 건조 전의 홍삼 건더기와 홍삼 유출액을 전부 합치면 약 10,000톤/년 정도 생산되고, 건조한다면 약 5,000톤이 될 것으로 예상된다(**표 1-2**).

전 세계적으로 우리나라만이 인삼에서 홍삼과 흑삼을 제조하고, 홍삼 혹은 흑삼을 추출하기 때문에 홍삼 건더기 및 흑삼 건더기는 우리나라에서 대부분 생산된다. 따라서, 홍삼 건더기 및 흑삼 건더기를 활용하지 않은 것은 국가적인 손실이다.

‘홍삼 건더기 발생 과정’

Chapter

02

홍삼 제조 및 홍삼 제품 생산 과정에서 생기는 홍삼 건더기

홍삼 건더기 생성과정을 이해하기 위해서 먼저 수삼이 홍삼이 되면서 나타나는 수삼 혹은 백삼의 물리·화학적 변화를 알아보자.

수삼의 홍삼 변화 과정에서 나타나는 형태적·물리적인 변화

수삼이 홍삼이 되면서 갈색화 반응(browning reaction)을 통하여 수삼의 옅은 황색이 짙은 담황갈색 혹은 담적갈색으로 변화한다(**그림 2-1**). 또 수삼에 증기를 공급하여 찌는 증삼 과정에서 인삼 겉과 내부에 균열이 생기거나 혹은 겉에서는 보이지 않지만, 홍삼을 잘라 보면 인삼 내부에 빈 구멍이 생기는 경우도 있다. 이런 인삼은 홍삼이 되더라도 품질이 저하된다.

또 수삼에 증기를 가열하게 되면 인삼의 온도가 올라가면서 쪄지게 될 때 인삼 내·외부에서 일부가 밖으로 나와 흘러내려 온다. 어떻게 보면 수삼이 홍삼이 되면서 인삼 일부가 유출되어, 물리적으로 크기가 감소하는 현상이 발생할 수 있다는 것을 알 수 있다.

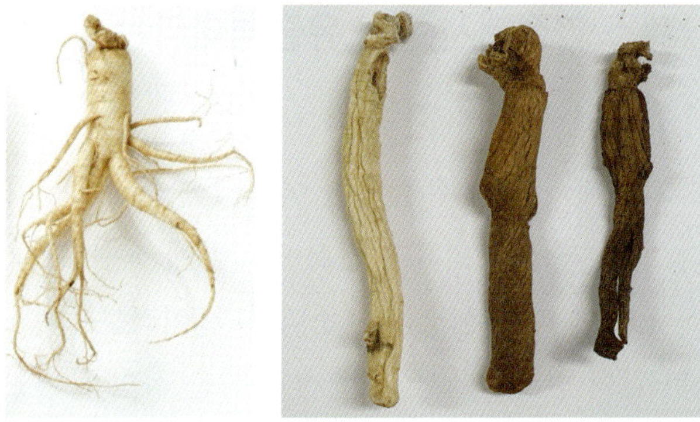

그림 2-1 왼쪽부터 수삼, 백삼, 홍삼과 홍삼 건더기(홍삼박). 대표적인 백삼, 홍삼 및 건조한 홍삼 건더기 형태 예시. 홍삼은 양삼에서 선택한다. 수삼은 가공 방법에 따라 크기, 형태 및 색이 변한다.

증숙 과정에서 인삼의 부분적 손실은 쉽게 부패하는 수삼을 장기간 보관하기 위한 지불 대가로 생각할 수 있다(**그림 2-1**, 홍삼 건더기 크기 변화). Chapter 15에서 기술한 바와 같이 증숙과 건조 과정은 수삼이 홍삼이 되면서 수삼에 있는 성분이 줄어들거나 반대로 수삼에는 없는 새로운 생리활성물질 생성에 영향을 미친다(Chapter 3).

수삼이 홍삼이 될 때 가장 큰 물리적인 변화는 홍삼 단면을 잘라서 보면 색상이 옅은 황색에서 짙은 갈색으로 변한다는 것이다. 인삼 조직에 구멍이 생기지 않을 경우, 인삼을 구성하는 세포들이 붕괴된다. 그런 경우 인삼을 구성하는 세포들의 경계가 없어지면서 조직이 압축·치밀하고 매끈해 지면서 수삼 세포 사이의 빈 공간이 없어져 전체적으로 수삼과 비교해 볼 때, 홍삼은 크기가 줄어든다. 아마도 증숙과 건조 과정을 거치면서 인삼 조직의 작은 빈 공간들이 사라지면서 수축 현상이 나타나는 것이다.

홍삼제조 과정에서 홍삼 유출액이라는 홍삼 건더기 생성

홍삼제조 과정에서 홍삼 유출액이 어떻게 만들어지는지 살펴보기로 한다. 홍삼 제조를 위하여 먼저 인삼밭에서 수매한 6년근 수삼을 품질 등급에 따라 선별하여 준비한다. 여러분들이 매스컴에서 본 바와 같이 인삼밭에서 금방 캔 수삼은 흙이 붙어있으니 깨끗하게 세척한다. 수삼의 색은 옅은 황갈색이다. 수분 함량은 약 70~80% 이상 함유되어 있다. 또 수삼은 전분(starch)을 약 60~70% 정도 포함하고 있다. 그래서 상온에 그대로 방치할 경우 자체에서 전분 분해 효소가 활성 되어 전분이 분해되는 과정에서 열이 발생한다. 열은 주위 미생물들의 성장을 촉진시킨다. 그래서 수삼이 시간이 지나면 인삼의 몸(동체)이나 뿌리에서 변화가 생기고, 점차 짙은 갈색 혹은 갈색 반점들이 곧바로 검은색으로 변화하면서 썩는(부패) 과정을 거친다. 어렵게 키운 수삼을 썩힌다는 것은 4~6년간의 노력이 허사로 돌아가기 때문에 우리 조상들은 홍삼 제조라는 지혜를 발휘하였다.

홍삼을 만들기 전에 수삼을 잘 깨끗하게 닦아 수삼에 붙어있는 흙들을 제거하는 세척 작업을 해야한다. 이들 수삼에 붙어있는 흙과 다른 이물질들을 제거하는 작업은 여러 번 반복한다. 깨끗한 수삼을 가지고 홍삼을 만들기 위하여 보자기 혹은 그릇에 담은 수삼을 증삼기라고 부르는 커다란 탱크에 집어넣고, 탱크 속 온도가 96~98℃ 이상 되도록 증기로 찐다. 현장에서는 흔히 증숙 혹은 증삼(찐다고 함)한다고 말한다. 자연히 탱크 속 온도가 올라가면 압력도 증가한다.

증숙 가열 시간은 3~4시간 정도 진행한다. 수삼을 세척한 후 증삼하는 과정 중에 수증기는 증발 및 응축의 과정을 반복하여 인삼 속의 성분을 흘러나온다. 이러한 증삼 과정에서 응축된 용액을 홍삼 유출액이라 부른다. 홍삼 유출액을 별도로 수집·농축하여 농축물로 보관하면서 일부 인삼 제품이나 화장품 원료로 활용하기도 한다(**그림 1-6**). 홍삼 유출액에 인삼 사포닌이 함유되어 있는 것으로 보고되고 있으나, 다른 성분들에 대해서는 아직 알려진 바가 없다. 찐 수삼은 며칠 동안 열풍 건조(50℃)를 하거나, 혹은 일광 건조장에서 햇빛과 바람으로 말린다. 즉, 자연건조 시키거나 혹은 열풍건조와 자연건조를 같이 병행하기도 한다(**그림 2-1**, 홍삼 사진).

2001년 한국인삼공사 곽이성 박사연구팀은 홍삼 제조 시 생기는 건더기 중의 하나인 유출액에 대하여 연구하였다. 홍삼 제조 시 발생하는 홍삼 유출액의 수분 함량은 약 90.5%이었다. 수분이 너무 많아 홍삼 유출액을 3배 농축할 경우 수분 함량은 약 35%이었다. 흥미로운 것은 홍삼 유출액 농축물의 비사포닌 및 조사포닌 비율은 비사포닌성 성분이 약 85%이었고, 조사포닌 성분의 비율은 약 12%이었다. 다시 말하면 농축한 홍삼 유출액의 대부분은 비사포닌성 성분이 대부분임을 의미한다(**그림 1-6**).

홍삼 유출 농축액의 사포닌 분획에 함유된 진세노사이드들의 함량을 분석한 결과 사포닌 종류는 백삼과 홍삼으로부터 분리된 진세노사이드들과 거의 동일한 패턴으로 나왔다. 비록 홍삼 유출액을 농축한 것이라도 High Performance Liquid Chromatography (HPLC)로 분석한 결과 홍삼 유출액 농축물의 사포닌 함량이 12%로 백삼, 홍삼의 3.3% 및 3.4%보다 월등히 많았다. 개별 진세노사이드들을 다 합친 total ginsenoside 함량도 홍삼 유출 농축액이 5.5%로 백삼, 홍삼의 각각 1.3%, 1.2%보다 훨씬 높았다. 또, 분리된 조사포닌의 사포닌 순도는 홍삼 유출액 농축물, 백삼, 홍삼의 경우 각각 46.9%, 36.5%, 36.0%로 홍삼 유출액 농축물 > 홍삼 > 백삼의 순으로 홍삼 유출액 농축 물이 가장 높은 순도를 나타내었다. 발표된 문헌을 근거할 때 홍삼 유출액을 100% 활용하지 못할 경우 홍삼 유출액도 하나의 홍삼 부산물로서 홍삼 원가를 올리는 요소로 작용할 수 있다는 것을 보여준다. 특히, 홍삼제조 과정에서 생기는 홍삼 유출액은 홍삼 건더기에 비하여 적을 지라도 홍삼 유출액에 대한 비사포닌 성분 분석 및 기능에 대한 연구는 전혀 보고된 바 없다.

수삼이 증삼과 건조를 통하여 홍삼이 될 경우 수분 함량은 약 15% 이하로 되어 수삼에 비하여 미생물에 의한 부패나 곰팡이 번식에 의한 곰팡이 독소(mycotoxin)에 오염될 가능성이 훨씬 줄어든다. 즉, 수삼 안에 들어있는 다양한 효소나 다른 인자들이 고온 고압에서 모두 불활성 되고, 영양 성분들도 비정상적인 형태로 변형이 되기 때문에, 미생물의 번식이나 오염원 제공 가능성이 많이 줄어든다. 그 결과 장기간 저장이 가능하다(**표 2-1**). 이렇게 준비된 증숙과 건조 과정을 통하여 태어난 홍삼은 형태가 다양하다. 이들 중 품질이 좋은 것은 상품 가치가 높아지도록 잔뿌리(미삼)를 다듬는 과정을 통하여 원형 홍삼 제품으로 다시 태어난다.

이런 가치가 높은 홍삼 모양을 갖추도록 다듬는 과정을 정형 과정이라고 한다. 정형 과정은 동체(몸통)만 남기고 잔뿌리들이 제거된

표 2-1 수삼이 홍삼화를 통하여 만들어진 홍삼과 홍삼 추출 후에 생기는 홍삼 건더기의 대표적인 물리적 변화에 대한 특징 요약

인삼 종류	수삼	백삼	홍삼	건조한 홍삼 건더기
외형 색상	옅은 황백색	옅은 황백색	갈색	짙은 갈색
크기(%)	*100	70~80	50	20
내공	거의 없음	많음	거의 없음	거의 없음
전분	입자 형태	입자 형태	호화(gelatinaton)	호화(gelatinaton)

*수삼 몸통을 100%로 가정함.

다. 이런 잔뿌리들은 홍미삼이라고 한다. 이런 정형 과정을 거친 몸통 홍삼은 수분 함량이 15% 미만이고, 원래 수삼의 1/4로 줄어든다. 즉, 원래 시작한 수삼의 무게가 100 g이라고 가정하면, 증삼 과정, 건조 및 정형 과정을 거칠 경우 최종 홍삼은 약 25 g만 남는다는 이야기다. 다음 과정으로 홍삼에 약간의 습기를 가해 연하게 만든 후 나무상자에 다 넣을 수 있도록 압착한다. 이를 습점 압착 과정이라고 부른다. 압착 후에는 다시 재건조한다. 이어 홍삼의 모양, 중량, 크기 정도에 따라 선별 및 분류하는 과정을 거쳐 최종적으로 등급에 따라 포장한다. 홍삼의 품질은 천삼, 지삼, 양삼, 절삼, 미삼 등의 5개 등급으로 구분된다. 이는 홍삼 원형 제품을 포장하는 마지막 단계이다(**그림 2-2**).

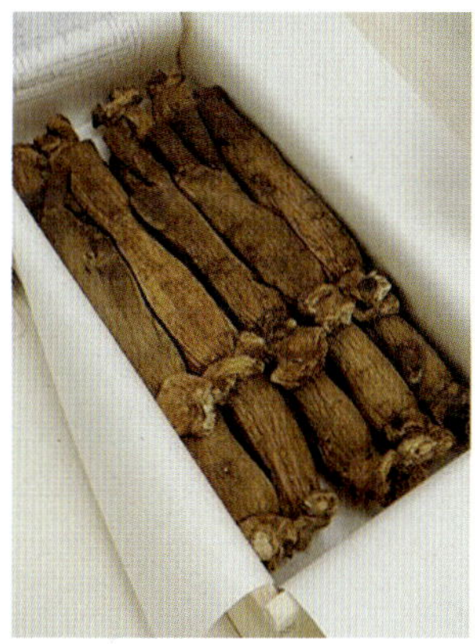

그림 2-2 시중에서 판매하는 판매용 상자에 담긴 원형 홍삼. 홍삼은 다듬는 과정과 정형 과정을 거쳐 보관용 나무 상자에 옮긴다.

수삼이 홍삼화(Korean red ginsenglization)를 통하여 홍삼이 되면서 변하는 인삼 조직

홍삼의 조직학적 변화 유발

인삼(수삼)의 조직학적 구조는 크게 세 부위로 나눈다. 인삼의 몸통(동체)을 기준으로 할 때 가장 외부 쪽의 형성층을 표피(epidermis)라고 한다. 그 안쪽을 피층(cortex) 형성층이라고 하고, 더 안쪽을 목질부(xylem)라고 한다. 각각의 층들은 또 특징적인 구조를 가지고 있다(**그림 2-3**). 이런 구조 중 특징적인 것은 인삼에 칼슘-옥살레이트 결정체(Ca-oxalate rosette crystal)가 존재한다. 칼슘-옥살레이트 결정체는 인삼의 피층에 주로 형성된다. 이 칼슘-옥살레이트 결정체는 독성이 있어 인삼을 먹이로 먹는 곤충이나 동물로부터 인삼 자신을 보호하기 위한 수단으로 형성된 것으로

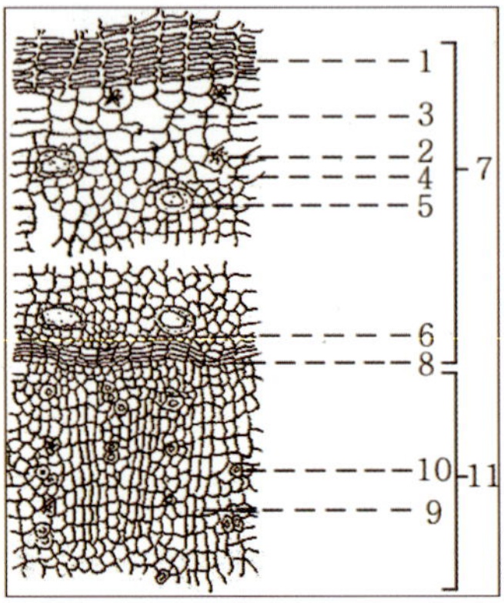

그림 2-3 인삼의 조직학적 구조. 인삼 조직은 크게 3부위로 표피, 피층과 목질부로 나누어진다. 1: 표피(epidermis). 2: 수산화칼슘족정(결정체). 3: 세포 간극. 4: 피층(cortex) 박막유조직. 5: 수지관(resin duct). 6: 사관부 유조직. 7: 사관부. 8: 형성층. 9: 방사조직. 10: 도관. 11: 목질부(xylem).

추측된다. 수삼의 조직학적 구조는 수삼이 홍삼화를 거쳐서 홍삼이 되면 조직학적 변화를 겪는다. 저자는 이를 고려인삼의 홍삼화(Korean red ginsenglization)라는 새로운 영문 용어를 만들었다. 이번에는, 인삼의 증숙 과정을 거치면서 홍삼이 될 때, 수삼 조직의 색상, 외형 형태, 크기 및 조직학적 변화가 일어나다(**그림 2-4**). 수삼에 들어있는 성분변화들도 우리가 생각했던 것보다 더 많이 일어난다(Chapter 11–Chapter 15).

2006년 한국인삼공사 김천석 박사연구팀은 "The Ginseng Story; Manufacture & Processing, Quality & Sorting과 Histological Characteristics of Korean Red Ginseng in Steaming Processes"라는 연구에서 수삼이 홍삼화되는 과정을 증숙을 하지 않고 건조한 백삼과 증숙 과정을 거친 후 건조한 홍삼의 조직을 주사전자현미경(Scanning Electron Microscope)을 이용하여 관찰하면서 표피(epidermis), 피층(cortex) 및 목질부(xylem) 변화 및 차이를 연구하였다.

먼저 표피(epidermis)의 변화를 살펴보면, 증숙하지 않고 건조된 백삼의 표피는 세포막이 그대로 유지되고 그 안에 전분 입자로 메워져 있다. 그러나, 90℃에서 60분간 증숙하여 건조된 홍삼의 표피는 증숙 뒤에 건조가 진행됨에 의하여 수축으로 세포막이 주름졌다. 전분 입자의 결정성도 없어졌다. 120분간 증숙하여 건조된 시료의 표피 수축이 더욱 진행되어 치밀하게 보이는 것으로 나타났다. 이런 형태 변화는 동그란 형태(구형 형태, 球狀)의 전분이 호화(인삼 내에 존재하는 전분 덩어리들은 물과 함께 가열할 경우 덩어리들이 풀어지면서 부피가 커지고 겔을 형성하는 현상)됨으로 조직의 형태를 유지하지 않고 건조 및 수축과정을 거치면서 젤 형태로 치밀해 지면서 굳은 것으로 나타났다. 결론적으로 인삼 표피가 홍삼이 되면서 인삼 본연의 표피 구조나 형태 유지가 없어지고 매끈해지는 것을 확인하였다(**그림 2-4**).

김천석 박사연구팀은 다음 단계로 표피 안쪽을 구성하는 피층(cortex)의 증숙 단계별로 변화를 관찰하였다. 피층를 관찰한 결과 증숙하지 않고 건조된 백삼의 피층은 굵은 수지관의 흔적이 보였다. 그러나, 60분간 증숙하여 건조된 홍삼시료의 피층(C4)은 긴 터널과 같은 빈공간(공동)이 연속적으로 유지되어 보였다. 그러나,

A

B

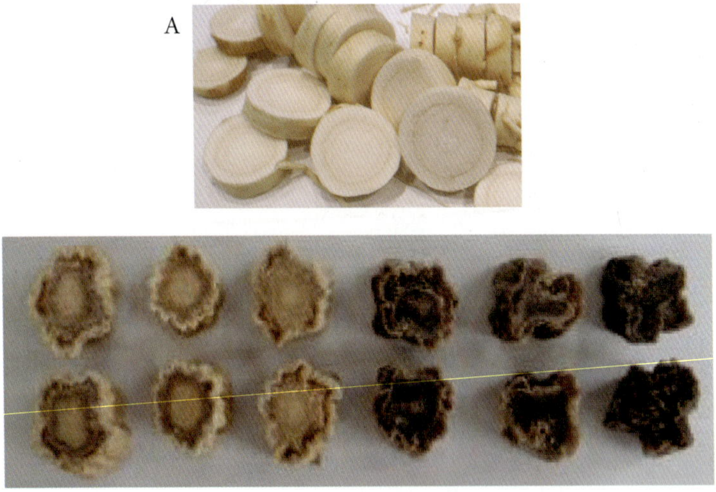

그림 2-4 수삼의 홍삼화를 통하여 홍삼이 될 경우 일어나는 인삼 몸통(body) 변화에 대한 단면 사진들. **(A)** 수삼의 단면. **(B)** 증숙 온도와 증숙 시간에 따른 홍삼 단면 변화 사진. 왼쪽부터 위 아래 두 개 하나 짝으로 예시함. 95℃ 2 h, 95℃ 4 h, 100℃ 2 h, 100℃ 4 h, 105℃ 2 h, 105℃ 4 h. 수삼이 홍삼화를 통하여 홍삼이 되면서 색상, 형태, 조직적 및 구성 성분에 많은 변화가 일어나는 것을 단면사진을 통하여 알 수 있다. 인용은 참고 문헌 참조.

120분간 증숙하여 건조된 시료의 피층(C5)은 세포막 간의 공동이 없어지고 호화가 있는 상태에서 건조할 경우 건조에 의하여 수축되어 피층 표면이 매끄러워 보였다(**그림 2-5**).

다음 관찰 부위로, 증숙 단계별로 목질부(xylem)를 관찰한 결과 증숙하지 않고 건조된 백삼 시료의 형성층 안쪽인 목질부(X4)는 각 방사조직이 막으로 구분되어 있고 내부는 호화되지 않은 전분이 채워져 있는 것을 관찰할 수 있다. 60분간 증숙하여 건조된 홍삼 시

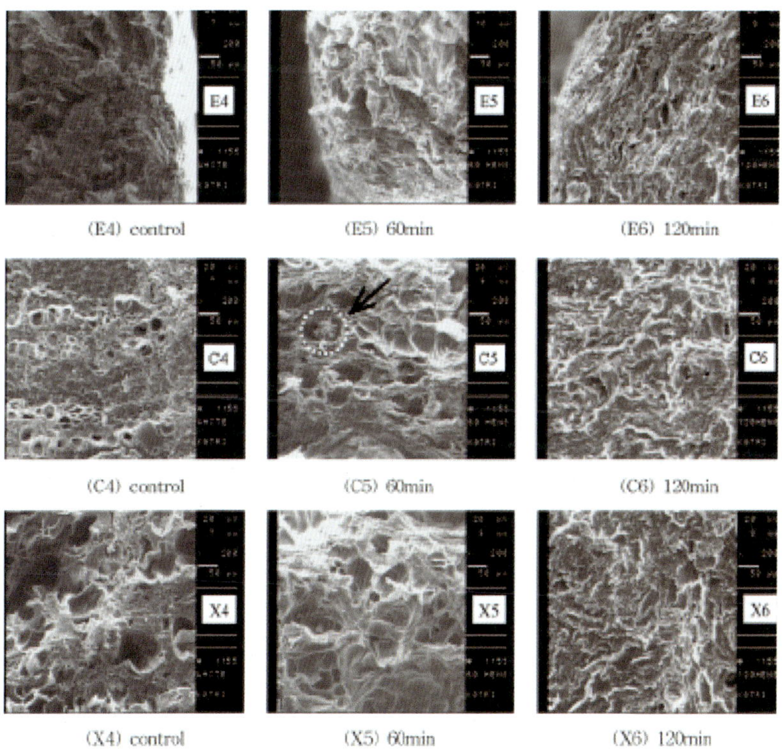

그림 2-5 백삼과 증숙과정을 거친 홍삼 사이의 조직학적 차이를 확인하기 위하여 전자 현미경으로 찍은 사진들. 자세한 내용은 본문에 기술되어 있다.

료의 목질부(X5)는 세포막이 유지되어 공동이 있는 부위와 호화와 건조 중 수축으로 인하여 공동이 없는 부분으로 섞여 있었다. 120분간 증숙하여 건조된 시료의 목질부(X6)는 증숙 시간이 길어짐에 따라 세포막의 구분이 없어지고 내용 성분의 용해, 전분의 호화 후 건조되는 과정 중에 수축됨으로써 더욱 치밀해졌다. 증삼 전 수삼의 동체 절단면과 증숙 후 건조된 홍삼 동체의 절단면을 비교한 결과는 **그림 2-5**와 같다. 홍삼 제조 후 동체의 구경이 줄어든 수축률은 약 70%로서 증숙 후 건조되는 과정 중에 수축됨으로써 홍삼 내부조직이 더욱 치밀해짐을 확인하였다. 위에서 기술한 바와 같이 수삼이 홍삼이 되면서 크기가 줄어드는 이유다.

김천석 박사연구팀이 관찰한 특이한 점은 백삼 피층 조직에서 볼 수 있는 수산화칼슘 결정이 관찰되었다. 그러나, 60~120분 증숙된 홍삼에서는 수산화칼슘 결정이 보이지 않았다. 그 이유는 전분 및 다양한 내용 성분이 가열과 압력으로 인하여 용해된 후 건조로 조직이 수축되었기 때문이다(**표 2-2**).

표 2-2 수삼이 홍삼화를 통하여 만들어진 홍삼의 조직학적 및 물리학적 변화에 대한 주사 전자현미경학적 관찰 특징에 대한 백삼과의 비교 요약

인삼 종류 및 부위	표피	피층	목질부	특이사항
자연 건조한 백삼	표피 세포막 형태 유지	수지관 관찰 가능	도관 관찰 가능	홍삼이 되는 과정에 포함된 증숙과 건조로 인삼 수축으로 조직이 치밀해짐. 세포조직 사이의 수지관 및 도관 등 공간 및 세포막의 구분이 없어짐. 수산화칼슘 결정도 사라짐
홍삼	표피 세포막 형태가 붕괴 표피에 주름이 생김. 전분의 호화로 표피 치밀	피층 세포막 구분 불가능 수지관 관찰 불가능	세포 내용물 분해와 전분의 호화로 세포막 붕괴 도관 형태 불분명하며 매끄럽게 변형	

한 가지 아쉬운 점은 홍삼의 우수성을 뒷받침하기 위해서는 홍삼의 조직학적 변화를 검증하고 종(species)이 다른 서양삼과 홍삼의 조직학적 차이가 무엇인지에 대한 기초 연구가 필요하지만, 그에 대한 연구들이 거의 없다는 점이다.

홍삼 추출 후 남은 홍삼 건더기의 조직학적 연구

백삼과 홍삼의 조직학적 비교 연구는 위에서 기술한 바와 같이 보고되었다. 홍삼 물(열수) 혹은 주정 추출 후 홍삼 건더기의 조직학적 변화를 수삼, 백삼, 혹은 홍삼과 비교하여 그 특징을 밝혀낸 연구는 아직까지 진행되고 있지 않다. 홍삼 건더기를 활용하기 위해서는 홍삼 추출 후 홍삼 건더기의 조직학적 변화에 대한 후속 연구가 필요하다.

수삼이 홍삼이 되면서 생기는 화학적 변화

인삼 성분의 화학적 변화

수삼이 증숙 과정을 통하여 홍삼이 되면서 인삼 내부에서 일어나는 화학 변화에 대하여 살펴보기로 한다. 지금까지 잘 알려져 있는 현상은 인삼 진세노사이드(인삼 사포닌)들의 변화다. 즉, 인삼 진세노사이드는 그 종류에 따라 당(糖)이 3개 이상 많이 붙어있는 진세노사이드들(예, 진세노사이드 Ra나 Rb1 등)이 존재한다. 이들 진세노사이드들은 높은 온도와 압력 및 습도에 영향을 받아 당이 떨어져 수삼에서는 거의 존재하지 않은 다른 종류의 인삼 진세노사이드가 홍삼에서 발견된다. 예를 들면, 수삼에 거의 존재하지 않은 진세노사이드 Rg3가 홍삼에서 더 많이 발견된다. 또, 몇 가지 수삼에만 함유되어 있는 진세노사이드 Rb1과 Rb2, 진세노사이드 Rc 및 진세노사이드 Rd와 같은 몇 가지 진세노사이드들은 말로닐 기(malonyl group)를 별도로 가지고 있다. 이들 malonyl-ginsenosides의 말로닐 기 역시 홍삼이 되면서 떨어져 나가고 그에 해당하는 진세노사이드만 남거나 당이 더 적은 진세노사이드가 된다(Chapter 16).

수삼이 홍삼이 되면서 수삼에 있는 전분 성분들이 호화되어 물리적으로 변화할 뿐만 아니라 당이 분해되면서 수삼에는 존재하지 않고 홍삼에는 존재하는 중성 다당체 혹은 산성 다당체 성분들이 생성된다. 또, 수삼이 홍삼이 되면서 인삼 진세노사이드뿐만 아니라, 인삼에 약 1% 존재하는 아르기닌(arginine)은 다른 당들과 결합하여 arginine-fructose-glucose complex(A-F-G)가 만들어진다.

최근에 인삼에서 새로운 신소재인 진토닌이 발견되었다. 진토닌의 기능성 성분은 인지질의 일종인 lysophosphatidic acid(LPA)로 나타났다. 수삼이 홍삼이 되고 다시 홍삼 추출과정 후에 남은 홍삼건더기는 LPA와 다른 인지질들을 가지고 있다. 자세한 진토닌 생성 및 함량 변화와 다른 인지질 특히 phosphatidylcholine(PC)과 lysophosphatidylcholine(LPC)에 대한 내용은 Chapter 13에 기술하였다. 또, 진토닌에 이어 백삼 및 서양삼에는 존재하지 않은 새로운 신소재인 레글리드가 홍삼 및 홍삼건더기에 존재하는 것으로 나타났다(**표 2-3**).

표 2-3 수삼, 홍삼 및 홍삼 건더기에 존재하는 기존의 성분들 및 신소재 진토닌 LPA와 홍삼 레글리드(Reglid) 존재 요약

변화하는 생리활성 물질의 종류	백삼	홍삼	홍삼 건더기
아르기닌 함량	약 2.5%	약 1%	자세히 보고된 바 없음
진세노사이드	대표적으로 진세노사이드 Rb1 감소 다이올 계통의 진세노사이드 감소 진세노사이드 종류: 30여종	대표적으로 진세노사이드 Rg3 증가 희귀 진세노사이드 미량 생성 진세노사이드 종류: 40여종	대표적으로 진세노사이드 Rg3 증가 희귀 진세노사이드 미량 생성 진세노사이드 종류: 자세히 보고된 바 없음
말로닐 진세노사이드	4종의 말로닐 진세노사이드	없음	없음
산성 다당체	감소	고분자 산성 다당체 증가	저분자 다당체 생성
***진토닌 LPA 양 (%)**	0.2	0.2	0.2~0.3
****당-지질 복합체 홍삼 레글리드 (Reglid) 신소재 추가 존재**	없음	***존재	***존재
인지질들 (phospholipids)	Phosphatidic acid 등	Phosphatidic acid 등	Lysophosphatidylcholine, Phosphatidylcholine

*진토닌 LPA 양은 홍삼 건더기에서도 높은 농도로 발견됨. 홍삼 LPA 함량은 추가 연구가 필요함. 자세한 내용은 Chapter 3 참조.

**분자량이 10,000 dalton 이하의 당-지질이 생성되고. LPA 존재 여부는 분석 필요함.

**자세한 내용은 다른 Chapter 13에서 기술함.

***새로운 신소재를 홍삼 레글리드(Reglid, 홍삼에만 존재하는 Korean red ginseng glycolipids)라 명함. 자세한 내용은 Chapter 15에 기술함.

홍삼 제품 제조를 위한 홍삼 추출과 농축 과정 후에 홍삼 건더기 생성이라는 홍삼 낭비 요소가 발생한다

홍삼 추출 용매에 따른 홍삼 건더기 생성 차이

홍삼은 수삼보다 수분 함량이 훨씬 낮기 때문에 부패할 염려가 줄

어든다. 또 이미 높은 온도와 압력으로 인하여 인삼 성분들은 변형이 되었기 때문에 추가 변형 없이 장기간 유지 및 보관이 가능하다. 그래서 원형 홍삼의 경우 유통기한이 진공으로 포장한 경우 10년이다. 저장한 홍삼은 홍삼 제품 생산 일정에 따라 이용된다. 홍삼 제품을 만들기 위하여 건조된 홍삼 추출을 할 경우 순수하게 뜨거운 물(열수) 추출을 하는 경우와 알코올(주정) 추출을 하는 두 가지가 있다. 추출조건에 따라서 일부 회사에서는 물 추출을 먼저하고 나중에 주정 추출을 병행하는 경우도 있다. 홍삼 제품을 생산하는 큰 기업의 경우 대부분 전통적으로 선호하는 홍삼 뜨거운 물(열수) 추출 위주로 한다. 중소기업들은 주로 주정 추출을 많이 하되 그 방법은 회사마다 약간씩 다른 것으로 알려져 있다.

홍삼 물 추출과 주정 추출은 각기 장·단점이 있다. 물 추출의 장점은 일단 주정 비용이 들지 않아 홍삼 제품 제조 시 원가가 조금이라도 덜 들어간다. 그리고 우리나라 국민들은 일본 강제 점령기를 포함한 오래전부터 홍삼 물(열수) 추출로 제조된 제품에 익숙해져 있다. 단점은 홍삼 안에 들어있는 지용성 성분들이 덜 추출된다(Chapter 3). 물 추출에 의하여 추출되는 성분들의 대부분은 물에 잘 녹는 수용성 다당류 및 단백질과 일부 진세노사이드가 추출된다. 사실 시중에서 판매되는 물 추출 방법으로 제조된 홍삼 추출물 제품들은 전분에서 유래한 많은 양의 고분자 다당체를 함유하고 있다. 홍삼 물 추출을 할 경우, 면역계 활성과 관련된 홍삼 다당체 성분들이 추출된다는 연구 보고가 있다.

홍삼 주정 추출의 경우 단점으로는 주정 비용이 추가된다. 또 알코올 그 자체로 쓴맛을 낸다. 일반적으로 홍삼도 쓴맛이 강한데, 거기에 주정이 추가될 경우 쓴맛이 더 나게 된다. 장점으로는 홍삼에 함유되어 있는 지용성 성분들이 물 추출보다 조금 더 추출된다. 따라서 어떤 회사는 물 추출 후 주정 추출로 마무리하는 혼합 추출 방법을 사용하기도 한다.

우리나라에서 홍삼 제품을 가장 많이 생산하는 회사의 예를 들어보자. 홍삼 동체(몸통) 75% 혹은 70%와 미삼(잔뿌리) 25% 혹은 30%를 혼합한 홍삼을 커다란 면(광목) 보자기에 싼 것을 추출 탱크에 넣고, 10~13배의 물로 90℃에서 12시간 반복적으로 추출하고 냉각한 후에 원심 분리 혹은 여과하여 불용성 물질을 제거한다. 최근에는 홍삼 추출 수율과 진세노사이드 추출을 늘리기 위하여 홍삼을 분말로 만들어 물(열수) 혹은 주정 추춣하는 방법을 사용하기도 한다. 홍삼 추출 횟수는 회사마다 다른 것으로 알려져 있다. 이때 광목 보자기에 들어있는 물에 젖은 홍삼 건더기를 그대로 들어 올려서 추출 탱크로부터 제거하면 홍삼 추출액만 남는다. 홍삼 건더기가 제거된 홍삼 추출액을 50~60℃에서 고체 성분이 60~65%(60~65 Brix)가 되도록 농축한다. 홍삼 농축액은 흑갈색의 점성을 갖는 액상으로 약 36% 수분을 함유하며 pH는 4.6 이하, Brix는 70~72, 물불용성 물질은 2% 이하이다. 물 추출물 중에 불용성 물질은 대부분 여과를 통하여 제거되기 때문에 홍삼 물 추출 농축물은 물에 잘 녹는다. 이게 바로 시중에서 판매되는 있는 홍삼정이다.

예를 들면, 독자 중에 끈적끈적한 홍삼 농축 엑기스를 스푼(spoon)으로 떠서 따뜻한 물에 녹일 경우 검은 농축액이 흘러내리면서 물에 잘 스며들면서 침전이 생기지 않고 녹는 것을 볼 수 있을 것이다. 그 이유는 불용성 물질을 제거하기 위하여 여과하기 때문이다.

식약처 기능성 식품 홍삼 농축물 기준 규격으로서 홍삼의 지표 성분은 진세노사이드 Rb1, Rg1, Rg3 합으로 관리하고 있으며, 2.5~34 mg/g 함유하고 있도록 규정하고 있다. 유해물질 규격으로는 중금속으로 납(Pb) 5.0 μg/g 이하, 비소(As) 2.0 μg/g 이하, 카드뮴(Cd) 0.3 μg/g 이하, 총 수은(Hg) 0.2 μg/g 이하이며, 세균 수는 1 mL 당 3,000 이하(농축액인 경우), 대장균군은 음성이어야 하고, 회분은 5% 이하이다.

홍삼 물 추출 수율 및 홍삼 건더기 건조시 수율

홍삼을 뜨거운 물로 여러 번 추출 후 남은 홍삼 건더기 수율은 40~50% 정도이다. 즉, 100 kg의 건조한 홍삼을 물 추출할 경우 40~50% 수분을 함유한 홍삼 건더기가 생산된다. 이 홍삼 건더기 자체의 수분 함량은 약 70~80%로 높다. 따라서 홍삼 열수 추출 후 막 나온 홍삼 건더기는 많은 수분을 포함하고 있다. 홍삼 건더기 안에 아직 추출되지 않은 다양한 성분들을 가지고 있어서 그냥 식은 후에도 그대로 방치할 경우 빠르게 부패한다. 특히, 여름철의 경우 홍삼 추출 과정을 거치고 나온 홍삼 건더기 활용을 위해서는 바로 건조하여 홍삼처럼 수분 함량이 15% 이하의 상태에서 보관해야 한다(**그림 1-1**). 따라서, 홍삼을 추출하고 나온 수분 함량이 많은 홍삼 건더기 1,000 kg을 건조할 경우 마른 홍삼 건더기는 약 300~400 kg 정도 남아 건조한 홍삼 건더기의 최종 수율은 약 30~40% 정도로 예상된다.

홍삼 건더기 활용을 위한 홍삼 추출방법 및 추출 횟수 차이에 따른 홍삼 건더기 수율 변화

홍삼을 뜨거운 물로 추출한 후 남은 홍삼 건더기와 알코올(주정)로 추출 후 남은 홍삼 건더기에 남아 있는 생리활성 성분 차이에 대한 것은 아직까지 명확하게 밝혀진 바가 없다. 저자의 분석 연구 결과로 볼 때, 주정 추출 후 남은 홍삼 건더기 안의 진세노사이드를 포함한 지용성 물질이 물 추출보다 더 줄어든다(Chapter 3). 그리고 한 가지 확실한 것은 홍삼 주정 추출 후 남은 홍삼 건더기를 다시 주정 추출을 한 경우 열수(물)로 추출하고 남은 홍삼 건더기를 다시 주정 추출한 것보다 전체적인 수율이 50% 정도 낮게 나온다. 또 홍삼 물 추출의 경우라도 물 추출 횟수를 많이 하고 남은 홍삼 건더기를 주정 추출할 경우 홍삼 물 추출 횟수가 적은 것보다 주정 추출 수율이 낮다.

이 차이는 홍삼 물 추출 횟수와 홍삼 주정 추출 후 남은 홍삼 건더기의 주정 추출 수율은 물 추출 횟수와 주정 추출을 하느냐 안하느냐에 따라 다름을 알 수 있다. 추후 추가 성분 분석 연구를 해 봐야 결론을 내리겠지만 처음 홍삼 추출을 물이냐 혹은 주정이냐에 따라서 수율과 성분에서도 차이가 날 것으로 예상된다. 더 자세한 내용은 Chapter 3에 기술되어 있다.

추출하기 전의 홍삼과 건조한 홍삼 건더기 외형 차이

그림 1-1에서는 추출하기 전의 홍삼과 물 추출 후 건조한 홍삼 건더기 사진을 보여주고 있다. 외형적으로는 홍삼이 홍삼 건더기보다 더 통통해 보이고 홍삼 색이 더 밝은 황갈색으로 나타난다. 건조한 홍삼 건더기의 경우 홍삼보다 색상이 진하고, 추출하고 난 뒤라 그런지 몸통에 주름이 많이 있으면서 홍삼보다 더 가느다란 느낌을 준다. 그러나 건조한 홍삼 건더기 역시 홍삼으로서의 형태를 다 가

지고 있으면서 온전해 보인다. 이런 것들을 현재 사료나 퇴비로 사용하고 있다.

홍삼 물(열수) 추출 농축액과 홍삼 건더기 추출 농축액(extract) 사이의 관능 차이

2015년 고려대학교 식품공학과 박현진 교수연구팀은 홍삼 건더기를 식품 및 제약 분야에서 친환경 소재로 활용 가능성을 확인하기 위하여 홍삼 추출물 농축물과 홍삼 건더기 추출물 농축물 사이 차이를 확인하였다. 50% 주정을 이용하여 준비된 홍삼 건더기 추출물 농축액은 일반적인 홍삼 추출 농축액에 비해 점성, 쓴맛, 떫은맛, 쓴맛(후미)이 홍삼 추출 농축액에 비하여 수치가 상대적으로

표 2-4 홍삼 추출 농축액과 홍삼 건더기 추출 농축액에 대한 소비자 관능검사 평균값 요약

*관능검사 종류	홍삼 물 추출 농축액 (extract)	50% 주정 홍삼 건더기 추출 농축액(extract)
점성(viscosity)	8.54	11.63
광택(gloss)	9.92	7.43
색상(흑갈색, dark brown color)	9.59	8.52
향기(홍삼 향, Korean red ginseng flavor)	9.39	7.01
쓴맛(bitterness)	9.86	12.61
단맛(sweetness)	6.55	3.37
신맛(sourness)	8.29	7.15
구수한 맛(delicate flavor)	7.41	4.88
떫은 맛(astringent taste)	7.07	10.73
맛본 후 쓴맛 정도(bitterness after taste)	8.82	11.41

*관능검사 방법: 고려대학교 식품공학과 박현진 교수연구팀은 ㈜한국인삼공사에 소속되어 있는 관능검사 패널로 30~40대 남녀 총 15명(남자 4명, 여자 11명)으로 구성하였음. 해당 관능검사 패널은 2012년에 구성되어 연간 40~50회 정도의 관능검사를 수행했음. 패널은 연간 1회 이상의 관능검사 이론 교육, 관능 민감도 훈련 및 평가를 받고 있음.

높았다(**표 2-4**). 그러나 홍삼 건더기 추출 농축액의 광택, 홍삼 향, 단맛, 구수한 맛의 수치는 홍삼 추출 농축액보다 낮게 나타났다. 이에 반해 흑갈색 색상, 신맛의 수치는 유의적으로 차이가 나지 않는 것으로 나타났다(**표 2-4**).

관능 특성의 연구 결과에서 가장 주목할 부분은, 홍삼 건더기 추출물 농축액 과 홍삼 추출 농축액을 비교하였을 때 위에서 기술한 관능의 차이(외관 향미, 후미 등)가 있어 홍삼 건더기 추출물 농축액의 단점으로 생각될 수 있다는 점이다. 특히, 홍삼 건더기 주정 추출 농축액의 관능검사 중에 쓴맛과 후미의 쓴맛이 두드러지게 더 강한 것으로 나타났다. 더 쓴 이유는 아마 추출 용매로 주정을 사용한 것에 기인할 수도 있다. 홍삼 건더기 주정 추출 후 농축 과정에서 남아있는 농축물에 남아 있는 주정을 제거하는 과정을 거칠 경우 쓴맛이 줄어들 것으로 예상된다. 장점으로는 홍삼 건더기 추출 농축액에는 진세노사이드 Rg3가 홍삼 추출물 농축액보다 5배 이상 더 함유되어 있다(Chapter 3). 또 홍삼 건더기 추출 농축액을 캡슐로 준비하여 복용할 경우 이러한 이질적인 차이를 극복할 수 있을 것으로 본다. 또 다른 장점으로, 홍삼 농축액 추출 공정에서 대부분 활용되지 못하고 폐기되는 홍삼 건더기 추출 농축액을 이용하여 고부가 가치 제품으로 활용한다면, 관련 산업에서는 폐기 비용을 절감하고 제품의 제조 원가를 줄일 수 있는 경제적 효과가 있다(Chapter 17).

홍삼 건더기 유효성분 분석 연구

Chapter

03

홍삼 건더기 성분 분석

홍삼 건더기 성분 분석 연구

홍삼을 뜨거운 물(열수)로 추출한 후 생긴 홍삼 건더기에 남은 성분에 대한 연구는 아주 초보적인 수준에 머물고 있다. 게다가 홍삼 건더기 성분 연구는 주로 인삼 진세노사이드와 산성 다당체 함량을 일부 분석한 것이 대부분이다. 홍삼 건더기를 다른 용도 즉, 홍삼 건더기를 일부 함유하는 빵이나 떡, 한과 등으로 이용하기 위하여 홍삼 건더기 성분 분석 연구를 수행하기도 하였다. 또 다른 연구에서는 홍삼 건더기를 CO_2 초임계 추출방법을 이용하여 홍삼 건더기에 함유된 홍삼 건더기 오일을 추출하여 진세노사이드 함량이나 지방산 조성을 분석한 것들이 일부 있다. 홍삼 건더기에 함유된 인삼 성분 연구를 발표된 연도 순서에 따라 차례로 살펴보기로 한다.

홍삼 건더기 영양성분 분석

2006년 충북대학교 식품영양학과 김운주 교수연구팀은 "Medicinal food로의 활용을 위한 홍삼박의 식품영양학적 접근"이라는 연구에서 홍삼 건더기의 영양 성분 분석, 수용성 항산화 물질 및 항산화 활성을 연구하였다.

먼저 홍삼 건더기에 함유된 무기질 성분(inorganic components) 분석을 실시하였다. 분석 결과, 홍삼 건더기에도 홍삼처럼 다양한 종류의 무기질들이 물 추출 후에도 남아 있다. 홍삼 건더기에 남아 있는 무기질 함유량 순서는 칼슘(Ca) > 포타슘(K) > 인(P) > 마그네시움(Mg) > 소디움(Na) > 망간(Mn) > 철(Fe) > 구리(Cu)이다. 흥미로운 것은 물 추출 후에도 칼슘이 홍삼 건더기에 제일 많이 들어있다. 홍삼 건더기의 다른 영양 성분들의 함량은 **표 3-1**에 표기하였다.

홍삼 건더기의 영양 성분으로서 조단백질(crude protein) 함량은 약 12%, 조지방(crude lipid)은 약 10%이다. 일반적으로 인삼에서 지방 함유량은 1% 정도 된다. 홍삼 건더기에 지질 성분이 10배 가까이 증가한 이유는 아마도 홍삼 물 추출 동안에 수용성 성분들은 추출되었지만, 지용성 성분인 지방이 추출되지 않고 홍삼 건

표 3-1 홍삼 건더기의 영양 성분 분석

*영양소의 종류(Compositions)	함량(%)
수분(Moisture)	6.9
조단백질(crude protein)	12.0
조지방(crude lipid)	10.0
회분(Ash)	3.7
전체 식이섬유(Dietary fiber)	32.3
수용성 식이섬유	26.3
불용성 식이섬유	6.0
탄수화물(carbohydrate)	67.4

*본 연구에서 사용한 홍삼 건더기는 홍삼 물 추출 혹은 홍삼 알코올 추출 후 남은 홍삼 건더기인지 명확하기 기술되어 있지 않지만, 조지방이 많이 남아 있는 것으로 보아 홍삼 물 추출 건더기인 것으로 예상됨.

더기에 남아 있어 상대적으로 지방의 함량이 증가하였기 때문이다. 조회분(crude ash)은 약 3.7%로 나타났다. 또 총 식이섬유(total dietary fiber) 함유량은 32%이다. 그중 물에 녹지 않은 식이섬유(insoluble dietary fiber)는 26%이고, 물에 녹는 식이섬유(soluble dietary fiber)는 약 6%로 홍삼 건더기에서 많은 양을 차지한다고 보면 된다(**표 3-1**). 또 열수 추출 후에도 탄수화물이 약 67% 남아 있다. 바로 이것이 홍삼 건더기를 바로 건조하여 수분 함량을 빨리 낮추지 않으면 부패하기 쉬운 이유다.

홍삼 건더기에 들어있는 아미노산 함량

홍삼 건더기에 함유되어 있는 아미노산 함량을 분석한 결과 글루타메이트(glutamate), 아스파르테이트(aspartate), 페닐알라닌(phenylalanine)과 아르기닌(arginine) 등이 다른 아미노산들에 비하여 많이 들어있다. 인삼이나 홍삼에는 아르기닌이 약 1% 정도로 많이 함유되어 있는 것으로 알려져 있다. 그러나 홍삼 건더기에는 그 정도로 많이 함유되어 있지는 않았다. 홍삼 제조 시 혹은 열수 추출 시 물에 잘 녹는 아르기닌과 당들이 마이야르 반응(Maillard reaction) 즉, 갈색화 반응이 일어나 아르기닌-당 복합체(예, arginine-fructose-glucose, A-F-G)는 수용성이기 때문에 아마도 물 추출과정에서 추출 또는 용출되어 나간다.

홍삼 추출물과 홍삼 건더기에 함유된 진세노사이드 함량 분석 비교

2010년 재단법인 진안홍삼연구소에서 "홍삼박의 메탄올 추출물을 유효성분으로 함유하는 조성물"에 관한 특허 내용이 공개되었다. 진안홍삼연구소는 농약 처리가 되지 않은 진안 지역의 인삼 경작지로부터 수확한 5년생 인삼을 홍삼으로 만들었다.

홍삼을 열수 추출(90℃, 24시간)하여 추출액을 생성하고 이후에 남은 부산물로 홍삼 건더기를 얻었다. 수분 함량이 많은 홍삼 건더기를 45℃ 열풍건조기에서 72시간 동안 건조시킨 후 연속식 분쇄기로 10~20 mesh로 분쇄하여 홍삼 건더기 분말을 준비하였다.

홍삼 건더기 분말에 함유된 진세노사이드 함량은 물 추출과 다양한 농도의 메탄올로 추출한 뒤 HPLC 분석을 통하여 결정하였다. 이를 위해 각각의 진세노사이드 표준물질을 사용하였다. 각 추출된 샘플에 5 mL 3차 증류수를 넣고 초음파세척기로 용해한 후, HPLC/UV법으로 분석하였다.

홍삼 건더기 분석 결과(**표 3-2**), 홍삼 건더기 물 추출에 의한 진세노사이드 추출보다 유기 용매(메탄올) 추출 농도(%)가 증가할수록 추출된 진세노사이드 함량이 전체적으로 증가함을 보여주고 있다. 홍삼 건더기 물 추출 혹은 홍삼 건더기 메탄올 추출 모두 홍삼 제품에 함유되어야 하는 기준량(2.5~34 mg/g)을 모두 충족하고 있었다. 이것은 홍삼 물 추출 후 남은 홍삼 건더기에도 인삼 사포닌이 많이 남아 있다는 직접적인 증거이다. 추출 방법이나 용매 농도에 따라 진세노사이드 양이 달라질 수 있음을 보여준 좋은 예이다.

2012년 중앙대학교 식품공학부 이선영 교수연구팀은 "홍삼 가공 부산물을 활용한 식품소재 개발과 이를 활용한 병과 제품 개발" 연구보고서 및 "홍삼박 분말을 첨가한 약과의 품질 특성"에 관한 연구에서 먼저 홍삼과 홍삼 건더기 분말을 70% 메탄올로 추출한 다음 홍삼과 홍삼 건더기 사이의 진세노사이드 함량을 비교 분석하였다.

표 3-2 홍삼 건더기에서 물 혹은 다양한 농도의 메탄올로 추출 후 진세노사이드 함유량 정량 요약

진세노사이드(mg/g)	물 추출	30% 메탄올	50% 메탄올	60% 메탄올	90% 메탄올	100% 메탄올
Ra	0.482	1.022	1.496	1.580	2.170	2.154
Rb1	2.651	5.929	8.215	8.931	11.345	10.481
Rb2	0.933	2.112	3.084	3.714	4.335	4.351
Rb3	0.157	0.355	0.503	0.620	0.700	0.763
Rc	0.981	2.237	3.133	3.410	4.346	3.949
Rd	0.497	1.095	1.730	2.338	2.493	2.297
Re	0.559	0.799	1.093	0.811	1.353	1.784
Rf	0.846	1.496	1.841	2.002	2.331	2.308
Rg1	0.580	0.795	1.003	0.773	1.208	1.523
Rg2/Rh1	0.644	1.413	1.871	2.015	2.436	2.105
Rg3	0.776	2.625	6.375	7.502	9.254	8.044
합계	9.126	19.851	30.344	33.699	41.971	39.756
식약처 건강 기능성 식품 고시형 홍삼 제품 기준 : Rb1+Rg1+Rg3 = 2.5–34 mg/g	4.006	9.349	15.593	17.206	21.807	20.048

아래 **표 3-3**에서 보는 바와 같이 홍삼과 홍삼 건더기에 함유된 진세노사이드 함유량 분석 결과는 홍삼 건더기에 존재하는 진세노사이드 전체 함량은 홍삼 추출물에 함유된 전체 진세노사이드 함량과 거의 차이가 없었다. 즉, 홍삼과 홍삼 건더기에 존재하는 진세노사이드(Rg1, Re, Rf, Rg2, Rb1, Rc, Rd 및 Rg3)가 분리되었다(**표 3-3**). 일부 진세노사이드 Rb1, Rg1 및 Re는 홍삼에 더 많이 함유되어 있을지라도, 분석한 진세노사이드들 중 진세노사이드 Rg3이나 Rd와 같은 진세노사이드 성분들은 홍삼 건더기에 더 많이 함유된 것으로 나타났다. 이 분석 결과는 홍삼 건더기도 홍삼 추출물 못지않은 진세노사이드들을 가지고 있음을 보여준다. 이 분석은 홍삼을 여러

표 3-3 홍삼과 홍삼 건더기의 진세노사이드 함량 비교 요약

*진세노사이드 종류(mg/g)	홍삼	홍삼 건더기
Rb1	6.79	1.57
Rb2	1.93	2.36
Rc	1.99	2.56
Rd	0.49	2.28
Re	1.81	0.17
Rf	0.59	0.56
Rg1	2.78	0.21
Rg2	0.02	1.21
Rg3	0.59	3.78**
전체 진세노사이드 합계	16.99	14.7
식약처 건강 기능성 식품 고시형 홍삼 제품 기준(Rb1+Rg1+Rg3)	10.16	5.56

*UPLC를 이용하여 홍삼 건더기의 ginsenoside Rg1, Re, Rf, Rg2, Rb1, Rc, Rd, 및 Rg3의 함량을 분석함.

**홍삼 진세노사이드 Rb1은 홍삼 건더기에서 4배 이상 감소하나, 홍삼 건더기 진세노사이드 Rg3는 홍삼보다 6배 이상 증가함.

번 물 추출하더라도 완전하게 추출되지 않고 홍삼 건더기에 여전히 남아 있는 진세노사이드 성분들도 있다는 것을 보여준다.

2012년 경기도 농업기술원의 이은섭 박사연구팀은 "인삼 가공 부산물을 이용한 전통 한과 제조 방법"이라는 연구에서 홍삼 건더기와 인삼정과 당침액을 이용하여 전통 한과 제조 방법을 개발하는 연구를 수행하였다. 먼저 인삼정과 당침액과 홍삼 건더기 분말에 함유된 주요 성분들(조지방, 조단백질, 다당체 및 진세노사이드) 함량은 아래 **표 3-4**와 **표 3-5**에 요약하였다. Chapter 6에는 홍삼 건더기가 함유된 홍삼 유과와 홍삼 약과의 특성에 대하여 자세히 기술되어 있다.

표 3-4 전통 유과 및 약과 제조 이용에 함유된 홍삼 건더기의 영양 성분 분석 요약

영양 성분(%)	인삼 정과 당침액	홍삼 건더기
조단백질(%)	0.84	8.6
조지방(%)	0.36	1.73
다당체(mg/kg)	3.7	2.0

표 3-4에서 보는 바와 같이 홍삼 건더기에 함유된 영양 성분들 중 다당체가 줄어든 것을 제외하고는 조지방(crude lipid) 및 조단백질(crude protein) 영양 성분이 10배 이상 증가하는 것으로 나타났다. 이런 현상은 홍삼 물 추출을 시행할 경우 대부분의 당 성분들만 추출되고 나머지는 홍삼 건더기에 남아 있다는 증거로 작용함을 보여준다.

표 3-5에 요약된 분석표에서도 역시 홍삼 건더기에 더 많은 인삼 진

표 3-5 전통 유과 및 약과 제조 이용에 함유된 홍삼 건더기의 진세노사이드 성분 분석 요약

진세노사이드(mg/g)	인삼 정과 당침액	홍삼 건더기
Rb1	0.24	1.31
Rb2	0.14	1.97
Rc	0.22	2.13
Rd	0.14	1.90
Re	0.18	0.14
Rf	0.13	0.46
Rg1	0.49	0.18
Rg2	0.06	1.01
Rg3	0.13	3.15
진세노사이드 합계	1.73	12.24
식약처 건강 기능성 식품 고시형 홍삼 제품 기준 Rb1+Rg1+Rg3: 2.5–34 mg/g	0.86	4.65

세노사이드들이 남아 있음을 보여주고 있다. 홍삼 건더기의 진세노사이드 Rb1 + Rg1 + Rg3 함량 합은 홍삼 제품 기준을 넘는 것으로 나타났다.

홍삼 건더기가 생산된 지역별 인삼 진세노사이드 함량 비교

2013년 (재)금산국제인삼약초연구소의 조상원 박사 연구팀은 "인삼 부산물의 산업 소재화에 대한 경제성 및 시장성 분석 연구"라는 보고서와 2013년도에 발간된 "농업경영정보"지에 충청남도농업기술원 김관후 박사와 함께 "인삼 부산물의 제품화 컨셉 가능성 분석"이라는 보고서에서, 인(홍)삼에서 나오는 각종 부산물(Chapter 2)에 대한 활용 실태를 분석하였다. 또, 홍삼 부산물의 이화학적 분석 및 생리활성 연구를 통한 인삼 부산물에 대한 사람들의 인식, 인삼 부산물의 산업 소재화 개념분석 및 인(홍)삼 부산물 이용 제품 개발 및 미래 경쟁력 분석을 실시하였다.

본 연구에서는 처음으로 인삼 부산물 중 국내 다른 지역들에서 생산된 홍삼 건더기 안의 진세노사이드 함량을 비교하였다. 홍삼 건더기 안에 함유된 진세노사이드 함량 분석 방법은 홍삼 건더기 분말을 물로 포화(수포화)된 부탄올 추출법에 의하여 조사포닌 분획을 준비하고, HPLC 분석 기기를 통하여 금산 지역과 풍기 지역에서 생산된 홍삼 건더기에 함유된 진세노사이드 함량을 결정하였다. 홍삼 건더기 안의 진세노사이드 함량은 **표 3-6**에 요약되어 있다.

금산 지역에서 생산된 홍삼 건더기보다 풍기 지역에서 생산된 홍삼 건더기에 함유된 진세노사이드 종류와 양이 5배 정도 더 많은 것으로 나왔다. 진세노사이드 함량 차이는 Chapter 2에서 기술한

표 3-6 금산과 풍기에서 생산된 홍삼 건더기의 진세노사이드 함량 비교 요약

지역	진세노사이드(mg/g)													
	Rb1	Rc	Re	Rf	Rg1	Rg2	Rg3	Rg5	Rg6	Rk1	F2	F4	합계	Rb1 + Rg1 + Rg3
금산	0.06	ND	ND	0.16	ND	0.51	1.11	2.34	ND	1.38	0.54	0.21	6.31	1.17
풍기	1.01	1.20	0.69	0.73	0.69	1.89	4.97	5.80	0.30	3.75	1.62	1.07	23.61	6.67

1) 모든 값은 3번 반복 처리함(평균 ± 표준편차로 표시함)
2) ND; not detected(불검출)

바와 같이 홍삼을 제품화하기 위하여 추출할 때 물을 사용하느냐와 주정을 사용하느냐에 따라 다를 것으로 예상된다. 이 분석 결과로 볼 때, 금산 지역의 진세노사이드 함량이 낮은 이유는 금산 지역은 주로 주정으로 홍삼을 추출하거나 주정을 물과 섞어서 하는 데 비하여, 풍기 지역에서 생산된 홍삼 건더기는 주로 물 추출에 의하여 제품을 제조할 것으로 예상된다. 홍삼 추출방법에 따라 지역적인 차이와 추출 방식에 따라 성분 차이가 있음을 알 수 있다(Chapter 2). 두 가지 추출방법에는 장·단점이 있다. 주정(알코올) 추출을 할 경우 홍삼 내 수용성 물질과 지용성 물질 일부가 추출되어 나와서 진세노사이드가 더 많이 제품에 존재할 것으로 예상된다. 물 추출일 경우 **표 3-6**에서 보는 바와 같이 진세노사이드가 덜 추출된다. 재활용이나 새활용을 통하여 홍삼 건더기에 남아있는 진세노사이드나 다른 생리활성물질들을 산업 소재로 활용하기에는 홍삼 주정 추출보다 홍삼 물 추출 후 남은 홍삼 건더기가 더 적당할 것으로 예상된다. 그러나 풍기 지역에서 생산된 홍삼 건더기에 함유된 진세노사이드 함량은 식약처 홍삼 제품 기준인 진세노사이드 Rb1 + Rg1 + Rg3 = 2.5~34 mg/g에는 충족된다.

2015년 고려대학교 식품공학과 박현진 교수연구팀에서 수행한 "홍삼박 농축액의 진세노사이드와 관능적 특성 분석을 통한 식품 및 제약 산업에서의 활용 가능성 연구(A study on using possibility of Korean red ginseng residue extract in the food and pharmaceutical industry by analysis of ginsenosides and sensory characteristics)"라는 석사 학위 논문에서는 홍삼 건더기를 식품 및 제약 분야에서의 친환경 소재로서의 활용 가능성을 확인하였다. 본 연구에서는 홍삼 추출물 농축액과 홍삼 건더기 추출물 농축액을 만든 다음, 두 홍삼 추출물 사이에 인삼 진세노사이드 함량 비교를 실시하였다.

박현진 교수팀이 사용한 홍삼은 75% 홍삼 동체, 25% 홍미삼(중미 14%, 세미 11%)으로 구성된 홍삼을 이용하였다. 홍삼 추출은 86 ± 2℃에서 12시간씩 7회 추출하였다. 홍삼 추출물은 농축하여 고형분이 약 65%가 되도록 하였다. 홍삼 추출 후 남은 홍삼 건더기는 건조 후, 55% 주정을 이용하여 홍삼 건더기를 추출하고 나머지는 홍삼 추출 공정과 같이 하여 홍삼 건더기 추출 농축액을 제조하였다.

전체 진세노사이드 함량은 홍삼 추출 농축액에 비해 홍삼 건더기 추출 농축액에서 더 높게 나타났다. 더욱이, 홍삼 건더기 농축액에서 진세노사이드 Rg3의 함량은 19.7 mg/g으로 전체 진세노사이드 함량 32.4 mg/g에서 차지하는 비율은 60.8%로 과반이 넘게 차지하는 것에 비해 홍삼 추출 농축액에서는 진세노사이드 Rg3의 함량은 1.4 mg/g으로 총 함량 19.0 mg/g에서 7.1%에 지나지 않은 것을 확인하였다. 또한, 건강기능식품의 고시형 원료로 지정된 홍삼의 지표 성분을 나타내는 진세노사이드 Rg1, Rb1 그리고 Rg3의 합계 함량에 대해서는 홍삼 건더기 추출 농축액의 경우 21.3 mg/g 인데 비해 홍삼 농축액에서는 8.8 mg/g로 분석이 되었다. 이 분석 결과에도 나타난 것처럼 홍삼 건더기 안에 진세노사이드라는 유효성분들이 더 많이 함유되어 있음을 알 수 있다(**표 3-7**).

2016년 목원대학교 생의약화장품학부 양재찬 교수 연구팀은 “홍삼박 추출물의 항산화 활성 및 주름 개선 효과”라는 연구에서 홍삼 건더기의 항산화 효과를 확인하였다. 먼저 연구팀은 25℃에서 홍삼 건더기를 물 추출물, 30% 에탄올 추출물 혹은 30% 1,3-buthylene glycol을 이용하여 추출하였다. 각기 다른 용매로 추출된 추출물에 함유된 진세노사이드 함량을 비교하였다.

다른 추출 용매를 이용하여 추출물들에 함유된 진세노사이드 함량을 HPLC로 성분을 분석한 결과 홍삼 건더기 추출물들에 진세노사이드 Rg3(*S*), Rg3(*R*), Rg5, Rk1, 진세노사이드 Rk3, Rh4가 모두 존재하는 것을 확인하였다. 진세노사이드 Rk3와 Rh4는 미량 검출되었다. 그중 눈에 띄는 성분은 1,3-buthylene glycol를 이용하여 추출한 홍삼 건더기 추출물에서 진세노사이드 Rg3(*S*)의 함량이

표 3-7 홍삼 추출물과 홍삼 건더기 사이의 진세노사이드 함량 비교 요약

	진세노사이드 종류(mg/g)											
홍삼 시료	Rb1	Rb2	Rc	Rd	Re	Rf	Rg1	Rg2s	Rg3	Rg3r	Rh1	Total*
홍삼 추출물 농축액	5.9	2.1	2.3	0.7	1.5	1.0	1.5	1.2	1.6	0.7	0.8	20.3
홍삼 건더기 주정추출 농축액	1.5	0.5	0.5	0.6	0.00	1.6	0.00	1.7	19.9	5.5	1.6	33.4

*홍삼 건더기 주정 추출 농축액의 진세노사이드 전체 함량은 홍삼 추출물 농축액보다 약 40% 더 많다. 특히 진세노사이드 Rg3는 홍삼 건더기 추출액의 전체 진세노사이드 함량의 60%를 차지할 정도로 많다.

표 3-8 홍삼 건더기 추출 용매에 따른 다이올(diol)과 트라이올(triol) 진세노사이드 함량 변화요약 (μg/mL)

추출 용매 종류	Diol ginsenosides [Rg3(*S*)+Rg3(*R*)]	Triol ginsenosides (Rk3+Rh4)
물	23.539 +15.751	2.737 + 4.473
30% 에탄올 추출물	17.066 + 5.672	2.369 + 3.861
30% 1,3-buthylene glycol	112.982 + 12.898	13.523 + 19.019

113 μg/mL으로 가장 높게 나타났다. 그러나 물 추출물에서는 24 μg/mL으로 나왔고, 에탄올 추출물에서는 17 μg/mL으로 나왔다. 그 순서는 1,3-buthylene glycol 추출 > 물 추출 > 에탄올 추출 순이었다. 그러나 진세노사이드 Rg3(*R*)의 경우는 물 추출 추출물에서 가장 높게 나왔다. 다양한 용매를 이용하여 양재찬 교수연구팀에 의한 홍삼 건더기 함량 결정은 용량(volume)에 들어있는 진세노사이드의 양을 결정하였다.

표 3-8에서 3가지 다른 용매에 의하여 추출된 홍삼 건더기 성분을 이용한 화장품 원료로서의 활용 가능성에 대한 연구는 Chapter 8에 자세히 기술되어 있다.

2018년 공주대학교 특수동물학과 김병수 교수연구팀은 "Effect of Korean red ginseng marc fermented by *Bacillus subtilis* on swine immunity"라는 연구를 수행하기 위하여 바실러스 서브틸리스로 발효시킨 1% 홍삼 건더기의 대표적 3가지 진세노사이드 함량 변화를 분석하였다.

홍삼박 건더기에 함유된 진세노사이드는 발효 전보다 발효 24시간 및 48시간 동안 진세노사이드 Rb1, Rg1 및 Rg3의 변화를 분석 비교

표 3-9 발효 전과 발효 후 홍삼 건더기에 함유된 대표적인 진세노사이드 함유량 변화 요약

진세노사이드 (μg/mL)	홍삼 건더기 발효 0 시간	홍삼 건더기 발효 24 시간	홍삼 건더기 발효 48 시간
Rb1	8.97	11.76	25.2
Rg1	0	0	3.84
Rg3	15.65	52.56	49.9

하였다(**표 3-9**). 1% 홍삼 건더기를 발효시킬 경우, 진세노사이드가 증가하는 것으로 나타났다. 발효된 홍삼 건더기 배합 사료 급여가 돼지 면역력에 미치는 자세한 영향은 Chapter 9에 기술되어 있다.

2018년 서원대학교 김현경 교수는 "홍삼박 및 인진 쑥박으로부터 활성 성분 극대화 추출조건 및 박 추출물의 활용성 연구"를 수행하였다. 연구 결과 조사포닌 및 지방질 분획물의 함량과 박층 크로마토그래피(thin layer chromatography, TLC) 패턴을 비교해 볼 때, 홍삼 물 추출 건더기(박)는 홍삼 알콜(주정) 추출 건더기에 비하여 활용 가치가 매우 높았다. 특히, 홍삼 물 추출 건더기의 조사포닌 함량이 원료 홍삼보다 다소 더 높게 정량된 것은 물 추출과정 중에 사포닌 일부가 추출되고 아울러 당류 등 친수성 당류 등 친수성 물질들이 다량 용출되어 건조된 물 추출 홍삼 건더기 중의 사포닌 함량이 상대적으로 높아서 나타난 결과라고 말할 수 있다(**표 3-10**). 메탄올 추출물의 수율은 시판 중인 홍삼 엑기스가 가장 높고, 원료 홍삼으로부터 추출이 그 다음으로 높았다. 홍삼 물 추출 건더기는 홍삼 엑기스나 원료 홍삼에 비해 메탄올 추출 시 수율이 적었다. 그러나 홍삼 건더기 주정 추출의 경우는 더 낮았다. 인삼 조사포닌 분획은 홍삼 물 추출 건더기로부터의 수율이 홍삼 엑기스나 원료 홍

표 3-10 홍삼, 홍삼 물 추출 엑기스, 홍삼 물 추출 건더기, 및 홍삼 주정 추출 건더기 사이의 메탄올 추출물, 지용성 분획 및 조사포닌 분획 수율 비교 요약

추출물 종류	메탄올 추출 수율 (%)	지용성 분획 수율 (%)	조사포닌 분획 수율 (%)
홍삼 추출물	14.54	0.96	3.23
홍삼 엑기스 추출물	28.93	0.23	2.53
홍삼 물 추출 후 남은 홍삼 건더기	6.67	0.62	3.41
홍삼 주정 추출 후 남은 홍삼 건더기	1.03	0.47	0.86

삼보다 오히려 높은 3.41%였다. 그러나 홍삼 주정 추출 건더기에서는 조사포닌 분획이 제일 낮았다(**표 3-10**).

홍삼 건더기 처리 온도에 따른 진세노사이드 함량 변화

2022년 서울대학교 식품영양학과 황금택 교수연구팀은 "Physicochemical characteristics and sensory acceptability of crackers containing red ginseng marc"이라는 연구에서 크래커 제조 시 사용하는 밀가루 대신 홍삼 건더기 분말을 대체하여 크래커를 제조하는 연구를 수행하였다(더 자세한 내용은 Chapter 5 참조). 10% 홍삼 건더기 분말을 포함하는 크래커에 함유된 9가지 진세노사이드 함유량을 굽는 온도와 시간에 따른 변화를 굽기 전과 비교 분석하였다. 두 가지 흥미로운 사실이 발견되었다. 첫 번째는, 진세노사이드 Rg3가 차지하는 비율이 70% 이상이었다. 두 번째는, 굽는 온도가 증가할수록 대부분의 진세노사이드가 50% 가까이 감소하는 경향을 보여준다. 특히, 굽는 온도 120℃가 넘을 때 눈에 띄게 줄어든다. 이런 경향은 굽는 시간에 큰 영향을 받지 않는 것으로 나타났다. 그러나, 원래 수삼이나 백삼에는 함유되어 있지 않은 진세노사

표 3-11 건조한 홍삼 물 추출 건더기를 이용한 크래커 제조 시 굽는 온도에 따른 9가지 진세노사이드 함량 변화 요약

굽는 조건 (Baking conditions)	*진세노사이드 종류(mg/100 g)									Rb1 + Rg1 + Rg3 합
	Rb1	Rb2	Rc	Rd	Rg1	Rg2	Rg3(*R*)	Rg3(*S*)	Rk1	
굽지 않은 경우	16.1	1.7	7.3	6.1	ND	1.6	22.3	18.0	10.0	56.4
120℃/60 min	16.4	1.7	6.9	6.7	ND	1.8	19.4	23.0	11.0	58.7
170℃/15 min	13.8	1.3	6.2	5.9	ND	1.8	14.6	17.6	13.2	46.0
170℃/20 min	10.7	0.7	4.2	5.4	ND	1.5	13.9	16.8	13.7	41.4
170℃/25 min	9.9	0.6	3.8	4.4	ND	0.9	13.8	15.3	13.1	39.0
220℃/10 min	5.5	0.02	2.1	3.5	ND	0.7	13.2	13.1	14.7	31.8

*10% 홍삼 건더기 가루가 포함된 크래커 제조 후 분석한 것임. ND; Not detected

이드 Rk1은 증가하였다(**표 3-11**). 이런 결과는 수삼에서 홍삼을 제조할 때 진세노사이드 조성과 함량이 변화하고 새로운 진세노사이드가 나타난다는 보고와 잘 일치한다. 우리가 여기서 집고 넘어 가야 할 점은, 수삼을 높은 온도와 압력에서 가공하여 다른 종류를 인삼이 만들 수는 있다. 그러나, **높은 온도에서 반복적으로 작업을 할 경우, 전체적으로 진세노사이드 함량이 준다는 것을 알아야 한다.**

즉, 크래커를 굽기전의 진세노사이드 함량과 크래커를 120℃에서 60분 구울 때 진세노사이드 함량에는 차이가 없다. 그러나, 온도를 220℃에서 10분간 구울 때 3가지 진세노사이드 함량은 약 46% 감소한다. 이 결과는 진세노사이드 감소는 온도에 민감함을 알수 있다.

홍삼 건더기에 함유된 진세노사이드 함량 분석 요약

2010년부터 2018년까지 7곳의 각기 다른 대학이나 연구기관에서 수행한 홍삼 추출물과 홍삼 건더기 추출물 사이에 존재하는 인삼 진세노사이드 함량에 대하여 비교한 논문, 연구 보고서 혹은 공개된 특허에 기술된 내용을 중심으로 확인하였다. 한 가지 흥미로운 사실은 홍삼을 물 추출하고 남은 홍삼 건더기라서 인삼 진세노사이드 함량이 결코 홍삼 추출물보다 적게 함유된 것이 아니라는 사실이다. 대학이나 연구기관 보고서에서는 되레 홍삼 건더기에 더 많은 인삼 진세노사이드가 함유되어 있는 것으로 나타났다. 더욱이, 홍삼 건더기에 들어있는 건강 기능성 식품 고시형 기준인 진세노사이드 Rb + Rg1 + Rg3 = 2.5~34 mg/g 합의 양의 경우는 분석한 모든 홍삼 건더기에서 식품의약품안전처 기준을 충족하는 것으로 나왔다. 또 다른 중요한 특징으로서, 진세노사이드 함량은 170℃이상 고온에 노출될 때 급격하게 감소한다. 종합적으로 홍삼 건더기에 함유된 진세노사이드만을 가지고 고려해 볼 때, 홍삼 건더기를 활용하지 않은 것은 우리나라 홍삼업계의 큰 낭비라고 생각된다. 다만 주의할 점은 추출 온도를 너무 올리거나 시간이 길고 반복될수록 진세노사이드 양은 적어진다 것을 알아 둘 필요가 있다.

홍삼 건더기에 함유된 인삼 다당체 함량 및 구조 분석

홍삼에 함유되어 있는 주요 다당체는 중성 다당체(neutral sugar)와 산성 다당체(acidic sugar)로 나눈다. 중성 다당체는 주로 아라비노스(arabinose), 갈락토스(galactose), 글루코스(glucose, 포도당) 및 람노스(rhamnose) 등으로 구성되어 있다. 글루코스가 중성 다당체의 90% 이상을 차지한다. 반면에 산성 다당체는 갈락투로닉산(galacturonic acid), 글루쿠론닉산(glucuronic acid) 및 만누우론닉산(mannuronic acid)로 구성되어 있다. 산성 다당체에서 글루코론닉산이 90% 이상 차지한다. 즉, 산성 다당체는 하드록실기(hydroxyl group, –OH) 대신에 카르복실기(carboxyl group, –COOH)를 많이 가지고 있다. 카르복실기는 수용액에서 해리(dissociation)되어 수소이온(H^+)을 방출하여 약산성이 되게 한다. 이들 홍삼 중성 다당체 및 산성 다당체 성분들의 분자량은 일정하게 정해진 것이 아니다. 홍삼을 이용하여 인삼 다당체(중성 다당체 + 산성 다당체)를 분리한 연구자들이 발표한 내용에 따라 각기 분자량이 다르다.

인삼 다당체는 인삼 진세노사이드처럼 구조가 일정하게 결정된 것이 아니고, 여러 종류의 당이 결합되어 있기 때문에 매우 복잡한 형태로 존재한다. 인삼 연구자들이 앞으로 수행해야 할 과제 중의 하나는 인(홍)삼의 다당체 구조를 밝혀내는 것이다. 현재 수준에서 완전하게 인삼 다당체의 구조를 밝혀낸다는 것은 쉬운 일이 아니다. 인삼 다당체의 분자량도 작은 것은 2.5 kDa부터 큰 것은 1,800 kDa까지 매우 다양하다. 아쉽게도 홍삼 연구가 시작된 이래 진세노사이드와 비교해 볼 때, 일정 크기 이상의 인삼 다당체 분리 조건 및 분리된 인삼 다당체에 대한 표준화 조건도 아직 확립되어 있지 않다.

아래 5개 연구기관들에서 발표한 연구 내용에서 확인할 수 있듯이, 홍삼 건더기에서 홍삼 다당체 분리 및 활용에 대한 연구 역시 아주 초보적인 수준에 불과하다.

2002년 한국인삼공사 도재호 박사연구팀은 "홍삼박으로부터 산성 다당체의 추출조건 조사"라는 연구에서 홍삼을 70% 주정(알콜)으로 추출하고 남은 홍삼 건더기 혹은 물로 추출하고 남은 홍삼 건더기에 존재하는 산성 다당체를 효과적으로 분리하여 산업체에서 쉽게 응용할 수 있는 방법을 찾기 위한 연구를 수행하였다.

먼저, 도재호 박사 연구팀은 홍삼 70% 주정 추출 건더기 및 홍삼 물 추출 건더기를 건조 후에 추출할 경우, 건조 전의 젖은 상태보다 2~3배 추출 효율이 높은 것을 확인했다. 산성 다당체 추출 효율은 홍삼 주정 추출 후 남은 홍삼 건더기가 홍삼 물 추출 후 홍삼 건더기보다 약간 높았다. 홍삼 주정 추출 건더기 및 홍삼 물 추출 건더기 모두 산성 다당체는 추출 시간과 추출 횟수가 증가함에 따라 추출되는 산성 다당체의 양이 증가하는 것을 확인하였다.

도재호 박사팀은 건조한 두 가지 홍삼 건더기(입자) 크기, 온도 및 추출 횟수에 따른 수율을 확인한 결과 입자가 3.35 mm 이하로 분쇄하고, 홍삼 건더기가 10%가 되게 물로 채우고, 추출온도는 80℃에서 1~2시간 추출하면서 추출 횟수는 2~3회가 최적인 것을 확인하였다. 이 방법이 홍삼 건더기에 함유된 다당체 생산 제조공정에 활용될 가능성을 제시하였다. 또, 두 종류의 홍삼 건더기에서 산성 다당체의 추출 효율을 높이기 위해서는 홍삼 건더기에 알파-아밀레이스(α-amylase)나 셀루레이스(cellulase) 같은 효소를 전처리할 경우 추출 효율이 20~50%까지 높아진다는 것을 보여주었다. 이 연구 결과는 홍삼 건더기의 다당류를 미리 부분적으로 가수분해하거나 셀루로스를 부분적으로 가수분해할 경우 추출 수율이 높아질 수 있음을 보여준다.

2007년 건국대학교 황금희 교수연구팀은 "홍삼박으로부터 산성 다당체의 최적 추출 조건 분석"이라는 연구를 수행하였다. 본 연구의 목적은 홍삼 추출액을 제조하고 배출되는 부산물인 홍삼 건더기는 거의 이용되지 않으나, 홍삼 건더기에 산성 다당체가 다량 함유되어 있어 홍삼 건더기로부터 산성 다당체를 효율적으로 추출할 수 있는 조건을 보는 것이다. 홍삼을 70% 주정으로 일주일씩 3회 냉침 추출하여 여과하고 남은 나머지(residue)를 홍삼 건더기 시료로 이용하였다. 연구 결과 홍삼 건더기를 물 추출할 경우 홍삼 건더기에 함유되어 있는 전분과 산성 다당체 함량은 추출온도가 높을수록 증가하였다. 또 홍삼 건더기 물 추출물을 에탄올로 침전시켜 얻어지는 다당체의 수율은 추출온도가 높을수록 증가하였으나, 침전된 다당체로부터 재용해되는 산성 다당체와 전분 함량은 추출온도가 높을수록 감소하였다. 따라서 황금희 교수연구팀은 홍삼 건더기 물 추출물로부터 얻어지는 다당체에 함유되어 있는 활성 성분인 산성 다당체 함량을 증가시키고 그 이용률을 증대시키기 위한 최적 추출 온도와 시간은 미생물의 활동을 최소화할 수 있는 8℃에서 6시간 추출하는 방법을 본 연구를 통하여 추천하였다.

2009년 호서대학교 식품생물공학과 채희정 교수연구팀은 "홍삼박을 이용한 다당체 추출조건 최적화"라는 제목으로 홍삼 물 추출 후 남은 홍삼 건더기를 활용할 목적으로 산성 다당체 및 조다당체 등의 다당체 성분을 효율적으로 추출하기 위한 조건을 연구하였다. 먼저, 백삼, 홍삼 그리고 홍삼 건더기의 기본적인 구성을 분석하였다(**표 3-12**).

표 3-12에서, 홍삼 건더기의 탄수화물 함량(72.1%)은 건조 백삼

표 3-12 백삼, 홍삼 및 홍삼 건더기 조성 요약(%, w/w)

영양 성분 조성 (nutrient components)	백삼	홍삼	홍삼 건더기*
탄수화물(carbohydrate)	75.0	72.4	72.1
조섬유질(crude fiber)	2.1	0.4	15.3
조단백질(crude protein)	14.6	13.6	18.1
조지질(crude lipids)	2.7	2.3	1.8
조회분(crude ash)	4.6	4.2	6.5
수분(moisture)	5.8	8.3	5.8

*홍삼 건더기는 홍삼 알코올 추출 후 얻은 홍삼 건더기임

(75.0%)이나 건조 홍삼(72.4%)과 큰 차이가 없었다. 본 연구에서 사용한 건조 백삼과 건조 홍삼은 각각 2.10%와 0.40%로서 비교적 낮은 함량임을 확인하였다. 반면 홍삼 건더기가 15.3%로 가장 높은 조섬유를 함유하고 있는 것으로 나타났다.

따라서 채희정 교수연구팀은 홍삼박이 다당체 추출원료로의 타당성을 갖고 후속 실험에서 홍삼박을 다당체 추출원료로 사용하였다. 조섬유 함량이 가장 높은 원료로서 선정된 홍삼 건더기의 추출 최적 농도는 6.66%(w/v)이었고, 추출온도가 높고 추출 시간이 길수록 추출 효율이 증가하여 최종 85℃에서 5시간 추출하는 조건이 최적임을 확인하였다. 홍삼 건더기를 분쇄할 경우 분쇄된 입자의 크기는 0.15~1.0 mm까지 좋은 수율을 보여주었다. 향후 추출 이후의 회수 공정으로서 침전공정과 막분리 공정의 도입에 대한 비교론적 추가 연구가 필요함을 강조하였다.

2015년 가톨릭 대학교 생명공학과 박용일 교수연구팀은 “Ginseng marc-derived low-molecular weight oligosaccharide inhibits the growth of skin melanoma cells via activation of RAW264.7 cells”

라는 주제의 연구에서 홍삼 건더기에 존재하는 분자량이 작은 저분자 홍삼 다당체(MW. 11–605 kDa)를 분리한 다음 펙틴네이스(pectinase)를 처리하여 분자량이 작은 올리고사카라이드(oligosaccharide, MW. 2.2 kDa을 중심)를 제조하였다. 이 연구에서는 이들을 면역 세포에 처리할 경우 생기는 면역 활성 유도 여부를 조사하였다. 홍삼 건더기에서 유래한 분자량이 작은 올리고사카라이드를 면역 세포에 처리할 경우 면역계가 활성될 때 나타나는 TNF-α, IL-6 및 NO의 생성을 증가시키는 것으로 나타났다.

또, 면역 세포를 활성시켜 암세포를 제거하는 포식 작용(macrophagic phargocytosis)과 암세포를 죽도록 하는 세포 사멸(apoptosis)을 증가시키는 것을 확인하였다. 박용일 교수연구팀은 본 연구를 통하여 홍삼 건더기에서 유래한 분자량이 작은 다당체가 면역 세포에 작용하여 면역 활성을 유발하고, 활성된 면역 세포는 암세포를 잡아먹거나 성장하지 못하고 죽도록 하는 작용이 있음을 확인하였다.

2017년 중부대학교 유선균 교수연구팀은 홍삼 건더기에서 "홍삼박으로부터 항산화 활성 산성 다당체 분리 조건, 정제 및 구조 분석"에 대하여 연구하였다. 먼저 물을 이용하여 10% 홍삼 건더기 용액을 원심 분리 한 후 불순물을 제거하였다. 다음 단계로 다양한 용매를 이용하여 홍삼 건더기로부터 산성 다당체를 추출하였을 때 주정(알코올)이 여러 용매들 중 선택성과 수율이 높은 것을 확인하였다. 따라서 유선균 교수연구팀은 식품 공정에서의 안정함에 따라 주정을 침전 용매로 사용하였다. 또 산성 다당체 추출 및 침전에 적합한 주정 농도를 분석한 결과 10%의 농도가 가장 적합한 것으로 나타났다.

계속해서 홍삼 건더기에서 주정을 이용하여 침전 분리된 산성 다당체를 이온교환수지 컬럼을 사용하여 산성 다당체를 분리하였을 때 3가지 피크(peak)가 나타났다. 각각의 피크(peak)에 나온 용액을 모아 투석막(dialysis membrane)을 사용하여 정제하였다. 정제 후 산성 다당체의 항산화 효과를 측정하였을 때, 증류수로 용출(elution) 한 분획에서 67.7%, 0.1 M NaCl에서 용출 한 분획에서 19.5%, 0.5 M NaCl에서 용출한 분획에서 32.3% 항산화 효과가 나타났다. 본 연구에서의 라디칼 제거 능력 범위가 19.5~67.0%이고, 위의 세 개의 다른 조건에서 분리되는 피크 중 DPPH 라디칼 제거 능력은 67.7%로 물로 용출한 분획에서 항산화 능력이 가장 높게 나타남을 확인하였다.

다음 단계로 정제된 산성 다당체 파우더를 가지고 퓨리에 변환 적외선 분광기(Fourier Transform Infrared Spectroscopy, FT-IR)와 핵자기 공명(Nuclear Magnetic Resonance, NMR) 방법을 이용하여 산성 다당체의 화학결합에 의한 특정 작용기와 글라이코시딕 결합(glycosidic bond)이 존재함을 확인하였다. 계속해서 구조 분석 결과 C–O, C–O–O– 및 C–H 결합들과 아노머릭(anomeric) C-6의 피크가 나타났고, C-1과 C-6의 피크들이 동일한 강도를 나타내는 것으로 보아 (1→6) 글라이코시딕 결합이 존재함을 보여주어 전형적인 산성 다당체의 특성 보여줌을 확인하였다.

한 가지 흥미로운 것은 홍삼을 열수 추출할 경우, 대부분 분자량이 매우 큰 고분자 다당체들이 추출된다. 그러나 저분자의 다당체들은 분리되지 않는다. 특히 저분자 당에 지질이 결합되어 있거나 혹은 당-지질 복합체를 형성할 경우 더욱더 저분자 다당체들은 추출·분리되지 않는다. 본 연구에서는 홍삼 건더기에서 산성 다당체를 분리하는 데 성공하였지만, 분자량이 얼마인지 혹은 고분자인지 저분자인지에 대한 정보가 없어 후속 연구가 더 필요하다.

2023년 건국대학교 나승열 교수연구팀은 "Preparation of Red Ginseng Marc-Derived Gintonin and Its Application as a Skin Nutrient"란 연구에서 홍삼 건더기에서 분리한 당들은 당 성분만이 존재하는 것이 아니고 지질 성분도 일부 함유하고 있는 당-지질 복합체인 것을 확인하였다. 연구팀은 홍삼 물 추출 후 남은 홍삼 건더기를 70% 주정 추출 후 나온 total 추출물(extract)을 얻었다. Total 추출물을 다시 진폴린 프로토콜에 적용하여, 진토닌 분획(gintonin-enriched fraction), 당이 많이 함유되어 있는 분획(ginseng polysaccharide fraction, GPF)과 나머지 진세노사이드가 함유된 분획(ginseng residual fraction, GRF)을 분리하였다(Chapter 13). Total 추출물, GEF, GPF와 GRF를 전기영동(SDS-PAGE) 후 단백질, 당 및 지질 염색을 실시할 경우, GEF는 당, 지질 및 단백질이 모두 염색되는 당-지질-단백질(glycolipoprotein)인 것으로 나타났다. 그러나 GRF는 단백질 염색은 되지 않고, 분자량이 작은 당과 지질 염색만 되는 것으로 나타났다. 이 결과는 홍삼 건더기의 당 성분들은 당 단독으로 존재하는 것이 아니고 지질과 함께 복합체로 추출되는 것으로 나타났다. 더 자세한 내용은 Chapter 15에 기술되어 있다.

표 3-13은 연구기관별 홍삼 건더기에 존재하는 다당체, 산성 다당

표 3-13 각 기관별 홍삼 건더기에 홍삼 다당체 및 산성 다당체 분리 및 효능 연구 요약

홍삼 건더기에서 분리된 다당체 종류	한국인삼공사	건국대학교	호서대학교	가톨릭대학교	중부대학교
홍삼 건더기 다당체			o		
홍삼 건더기 산성 다당체	o	o			
홍삼 건더기 저분자 산성 다당체				o	o
홍삼 건더기 당-지질 복합체		o			

체 및 저분자 산성 다당체 및 당-지질 복합체에 대한 연구 결과를 요약한 것이다. 연구 결과를 요약하면, 홍삼 건더기에 존재하는 대부분이 분자량이 크며 다당체 성분들은 분자량 크기가 일정하지 않다. 이를 극복하고 다당체 혹은 산성 다당체를 분리하기 위하여 당 분해 효소(아밀레이스, 셀루레이스 혹은 펙틴네이스)들을 사용하여 분자량 측정이 가능한 크기의 다당체 성분을 분리하여 활용하였다. 특이한 것은 다당체가 당으로만 구성된 것이 아니고 지질 복합체를 형성하는 경우도 있는 것으로 나타났다.

홍삼 건더기에서 홍삼 오일 추출

홍삼 물 추출을 주로 하는 회사에서는 물 추출 후 건조한 홍삼 건더기에 남아 있는 지용성 성분을 추가 추출하기 위한 방법을 개발·활용하고 있다. 예를 들면, A사는 홍삼 물 추출 후 남은 홍삼 건더기로부터 기능성 화장품용도 소재를 개발하기 위해 CO_2 초임계 추출 장치를 활용하여 기능성 홍삼 오일을 추출 정제하는 방법을 활용

하였다. 홍삼 건더기 오일 추출 방법으로는 초임계 추출 기기의 조건으로 압력 450bar, 온도 65℃, 유속 SF20 상태로 지용성 물질을 추출하여 홍삼박 오일 성분을 추출하는 것이다. 분자막 증류장치를 이용하여 입자가 큰 추출물들을 제거 및 정제하여 홍삼 건더기에 남아 있는 오일을 제조한다.

이 방법을 이용하여 2011년 A사의 특허 등록 및 공개된 "홍삼 또는 홍삼박으로부터 추출된 홍삼 오일을 포함하는 식용 유지 및 이의 제조 방법"과 2014년 A사에 의하여 특허 등록 및 공개된 "홍삼 오일을 유효 성분으로 함유하는 피부 주름 개선용 조성물"에서 홍삼 및 홍삼 건더기를 유기 용매인 헥산(hexane) 추출 혹은 CO_2 초임계 추출 기기를 이용하여 분리된 오일(지질)들의 특징은 홍삼과 홍삼 건더기 사이에 오일 구성에서는 큰 차이가 없다는 것을 보여주었다(**표 3-14**). 이를 통하여 홍삼 및 홍삼 건더기에서 추출한 오일을 활용하여 식용 가능한 홍삼 유지 개발이 가능하다.

표 3-14에서 보는 바와 같이 홍삼과 홍삼 건더기 사이에 오일(유지, 식물성 스테롤, 인지질, 폴리아세틸렌 및 기타 지질) 양 및 조성에 있어서 큰 차이가 없음을 보여주고 있다. 이 결과는 홍삼 물 추출 시 지용성 성분들이 거의 추출되지 않고, 대부분이 홍삼 건더기에

표 3-14 홍삼과 홍삼 건더기에서 CO_2 초임계 추출 기기를 이용하여 분리한 오일 조성

전체 조성 중량 (%)	유지	식물성 스테롤	인지질	폴리아세틸렌	기타 지질	합
홍삼 추출	81.6	10.1	5.2	0.6	2.5	100
홍삼 건더기 추출	81.6	9.6	5.5	0.6	2.7	100

표 3-15 홍삼, 홍삼 건더기 및 인삼 씨에 함유된 지방산 조성 및 함유량 요약

중량(%)	홍삼 추출(%)	홍삼 건더기 추출(%)	인삼씨 오일(%)
$C_{14:0}$ (미리스트 올레산)	0.4	0.5	–
$C_{16:0}$ (팔미트산)	9.5	11.1	1.9
$C_{16:1}$ (팔미트올레산)	0.5	0.3	0.2
$C_{18:0}$ (스테아르산)	1.0	1.2	0.3
$C_{18:1}$ (올레산)	21.2	18.2	76.0
$C_{18:2}$ (리놀레산)	62.2	59.2	15.6
$C_{18:3}$ (리놀렌산)	5.1	4.4	1.7
트랜스 지방	0.5	0.5	0.6
기타	0.1	5.1	4.3
합계	100.5	100.5	100.8
포화 지방산	11.4	13.1	2.5
불포화 지방산	88.5	81.8	93.3
합계	99.9	94.9	95.8

남아 있음을 보여주고 있다.

또, A사는 홍삼 오일에 함유된 오일 성분들의 특징을 좀 더 구체적으로 분석하기 위하여 오일 산가, 검화가, 과산화물가, 요오드가 등을 분석하였다. 또한 지방산 조성을 알아보기 위해서 가스 크로마토그래피(gas chromatography, GC)를 통하여 분석하였다(**표 3-15**).

표 3-15에서 보는 바와 같이 홍삼과 홍삼 건더기 사이에 지방산 조성 차이를 비교할 경우, 불포화 지방들(올레산, 리놀레산 및 리놀렌산)이 대부분 차치하며, 그 중에서 리놀레산($C_{18:2}$) >> 올레산($C_{18:1}$) > 팔미트산($C_{16:0}$) 함량이 가장 높았다. 홍삼과 홍삼 건더기 사이에 함유량에 있어서 거의 차이가 없는 것으로 나왔다. 홍삼과 홍삼 건더기 안에 들어있는 지방산들은 대부분 불포화 지방산인 것으로

나타났다. 다만, 인삼씨 오일에서는 레놀레산 대신에 올레산 함량이 가장 높은 것으로 나타났다.

홍삼 건더기 스테롤

식물성 스테롤은 콜레스테롤과 구조가 유사하다. 그러나 기능이 다르고 체내에서 합성이 되지 않는 것으로 알려져 있다. 콜레스테롤은 8개의 탄소원자로 구성된 side chain을 가지고 있다. 인삼을 포함한 식물성 스테롤은 9 혹은 10개의 탄소원자로 구성된 side chain을 가지고 있는 특성을 보인다. 식물에서는 44개의 sterol 종류가 있다. 대표적으로 β-sitosterol(24-α-ethylcholestrol), campesterol(24-α-methylcholestrol)과 stigmasterol(24-α-ethylcholestrol)이 있다. 이러한 파이토스테롤들(phytosterols)은 콜레스테롤 저하기능 등 다양한 생리학적 기능이 있는 것으로 알려져 있다.

식물에 주로 들어있는 식물성스테롤 3종 모두를 함유함으로써, 혈중 콜레스테롤을 낮추는 기능을 지닌 식품이나 phytoesterogen을 제공하는 식품 개발 가능성이 높아 보인다. 홍삼 건더기에서 추출된 시료에 함유되어 있는 식물성 스테롤의 총 함량과 각각의 β-sitosterol, stigmasterl, campesterol의 함량을 분석한 결과 총 함량은 **표 3-16**에 있다.

또 다른 연구로, **표 3-17**에서 보는 바와 같이 홍삼, 홍삼 건더기 및 인삼씨 사이에 인삼씨를 제외하고는 홍삼 및 홍삼 건더기 사이에 식물성 스테롤의 양 및 조성에 있어서 큰 차이가 없음을 보여주고 있다. 다만, 인삼씨 추출물에서 스티그마스테롤이 홍삼 추출물이나 홍삼 건더기 추출물보다 더 많이 함유되어 있는 것으로 나타났다.

표 3-16 홍삼 건더기 오일에 함유된 파이토스테롤 함량 요약

Phytosterols	Content (mg/g)
Campesterol	3.9 ± 0.06
Stigmasterol	13.7 ± 0.27
Sitosterol	90.3 ± 2.58
합계(Total)	107.9 ± 2.91

홍삼박 oil의 지방산 조성결과는 linoleic acid($C_{18:2}$), oleic acid($C_{18:1}$) 및 palmitic acid($C_{16:0}$)가 각각 59.2%, 18.2% 및 11.1% 순으로 나타남. 또한 총 지방산 중 불포화지방산이 약 82% 차지하는 것으로 분석됨.

표 3-17 홍삼, 홍삼 건더기 및 인삼 씨(seed)에 존재하는 대표 스테롤 함량 요약

식물성 스테롤 조성 중량(%)	홍삼 추출물	홍삼 건더기 추출물	인삼씨 추출
캄페스테롤	4.4	3.6	6.0
스티그마스테롤	13.5	12.7	30.9
β-시토스테롤	82.1	83.7	63.1
합계	100	100	100

홍삼 건더기에 함유된 총 페놀 화합물

2012년 중앙대학교 식품공학과 이선영 교수 연구팀은 "홍삼 가공 부산물을 활용한 식품소재 개발과 이를 활용한 병과 제품 개발"이라는 연구 보고서에서 홍삼과 홍삼 건더기에 함유된 총페놀성 화합물 농도를 측정하였다. 그 결과는 **표 3-18**에서처럼 총 페놀성 화합물은 홍삼 0.18 mg/100 g, 홍삼 건더기 0.06 mg/100 g인 것을 확인하였다. 총 페놀 함량은 홍삼에서 홍삼 건더기보다 높게 나왔다(**표 3-18**).

표 3-18 홍삼과 홍삼 건더기에 들어있는 총 페놀 함량

	홍삼	홍삼 건더기
총페놀 함량(mg/100 g)	0.18	0.06

홍삼 건더기에 함유된 인삼 신소재인 진토닌 리소포스파티딘산(lysophosphatidic acid, LPA)와 생리활성 인지질 발견과 정량 연구

건국대학교 나승열 교수연구팀은 한 가지 흥미로운 사실을 알아냈다. 2012년에 처음으로 인삼에서 세포질 내 칼슘을 일시적으로 증가시켜 칼슘 의존 생리활성을 발휘하는 비사포닌 성분을 발견하였다. 이것을 진토닌이라 명명하였다. 진토닌은 당-지질-단백질 복합체(glycolipoprotein complex)임을 확인하였다. 후속 연구에서 진토닌의 주요 기능성 성분은 화학 구조가 간단한 인지질의 하나인 lysophosphatidic acids(LPA $C_{18:2}$ >> LPA $C_{16:0}$ > LPA $C_{18:1}$)인 것을 밝혀내었다. 또 진토닌의 LPA는 세포막 G protein-coupled receptor의 하나인 LPA 수용체를 활성시키는 리간드(ligand)로 작용하는 것을 밝혀내었다. 즉, 인삼에도 G protein-coupled receptor 리간드가 존재함을 보여주었다. 인삼 신소재 진토닌 LPAs의 화학 구조는 **그림 3-1**A에 있다.

다음으로 건국대 나승열 교수연구팀은 홍삼 물 추출 엑기스 제품(홍삼정), 홍삼 주정 추출 엑기스 제품(홍삼정), 홍삼 물 추출 건더기 및 홍삼 주정 추출 건더기에 함유된 주요 생리활성 인지질 성분은 LPA, 리소포스파티딜콜린(lysophosphatidylcholine) 및 포스파티딜콜린(phosphatidylcholine)이라는 것을 확인하고 인지질들 함

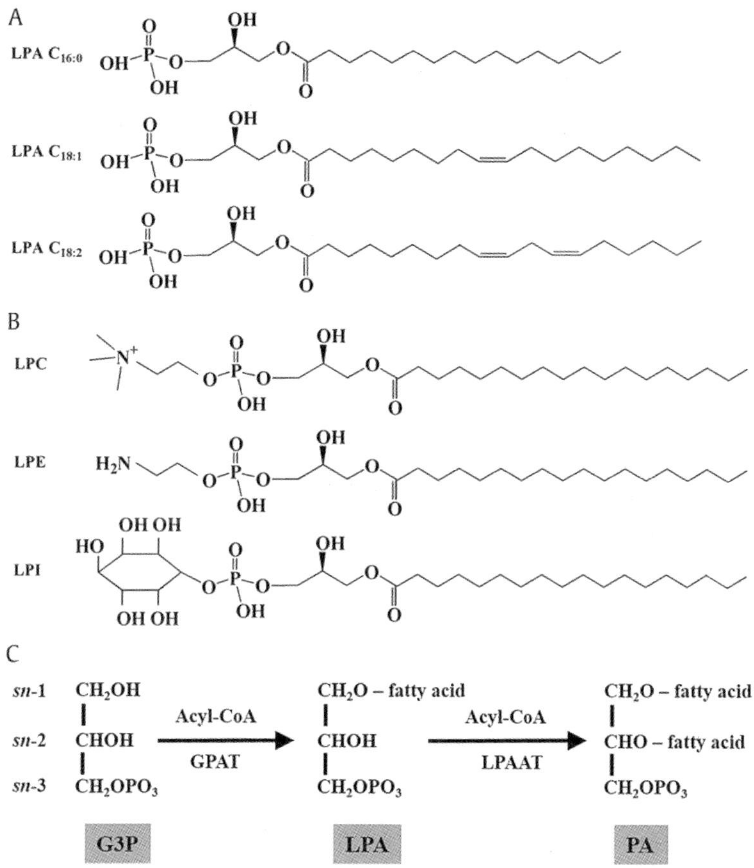

그림 3-1 백삼에 함유되어 있는 인지질과 인지질 합성 과정. **(A)** 3종류의 LPAs과 lysophospholipids. **(B)** LPC, lysophosphatidylcholine; LPE, lysophosphatidylethanolamine; LPI, lysophosphatidylinositol. **(C)** Glycerol 3-phosphate로부터 phosphatidic acid(PA) 합성 과정 예시. GPAT, glycerol-3-phosphate acyltransferase; LPA, lysophosphatidic acid; LPAAT, lysophosphatidic acid acyltransferase. LPA는 PA를 포함한 세포막 인지질 합성의 중간 단계 성분이다. 반대로 세포막 인지질들 분해는 여러 종류의 phospholipases에 의하여 분해되어 LPA로 전환되는 것과 효소가 아닌 열/습기 및 압력 등에 의하여 분해되는 경우가 있다(Chapter 12). 자세한 설명은 본문 참조.

량을 정량하였다. **표 3-19**에서 보는 바와 같이, 홍삼 물 추출 후 남은 홍삼 건더기에는 약 0.2~0.3%를 함유한 많은 양의 LPA $C_{18:2}$가 함유되어 있는 것을 확인하였다. 이 농도는 백삼에서 분리된 진토닌(gintonin-enriched fraction, GEF)에 함유되어 있는 LPA $C_{18:2}$ 양(0.20 ± 20%)과 비슷하거나 더 많은 양으로 나타났다. 그러나 홍삼을 주정으로 추출하고 남은 홍삼 건더기의 LPA 함량은 홍삼 물 추출 후 남은 홍삼 건더기의 LPA 함량의 1/3 수준이었다. 이 의미는 홍삼을 주정 추출할 경우 LPA 일부가 추출될 수 있음을 보여준다. 홍미삼 건더기의 경우는 홍삼 동체 건더기보다 50% 적은 것으로 나타났고, 흑삼 건더기 역시 홍삼 동체 건더기보다 액 50% 적은 것으로 나타났다.

나승열 교수 연구팀은 홍삼 물 추출 엑기스(홍삼정) 및 홍삼 주정 추출 엑기스(홍삼정)의 LPA 함량은 홍삼 물 추출 후 남은 홍삼 건더기에 함유된 LPA 양에 비하여 매우 적다는 것을 확인하였다(**표 3-19**). 특히 홍삼 물 추출 후 제조한 엑기스 제품의 경우 LPA는 거의 존재하지 않았다. 홍삼 주정 추출 후 제조한 엑기스의 경우에는 홍삼 물 추출 엑기스보다 좀 많은 것을 확인하였다. 이 발견은 현재 많이 사용하고 있는 홍삼 물(열수) 추출로는 홍삼에서 LPA가 추출되지 않는다는 것을 보여준다. LPA 함량 순서는 다음과 같다. 홍삼 건더기 주정 추출물(홍삼 물 추출) > 흑삼 건더기 주정 추출물(흑삼 물 추출) > 홍삼미박 주정 추출물(홍미삼 물 추출) > 홍삼 주정 추출물 엑기스 > 홍삼 물 추출 엑기스 순이었다. 홍삼을 물 추출할 경우 LPA가 거의 그대로 홍삼 건더기에 남아 있음을 알 수 있다. **한 가지 중요한 사실은, 홍미삼 건더기보다, 홍삼 건더기 동체(body)에 LPA가 많이 존재한다는 것이다.**

표 3-19 홍삼 건더기와 홍삼 제품에 함유된 LPA와 PC 함량 요약(n = 4의 평균값)

홍삼 추출 방법	종류	LPA $C_{18:2}$ (%)	PC $C_{16:0}-C_{18:2}$ + PC $C_{16:0}-C_{18:2}$ = 합(%)
물(열수) 추출	홍삼 건더기 1	0.2524	1.0003 + 1.2228 = 2.223
	홍삼 건더기 2	0.2099	1.2190 + 1.4150 = 2.634
	홍삼 건더기 3	0.3370	1.566 + 1.627 = 3.193
	홍삼 건더기 4	0.2830	1.712 + 1.665 = 3.377
	홍삼 건더기 5	0.2684	1.427 + 1.457 = 2.884
주정 추출	홍삼 건더기 1	0.0768	0.230 + 0.194 = 0.424
물(열수) 추출	홍미삼 건더기 1	0.1056	0.346 + 0.456 = 0.802
물(열수) 추출	백삼 건더기 1	0.1301	0.236 + 0.456 = 0.692
물(열수) 추출	흑삼 1	0.1776	0.512 + 0.605 = 1.117
홍삼 제품	홍삼 물 추출 농축엑기스 제품 1	0.0073	0.031 + 0.022 = 0.053
	홍삼 물 추출 농축엑기스 제품 2	0.0023	0.023 + 0.021 = 0.041
	홍삼 주정 추출 농축엑기스 제품 1	0.050	0.045 + 0.047 = 0.092
	홍삼 주정 추출 농축엑기스 제품 2	0.040	0.051 + 0.048 = 0.099

홍삼 추출 용매로 5가지 열수 추출한 홍삼 건더기를 건조 후 다시 주정 추출할 경우 다른 종류의 홍삼 추출물로 생산된 홍삼 건더기에 비하여 더 많은 양의 LPA와 PC를 함유하고 있음. 홍삼 제품(열수 추출 농축액 및 주정추출 농축액)들의 LPA 및 PC 함량은 홍삼 건더기보다 훨씬 낮은 것으로 나타남.

홍삼 건더기에 LPA 외에 포스파티딜콜린(phosphatidylcholine, PC) 함량이 더 높은 것을 추가로 확인하였다(**표 3-19**). PC가 리소포스파티딜콜린(lysophosphatidylcholine, LPC)로 전환된다. LPC는 LPA 전구체 역할을 한다(**그림 3-1**B). 즉, LPC가 LPA로 전환된다. 홍삼 건더기에 들어있는 인지질이 LPA로 전환되는 경로는 아래에 자세히 기술되어 있다. 이와 관련된 추가 내용은 Chapter 12와 Chapter 13에 더 기술되어 있다.

홍삼 건더기에 함유된 LPA 생성 경로

홍삼 건더기에 함유된 LPA는 **그림 3-2**에서 보는 바와 같이 2가지 경로를 통하여 만들어 질 수 있다. 하나는 홍삼 건더기에 존재하는 다양한 인지질들(예, 포스파티딜콜린)에서 콜린기가 떨어져 포스파티딘산(phosphatidic acid, PA)이 되고, PA에서 지방산이 하나 떨어져 최종 LPA가 된다. 즉, PA → LPA 경로이다(**그림 3-2**). 또 다른 경로는 포스파티딜콜린에서 콜린기가 떨어지는 대신 지방산 한 분자가 먼저 떨어져 리소인지질(lysophospholipids)이 되고, 이어서 콜린기가 떨어져 LPA가 되는 경우이다. 홍삼 건더기 주정 추출물에는 PA 대신에 PC와 LPC가 많이 존재하는 것으로 나타나, 실질적으로 PC → LPC → LPA 생성 경로다(**그림 3-3**). 홍삼 건더기에서 어떻게 많은 양의 PC와 LPC가 만들어지는지 아직 알려지지 않았지만, 가능성에 대하여 Chapter 12와 Chapter 13에 자세히 기술하였다.

홍삼 건더기의 안정성(stability)

홍삼 건더기는 지질과 불포화 지방산을 많이 가지고 있는 데 왜 부

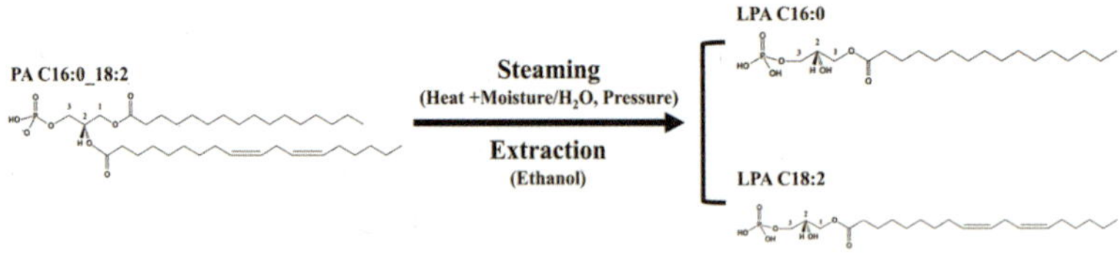

그림 3-2 백삼에 많이 존재하는 phosphatidic acid(PA)의 특징. 인삼 세포막을 구성하는 인지질의 하나인 phosphatidic acid(PA)에서 최종 생리활성물질인 두 종류의 LPA가 생성되는 과정. 더 자세한 내용은 Chapter 12와 13 참조.

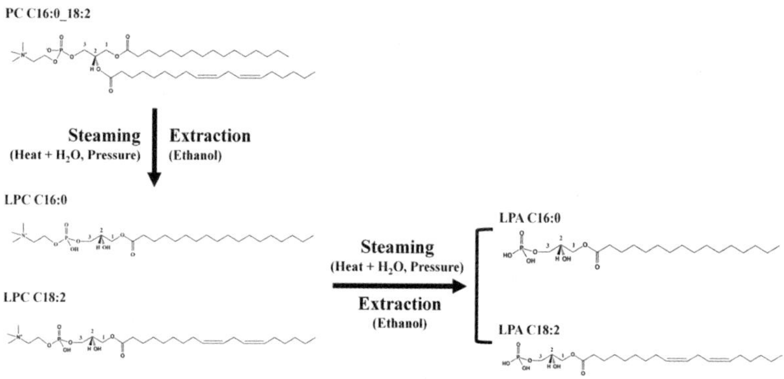

그림 3-3 홍삼 건더기에 많이 존재하는 phosphatidylcholine(PC)과 lysophosphatidylcholine(LPC)의 특징. PC는 인삼 세포막을 구성하는 인지질의 하나인 PC는 LPC로 전환되어, 최종 생리활성물질인 두 종류의 LPA로 만들어지는 과정. 더 자세한 내용은 Chapter 12와 13 참조.

패(산패)가 일어나지 않고 왜 지질 유래 성분들을 그대로 유지하고 있을까?

홍삼의 유통기한은 진공포장 시 10년이고, 백삼의 경우 진공포장 시 3년, 기타 포장은 1년이다. 왜 두 종류의 인삼에서 유통기한에 차이가 있을까? 이는 Chapter 1에서 기술한 바와 같이 제1차 가공 방법 차이 때문이다. 백삼과는 달리 홍삼은 고온, 고압, 증숙 및 건조 과정을 통하여 생산된 홍삼은 수분 함량이 적어 미생물의 번식이 어렵다. 증숙 과정에서 홍삼 내 존재하는 다양한 효소들이 열 변성되어 불활성화되고, 전분의 호화현상으로 원래 결정형태를 잃어 녹아버린다. 또, 조직 세포 사이에 틈이 없어 치밀해진다. 한 마디로 미생물이 증식할 틈이 없어진다(Chapter 2). 또한 갈색화 반응이 일어난다. 이때 홍삼의 갈색화 반응 생성물은 항산화 효과를 가지고 있다. 이런 항산화 물질들은 보관 기관이 길수록 활성이 증가한다. 이런 이유로 다른 농산물과 달리 장기 보관하더라도 홍삼 내의 지질이나 지방산 부패가 일어나지 않는다. 따라서 홍삼을 장기 보관해도 고유의 성질 및 성분이 유지된다. 홍삼 물 추출 후 남은 건조한 홍삼 건더기를 추가 추출하더라도 여전히 진세노사이드들을 포함한 항산화 물질들이 홍삼 건더기에 남아 있어 불포화 지방산을 포함한 지질의 안정성 및 기능성을 유지한다. 이에 대한 증거로서 홍삼 건더기의 항산화 작용을 검증한 결과 홍삼 못지않은 항산화 작용이 있는 것으로 나온다(Chapter 4).

요약

홍삼 건더기 오일에 함유되어 있는 지방산 종류와 지방산 함량에 있어서도 홍삼은 홍삼 건더기와 큰 차이가 없다. 파이토스테롤 함량에 있어서도 큰 차이가 없다. 또한, 홍삼 건더기에 함유된 인삼의 신소재인 진토닌 LPA 함량은 백삼에 함유된 진토닌 LPA 함유량과 차이가 없는 것으로 나왔다. 이 분석 결과는 홍삼과 홍삼 건더기 유효성분(진세노사이드, 지질 조성 및 진토닌 LPA)들이 홍삼만큼 많이 함유하고 있다. 홍삼 건더기를 단순 사료나 퇴비로 사용하기보다는 홍삼 건더기 안에 함유된 물질을 추가 추출하는 재활용(recycling)을 거쳐서 생리활성 유효 성분이 더 많이 들어있는 분획을 저렴한 원료가격으로 새활용(upcycling) 가능성을 보여준다.

Chapter

04

홍삼 건더기의 생리학적·약리학적 효과

홍삼 건더기 분획 혹은 성분을 이용한 효능 연구는 홍삼 추출물 혹은 홍삼 추출물 분획 및 성분들을 이용한 연구와 비교했을 때 아주 초보적인 수준이다. 그나마 홍삼 건더기를 이용한 주요 연구 내용은 성분 분리 혹은 분획 분리 없이 홍삼 건더기 전체 분말을 이용하여 주로 항산화 혹은 항염증과 관련된 연구들을 중심으로 보고되었다. 그 외 홍삼 건더기에서 분리한 홍삼 건더기 오일을 이용한 연구보고서가 몇 편이 있다.

홍삼 건더기 분말의 항산화와 항염증 효과 연구

활성산소 자유 유리기들(free radicals)은 산소를 소모하는 세포 에너지 대사 과정에서 동물이나 사람 체내에서 계속 만들어진다. 체내에서 생성된 활성산소 자유 유리기들은 체내 항산화 효소들에 의하여 제거되거나 동물이나 사람이 섭취한 음식물에 들어있는 항산화 물질(예, 과일이나 채소에 함유된 비타민 C, 비타민 E, 플라보노이드 및 폴리페놀류 등)에 의하여 없어진다. 그러나 지나친 음주, 흡연, 과식, 과도한 운동, 정신적 스트레스 등에 의하여 체내에 과도하게 생성되어 제거되지 않은 나머지 활성산소 자유 유리기들은 생체 내 세포막 지질, 단백질 등과 반응하여 생체 노화를 촉진하는 것으로 알려져 있다. 홍삼 건더기 분말의 항산화 효과는 아래와 같은 연구자들에 의해서 수행되었다.

2006년 충북대학교 식품영양학과 김운주 교수연구팀은 "Medicinal food로의 활용을 위한 홍삼박의 식품영양학적 접근"이라는 주제의 연구에서 홍삼 건더기 분말의 항산화 물질 함량 및 항산화 능력에 대하여 연구하였다. 분석 방법으로는 항산화 분석 방법을 이용하여 수용성 항산화 물질의 총 함량을 산출하였다. 비타민 C를 양성대조군(positive control)으로 하여 항산화 능력을 비교하였다. 연구팀은 홍삼 건더기의 수용성 항산화 물질이 0.99 μg/mL의 농도로 함유되어 있는 것을 확인하였다. 홍삼 건더기의 항산화 능력은 2,015.2 mmol/mL로 나타났다. 연구팀은 더 확실한 검증이 필요하지만, 다른 식물 추출물과 항산화 능력을 비교한 결과 홍삼 건더기 분말 > 차 농축액 > 산사 추출액 > 커피 > 마늘 순인 것을 확인하였다. 홍삼 건더기 분말은 우수한 항산화 능력을 가지고 있다.

2012년 중앙대학교 식품공학부 이선영 교수연구팀은 "홍삼 가공 부산물을 활용한 식품소재 개발과 이를 활용한 병과 제품 개발"이라는 주제로 ㈜수라당과 공동으로 홍삼 혹은 홍삼 건더기를 70% 메탄올로 추출한 추출물의 안전성에 대하여 먼저 연구하였다. 연구 결과 정상 간과 신장 세포를 이용하여 농도별로 세포 생존율과 관련된 검증 방법들(MTT과 NR assay)을 실시하였다. 정상 세포에는 세포에 손상을 입히는 부정적인 효과(negative effects)가 없는 것으로 나타났다. 또, 자유 유리기를 발생하는 것으로 알려진 2,2-diphenyl-1-picrylhydrazyl(DPPH)와 2,2′-azino-bis(3-ethylbenzothiazoline-6-sulfonic acid(ABTS)를 제거하는 능력을 홍삼 추출물과 홍삼 건더기 추출물 사이에서 비교하였다.

ABTS라는 화합물에 의한 자유 유리기 제거 능력 측정 결과, 자유 라디칼 제거 능력은 100 μL 샘플에 900 μL ABTS 용액을 가하여 37℃에서 10분간 반응시킨 후 620 nm에서 흡광도를 측정하였다. 분석 결과는 **표 4-1**과 같다. DPPH 라디칼 제거 능력 홍삼 건더기 추출물이 홍삼 추출물보다 20% 정도 더 높게 나타났다. 그러나 ABTS 라디칼 제거 능력은 홍삼(RG) 추출물은 93.9%, 홍삼 건더기(RGM)는 71.3%로 나타나, 홍삼 추출물의 ABTS 라디칼(radical) 제거 활성이 홍삼 건더기에 비하여 20% 정도 더 높은 것으로 나타났다.

본 연구 결과는 홍삼 추출물과 홍삼 건더기 추출물 사이의 항산화 활성 효과는 자유 라디칼 생성물질인 ABTS 혹은 DPPH를 쓰는 것에 따라 결과가 다르게 나왔다. 그러나, 두 자유 라디칼 물질들에 대한 홍삼 추출물과 홍삼 건더기 추출물 항산화 효과는 평균적으로 비슷하게 나타났다. 본 연구 결과는 홍삼 건더기 추출물도 홍삼 추출물 못지않은 항산화 효과가 있음을 보여준다.

2014년 건국대학교 정일민 교수연구팀은 “Triterpene glycosides from red ginseng marc and their anti-inflammatory activities”

표 4-1 홍삼 및 홍삼 건더기의 항산화 활성 측정(%)

	DPPH	ABTS
홍삼 추출물	41.4 ± 3.1*	93.9 ± 1.6
홍삼 건더기 추출물	64.0 ± 2.9	71.3 ± 4.1

*All values are mean ± S.D.

이라는 연구에서 홍삼 건더기에서 3가지 성분을 분리하였다. 그 성분들의 항염증 효과를 확인하였다. 세 가지 새로운 triterpene 성분의 화학 조성은 (1) glycosides ursan-3β,19α,22β-triol-3-O-β-D-glucopyranosyl (2′→1″)-β-D-glucopyranoside, (2) ursan-3α,11β-diol-3-O-α-D-glucopyranosyl-(6′→1″)-α-D-glucopyranosyl-(6″→1‴)-α-D-glucopyranosyl-(6‴→1⁗)-α-D-glucopyranoside와 (3) lanost-5,24-dien-3β-ol-3-O-β-D-glucopyranosyl-(6′→1″)-β-D-glucopyranosyl-(6″→1‴)-β-D-glucopyranoside이었다. 교수연구팀은 RAW264.7 대식세포(macrophage)를 이용하여 3가지 화합물에 대한 항염증 효과를 확인하였다. 먼저, 세포 증식에 관한 연구에서 세균 외벽에 존재하면서 염증 유발물질로 잘 알려진 리포폴리사카이리드(lipopolysaccharides, LPS) 처리는 대식 세포수를 감소시켰지만, 성분 2와 성분 3은 LPS에 의한 세포 수 감소를 회복시켜주는 것을 확인하였다. 성분 2와 3은 또 LPS에 의한 나이트릭 옥사이드(NO) 생산을 억제하였다. 전염증 생산물질(proinflammatory mediators)인 inducible nitric oxide synthase(iNOS), cyclooxygenase-2 (COX-2) 및 염증 사이토카인(proinflammatory cytokines)인 인터류킨(interleukins)과 tumor necrosis factor-α(TNF-α) 형성을 억제하였다. 본 연구는 홍삼 건더기에서 분리된 진세노사이드들이 항염증 효과가 있다는 것을 보여준다.

2016년 목원대학교 생의약화장품학부 양재찬 교수연구팀은 "홍삼박 추출물의 항산화 활성 및 주름개선 효과"라는 연구에서 홍삼 건더기에 함유된 진세노사이드와의 항산화 효과 및 주름 개

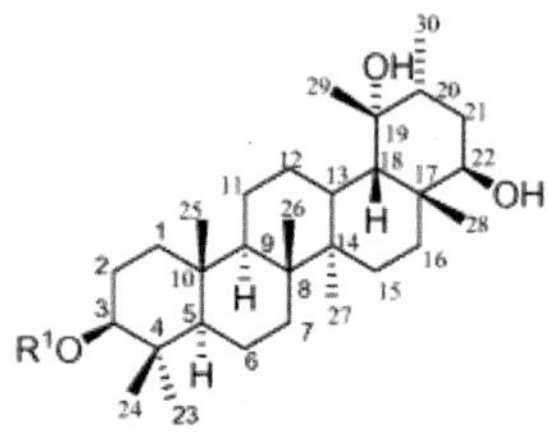

1, R^1 = -Glcβ(2'→1'')Glcβ

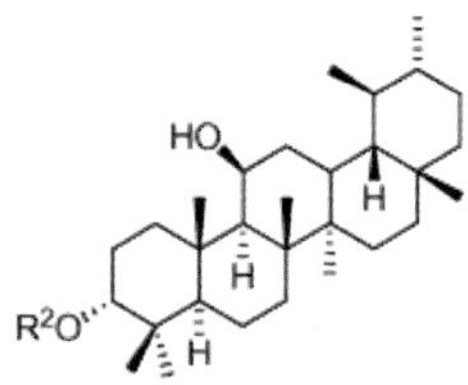

2, R^2 = -Glcα(6'→1'')Glcα(6''→1''')Glcα(6'''→1'''')Glcα

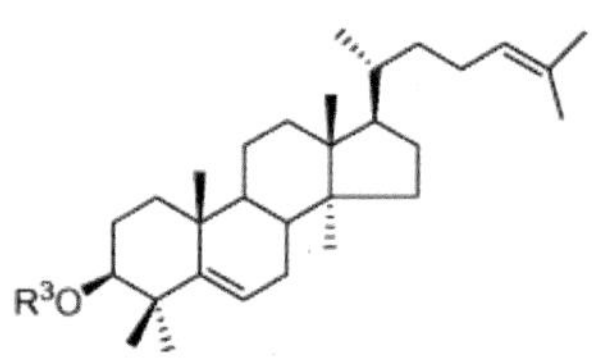

3

3, R^3 = -Glcβ(6'→1'')Glcβ(6''→1''')Glcβ

그림 4 1 홍삼 건더기에서 분리된 3종류의 진세노사이드 구조. 이들 진세노사이드들은 항염증 효과가 있는 것으로 나타났다. 이들 진세노사이드들에 대한 자세한 내용은 본문 참조.

선 효과를 확인하였다. 먼저, 25℃에서 홍삼 건더기를 물 추출물, 30% 에탄올 추출물 혹은 30% 1,3-buthylene glycol을 이용하여 추출하였다. 각각의 추출물 별로 추출물에 함유된 진세노사이드 함량을 비교하였다. 각기 다른 용매를 이용한 방법으로 수행한 홍삼 건더기 추출물의 HPLC 성분 분석 결과, 세 가지 추출물은 모두 다양한 종류의 진세노사이드들[진세노사이드인 Rg3(*S*),

Rg3(*R*), Rg5, Rk1의 protopanaxadiol(PPD) 계통의 진세노사이드와 protopanaxtriol(PPT)계열 진세노사이드인 진세노사이드 Rk3와 Rh4]을 모두 함유하는 것으로 나왔다. 그중 1,3-buthylene glycol으로 추출할 경우 가장 많은 양의 진세노사이드가 추출되었다(Chapter 3). B16F10의 세포 생존율 측정 결과, 홍삼 건더기 물 추출물과 1,3-buthylene glycol을 용매로 하여 추출한 것에서 세포 생존율이 에탄올 추출물보다 높았다.

DPPH라는 자유 유리기(free radicals) 제거 능력 측정 결과 홍삼 건더기 주정 추출물 > 1,3-butylene glycol 추출물 > 물 추출물 순으로 나타났다. Superoxide dismutase(SOD) 유사 활성능력 측정 결과는 1,3-butylene glycol 추출물 > 주정 추출물 > 물 추출물 순으로 항산화 활성을 보여주었다.

한편, 피부의 진피조직 속에는 콜라겐(collagen)과 엘라스틴(elastin)이 그물망 구조를 형성하면서 피부의 탄력성을 유지시켜준다. 그러나 내적인 요인으로 인한 피부 노화 혹은 외적인 요인으로 자외선에 노출될 경우, 엘라스테이스(elastase)라는 효소가 과다 발현된다. 엘라스테이스는 진피 내 피부 탄력을 유지하는 기질단백질인 엘라스틴을 포함하는 다양한 단백질을 분해하며, 콜라겐을 분해할 수 있는 비특이적 가수분해 효소로 작용한다. 이 효소는 엘라스틴의 그물망 구조를 망가뜨려 피부가 처지고 주름이 생성되어 노화가 발생하게 된다. 따라서 엘라스테이스 억제능력 측정은 피부 주름 개선 효능을 평가하는데 중요하다. 양재찬 교수연구팀은 앞에서 기술한 3가지 다른 용매를 이용하여 생산된 추출물의 엘라스테이스 활성 억제 정도를 비교하였다. 3가지 추출물의 같은 농도에서 엘라스테이스 활성 억제능력은 홍삼 물 추출물(55.7%) > 홍삼 1,3-buthylene glycol 추출물(35.3%) > 홍삼 에탄올 추출물(4.7%) 순으로 나타났다.

위와 같은 결과를 종합하여 볼 때, 피부 안전성이 우수하며 항산화 개선 화장품 소재로서 홍삼 건더기 물 추출물과 홍삼 건더기 1,3-butylene glycol 추출물이 적합한 것으로 판단된다.

홍삼 건더기에서 추출한 오일의 항산화 및 항염증 효과

홍삼 건더기 유래 오일의 특징, 항산화 및 항염증 효과

2012년 동국대학교 식품공학과 홍광원 교수연구팀은 "홍삼에서 사포닌 추출과정 중 분리된 홍삼 오일의 화학적 특성과 항산화 활성"이라는 연구에서 홍삼 건더기 유래 홍삼 오일의 화학적 특성 및 화장품 소재로서의 응용 가능성을 알아보고자 연구하였다. 홍삼 건더기에서 유래한 홍삼 오일의 생리학적 작용을 확인하기 전에 일반적으로 홍삼 건더기 유래 홍삼 오일과 관련된 특징들[산가(acid value), 과산화물가(peroxide value) 및 요오드가]에 대하여 먼저 알아보았다. 즉, 연구팀은 홍삼 건더기 오일의 화학적 특성을 홍삼 건더기 오일의 조지방, 산가, 검화가, 과산화물가 및 요오드가 등에 대해서는 American oil chemists' society(AOCS)에서 정한 방법에 따라 분석하였다.

산가는 유지에 포함되어 있는 유리지방산의 양을 측정한다. 산가는 유지의 품질과 신선도를 나타내는 기준으로, 일반적으로 신선한 유지는 그 값이 1 이하이어야 한다. 과산화물가는 유지가 산패되는 초기 단계를 나타내는 값으로, 수치가 클수록 신선하지 못함을 나타낸다. 요오드가는 유지의 불포화도를 나타낸다. 불포화 지방산이 많이 포함한 유지일수록 요오드가가 높다. 이와 같이 오일(지방)은 산소와 접촉할 경우 산패가 되어 부패되기 쉽기 때문에 다양한 측정 기준을 통하여 오일 품질 관리에 활용한다.

홍광원 교수연구팀은 트윈 80(tween 80)으로 희석한 홍삼 건더기 유래 1% 홍삼 오일의 산가는 0.27 mg KOH/g, 과산화물가는 0.39, 요오드가는 0.60임을 확인하였다. 연구팀에서 분리한 홍삼 오일에는 불포화 지방산의 함량이 비교적 적은 것으로 추정하였다. 이 결과는 Chapter 3에서 기술된 홍삼 건더기 유래 지방산들 중 불포화 지방산(예, linoleic acid과 oleic acid)이 거의 50% 이상 차지할 정도로 많다는 것과 일치하지 않는다. 또 연구팀은 홍삼 건더기에서 분리한 홍삼 건더기 오일이 DPPH라는 유리 라디칼(free radical)을 제거하는 능력을 분석한 결과, 1% 홍삼 오일은 대조군인 동일 농도의 알파-토코페롤(α-tocopherol)에 비해 70% 정도의 항산화 능력이 있음을 확인하였다. 홍삼 오일에 함유된 전체 폴리페놀(polyphenol) 함량은 243 mg/100 g으로 높은 수준임을 확인하였다.

2013년 인제대학교 식품생명과학부 정우식 교수연구팀은 "홍삼박 오일의 항염증 작용기전 연구 및 기능성 오일 소재화"에 대한 연구 보고서에서 홍삼 추출 후 대부분 폐기되는 홍삼 건더기에서 먼저 홍삼 오일을 추출하여 얻었다. 홍삼 건더기 오일이 배양한 동물 세포 및 동물 모델에서 항염증 활성 여부를 검증하였고, 이를 바탕으로 홍삼 건더기 유래 기능성 오일을 제조하는 토대를 마련하고자 하였다.

먼저, 면역 세포를 이용한 시험관내(*in vitro*) 연구에서 홍삼 건더기 오일은 생체 내에서 염증 유발 전에 생성되는 사이토카인(pro-inflammatory cytokine) 및 염증과 관련된 물질들(iNOS, COX-2 및 NO)과 염증으로 인한 통증 유발물질인 프로스타글란딘 E2(PGE2)의 유전자 발현 및 활성을 억제하는 것을 밝혀내었다. 또한, 홍삼 건더기 오일의 항염증 활성을 아스피린(aspirin)과 비교한 결과 아스피린보다 NO 및 PGE2 생성 억제능력이 뛰어나다는 것을 확인하였다.

또 마우스 실험동물을 이용한 전임상 생체(*in vivo*) 연구에서, 정우식 교수연구팀은 대장염 동물모델을 azoxymethane/dextran sulfate sodium(AOM/DSS)라는 약물을 이용하여 만들었다. 즉, 만성 대장염이 걸린 마우스(생쥐)를 만들었다. 이들 대장염 마우스가 홍삼 건더기 오일을 복용할 경우 대장염증으로 인한 대장 길이 감소를 억제하였다. 또, 혈액에서는 염증 인자들의(NO, TNF-α 및 IL-6) 활성을 억제하는 것을 확인하였다. 추가로 대장염으로 인한 줄어든 혈액 내 항산화 작용도 개선됨을 확인하였다. 이로써 연구팀은 홍삼 건더기에서 추출한 홍삼 오일이 *in vitro* 항염증 작용이 있고, 이런 항염증 작용이 대장염 실험동물 모델에서도 항염증/항산화 효과를 발휘하여 대장염 개선에 도움을 줄 수 있다는 가능성을 확인하였다.

표 4-2 홍삼 건더기 분말 및 추출물에 의한 생리학적·약리학적 효과 요약

사용한 홍삼 건더기 종류	생리학적/약리학적 효과
홍삼 건더기 분말	항산화 및 *in vitro* 주름 개선 효과
홍삼 건더기 진세노사이드 분획	*in vitro* 항염증
홍삼 건더기 오일	*in vitro* 및 *in vivo* 항산화 및 항염증 작용을 통한 장염 개선

요약

홍삼 건더기를 이용한 생리학적·약리학적 연구는 거의 진행되지 않고 있다. 아쉽게도 Chapter 3에서 기술된 바와 같이, 홍삼 건더기에도 홍삼 못지 않은 인삼의 유효성분들이 식약처 건강 기능성 식품 고시형 홍삼 제품 기준에 대부분 충족함에도 불구하고 제대로 활용이 되지 않고 있다. 더욱이 홍삼 건더기의 생리학적·약리학적 성분은 주로 진세노사이드와 다당체에만 국한되어 있고, 홍삼 건더기 생리학적/약리학적 효능에 대한 연구는 항산화와 항염증에 대한 것만 일부 진행되었다(**표 4-2**). 미래에는 홍삼 건더기가 쓸모없는 찌꺼기가 아니고, 홍삼 건더기에서 유래한 유효성분이나 인삼 신소재를 활용하여 새로운 생리학적·약리학적 효능을 밝혀내기 위한 노력이 필요하다.

홍삼 건더기를 포함한 홍삼 식·음료 개발을 위한 재활용 연구

Chapter

05

식품에 홍삼 건더기 재활용

Chapter 2와 Chapter 3에서는 홍삼 건더기에 함유된 인삼 성분 분석을 통하여 홍삼 건더기의 생리활성 유효 성분들이 홍삼 추출물만큼 많이 함유되어 있거나, 진토닌 LPA나 PC같은 인삼 신소재의 경우에는 시중에 판매하는 홍삼 제품보다 더 많이 함유되어 있음을 보여주었다. Chapter 4에서는 홍삼 추출물만큼 많이 진행되지는 않았지만, 홍삼 건더기를 이용한 항산화·항염증 효능을 확인하였다. Chapter 5부터 Chapter 10까지는 실제 홍삼 건더기 분말을 포함하는 식·음료·화장품 원료 개발 및 산업 동물 사료·퇴비 원료로의 재활용(recycling)을 중심으로 살펴보기로 한다.

우리나라의 국민소득이 선진국 수준으로 높아짐에 따라, 건강이나 웰빙에 관한 관심도 높아지고 있다. 즉 국민들이 평소 먹는 먹거리도 건강과 연계시키는 경향으로 바뀌고 있다. 특히, 우리나라는 그동안 쌀을 주식으로 생각하여 왔다. 그러나 매년 쌀의 소비가 줄고 있다. 대신에 천연물 유래의 추출물을 활용하거나, 쌀 대신 기능성 성분을 포함하고 있는 웰빙 식품에 쌀을 접목시키려는 시도가 많아지고 있다. 따라서 다양한 식품의 기능성 및 웰빙과 관련된 연구가 활발히 진행되고 있다. 예를 들면, 천연물 유래 추출물(단호박 분말 가루 혹은 김치나 다른 음식물 유래 가루, 백년초 추출물 혹은 아사이베리 추출물)이나 견과류 혹은 과실류를 첨가한 빵이 개발되거나, 혹은 스펀지케이크나 떡에도 다양한 천연물 유래 단순 추출물 혹은 발효 추출물을 포함시켜 제조하는 연구들도 수행되고 있다. 즉, 단순 먹거리 수준을 벗어나 먹거리에 기능성을 접목시킨 웰빙 식품을 개발하는 것이 유행처럼 번지고 있다.

한편으로는, 대부분 사료나 퇴비로 이용되었던 홍삼 건더기의 활용 폭을 넓히기 위해 홍삼 건더기를 이용한 다양한 형태의 기능성 식품인 홍삼 관련 웰빙 가공품을 개발하는 연구가 부분적으로 진행 중이다. 대표적인 예로, 홍삼 건더기 분말을 첨가한 밀가루 반죽 재료 및 식빵 제조가 있다. 또 홍삼 건더기 분말을 첨가한 스폰지 케이크와 머핀, 과자류 쿠키/크래커 등이 있다. 이런 연구들이 잘 이루어져 응용이 될 경우, 홍삼 건더기 활용을 통한 건강 지킴과 기호에 맞는 식·재료 개발을 통하여 한 번에 두 마리 토끼를 잡을 수 있는 방법이 될 수 있다. 아직 활발하지는 않지만, 실제 홍삼 건더기 분말 가루의 식품 재료의 응용 연구에 대하여 살펴보자.

홍삼 건더기 분말이 들어간 홍삼 밀가루 반죽 원료 응용 연구

쌀 소비는 줄고, 대신 밀가루가 주요 원료인 빵의 소비가 늘어나고 있어 빵을 제조하는 방법과 재료도 다양해지고 있다. 이와 더불어, 웰빙과 식품 기능성을 추구하는 건강 지향성 소비패턴은 국내 베이커리 시장에도 변화를 요구하고 있다. 이에 따라 소비자의 욕구와 지향성, 기능 및 영양에 맞추어 제과 제빵 분야에서 차별화된 신제품 개발이 증가하고 있다. 비록 전체 웰빙 식품 분야와 비교하면 작지만, 홍삼 건더기를 이용한 웰빙 베이커리 제품 개발도 중요한 한 축이 될 수 있다.

2007년 순천대학교 식품 영양학과 전순실 교수연구팀은 "홍삼박 분말을 첨가한 반죽의 특성과 식빵의 품질"에 대하여 연구하였다. 연구팀은 홍삼을 제조하고 남은 건조한 홍삼 건더기를 이용하였다. 먼저, 식빵 밀가루 반죽에 홍삼 건더기 분말 1~5% 첨가가 밀가루 반죽의 물리·화학적 변화에 미치는 영향에 대한 연구에서 홍삼 건더기의 제빵 분야에서의 응용 가능성에 대하여 살펴보았다.

연구팀은 홍삼 건더기 분말을 밀가루 반죽에 1~5% 첨가할 경우, 식빵용 밀가루 반죽 변화를 자세하게 관찰하였다. 건조한 홍삼 건더기 분말을 첨가한 식빵 반죽에 사용된 밀가루의 수분은 홍삼 건더기 분말 첨가가 증가할수록 유의적으로 감소하는 것을 관찰하였다. 이는 아마도 수분 함량이 낮은 홍삼 건더기 분말이 반죽의 수분을 흡수하는 경향이 있어서 나타난 것으로 예상된다. 홍삼 건더기 분말을 첨가할 경우 식빵 반죽의 회분이 증가하는 것으로 볼 때 홍삼 건더기 분말 가루에 무기질이 들어 있음을 알 수 있다. 이는 **표 3-1**과 **표 3-12**에서 본 바와 같이 홍삼 건더기에는 약 4%의 회분이 함유되어 있는 것을 근거로 알 수 있다.

아밀로그래프(amylograph; 밀가루 반죽을 가열할 때 생기는 점도 변화를 기록하는 방법) 기록 실험 결과, 홍삼 건더기 가루를 첨가하지 않은 밀가루 반죽과 홍삼 건더기 가루를 첨가한 밀가루 반죽 사이에 차이를 보이지 않았다. 알파-아밀레이스(α-amylase)의 활성도 유지는 홍삼 건더기 분말 가루 첨가가 제빵 적성에 좋은 영향을 주는 것으로 나타났다. 즉, 홍삼 건더기 분말 가루 첨가가 알파-아밀레이스 활성도에 영향을 주지 않아, 이는 홍삼 건더기 분말 가루 첨가가 식빵 제조 시 점성에 별다른 영향을 주지 않았다는 것을 의미한다. 침강 계수(sedimentation value)와 습부율(wet gluten) 함량의 측정 결과, 홍삼 건더기 분말 가루의 첨가가 밀가루 반죽 글루텐의 함량에는 영향을 주지 않았다. 침강 계수는 감소시키는 것으로 나타나 홍삼박 분말이 글루텐 단백질의 팽창 정도를 감소시켜 제빵 적성에 좋지 않은 영향을 미치는 것으로 나타났다.

패리노그래프[farinograph; 일정한 온도에서 반죽을 교반할 때 생기는 가소성(plasticity)과 흐름성(mobility)을 측정하는 방법] 측정 결과, 홍삼 건더기 가루 첨가량의 증가가 밀가루 반죽의 수분 흡수율을 증가시켰지만, 반죽 형성 시간, 반죽의 안정도, 패리노그래프 품질 지수는 감소시키는 것을 확인하였다. 홍삼 건더기 분말 가루가 첨가는 반죽의 연화도(반죽이 늘어나기 쉬운 정도)를 증가시킨 것으로 보아 홍삼 건더기 가루 분말의 첨가는 제빵 적성에는 좋지 않은 영향을 주는 것으로 나왔다.

익스텐소그래프(extensograph; 밀가루 반죽의 저항성 측정 방법) 측정 결과, 홍삼 건더기 분말 가루 첨가 시 늘어나는 정도 즉, 신장성은 감소하였다. 홍삼 건더기 가루 첨가 시 식빵 제조를 위한 밀가루 반죽의 조직이 치밀하지 못하여 가스 보유력이 낮아져 식빵의 부피가 감소될 가능성을 보여준 것이다. 실제로 **그림 5-1**에서 보는 바와 같이 홍삼 건더기 함유량이 높을수록 식빵의 크기가 작아졌다.

표 5-1 홍삼 건더기(1~5%) 첨가가 홍삼 밀가루 반죽에 미치는 물리·화학적 품질 요약

비교 조건들	(-) 홍삼 건더기 분말	(+) 홍삼 건더기 분말
수분 함유량	*변화없음	첨가 %가 증가할수록 감소
알파-아밀레이스(α-amylase)에 대한 영향	변화없음	변화없음
연화도	변화없음	증가
신장성(반죽의 부피 증가 정도)	변화없음	감소

*홍삼 건더기를 넣지 않은 것을 "변화없음"으로 표현함.

전순실 교수연구팀은 수행한 연구에서, 홍삼 건더기 가루를 첨가하여 식빵을 제조할 경우, 다양한 식빵 특성들 및 파라미터(parameter)들을 측정하여 홍삼 건더기 가루 첨가가 식빵의 물리·화학적 변화를 확인하고자 하였다. **표 5-1**에 요약한 것과 같이, 홍삼 건더기 분말 빵 제조를 위한 밀가루 반죽에 활용할 경우 긍정적인 면과 부정적인 면이 동시에 나타나고 있다.

앞에서 수행했던 홍삼 건더기 가루를 첨가한 밀가루 반죽의 품질 특성에 대한 후속 연구를 수행하였다. 2007년 전순실 교수연구팀은 "홍삼박 분말을 첨가한 식빵의 품질 특성"이라는 연구를 수행하였다. 즉, 홍삼 건더기 가루를 1~5%로 첨가한 식빵(white bread)을 실제 제조하여 수분 함량, 부피, 높이, 색도, 조직감 및 관능검사를 실시하였다. 식빵의 수분 함량은 홍삼 건더기 가루 3% 이상 첨가 시 수분 함량이 증가하였다. 수분 활성도는 홍삼 건더기 분말 가루를 첨가하지 않은 식빵과 첨가한 식빵에서 차이가 없었다. 한 가지 특징은 홍삼 건더기 분말 가루를 첨가하는 양이 많을수록 식빵의 크기(부피)는 작아지는 경향을 보였다(**그림 5-1**). 그러나 홍삼 건더기 분말 가루를 첨가할 경우 식빵의 무게는 점차 증가하였다.

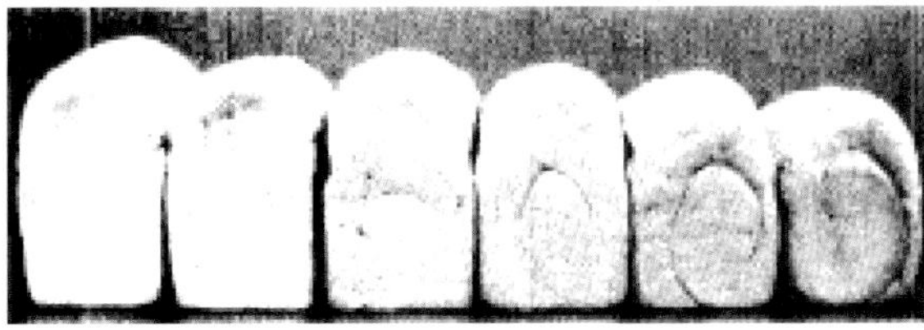

그림 5-1 식빵에 홍삼 건더기 가루를 첨가할 경우 외형 변화. 홍삼 건더기 가루 첨가량이 증가할수록 빵의 부피가 줄어들고 무거워진다. 또, 식빵 껍데기(crust) 색상도 옅은 갈색으로 변화한다. 홍삼 건더기 가루 함유량은 맨 왼쪽 빵부터 각각 0, 1, 2, 3, 4 및 5%이다.

또 홍삼 건더기 분밀 가루가 첨가될 경우, 식빵의 팽창률은 홍삼 건더기를 넣지 않은 대조군에 비해 홍삼 건더기 분말을 첨가한 빵에서 낮았다. 즉, 홍삼 건더기 분말 가루가 들어갈 경우에는 빵의 부피가 늘어나지 않는다는 의미다. 식빵의 껍질(crust) 색깔 변화는 홍삼 건더기 분말 가루를 넣지 않은 식빵, 홍삼 건더기 분말 가루를 1% 첨가한 식빵과 2%, 3% 첨가한 식빵에서 각각 같은 값을 나타내었다. 그러나 4% 이상 홍삼 건더기 분말 가루를 첨가할 경우, 홍삼 건더기 가루를 넣지 않은 그룹에 비하여 뚜렷한 변화를 보였다. 이와 더불어 관능검사에서 식빵의 부드러운 정도(softness), 홍삼 맛(Korean red ginseng taste), 쓴맛(bitterness), 떫은 맛(astringency), 부적합한 향미(off-flavor)는 홍삼 건더기 분말 가루 함유량이 많을수록 증가하였다.

식빵 가루(crumb) 색을 비교할 경우, 홍삼 건더기 분말 가루의 첨가량이 증가할수록 감소하였다. 홍삼 건더기 분말 가루를 첨가한 식빵의 질감(texture)에서 홍삼 건더기 분말 가루의 첨가량의 증가는 경도(hardness)를 증가시켜 부착성을 낮추고, 점착성, 응집성 및

표 5-2 홍삼 건더기 분말(1~5%) 첨가가 홍삼 식빵 품질에 미치는 영향 요약

비교 조건들	(–) 홍삼 건더기 가루	(+) 홍삼 건더기 가루
식빵의 크기	변화없음	홍삼 건더기 가루 함량이 높아질수록 크기 감소
식빵의 무게	변화없음	홍삼 건더기 가루 함량이 높아질수록 무게 증가
식빵의 색	변화없음	홍삼 건더기 가루 함량이 높아질수록 짙은 갈색으로 변화
관능검사(104명 대상 실시) 종류: 색(color), 향미(flavor), 빵 조직감(texture), 전체적인 기호도(overall acceptability) 평가	변화없음	홍삼 건더기 가루 함량이 높아질수록 기호도 저하
결론: 홍삼 건더기 분말 가루 2%를 함유하는 식빵의 품질 특성(기호도 포함)에 영향을 미치지 않으면서 좋은 것으로 나타남.		

씹힘성을 높이는 결과를 보였다. 그러므로 홍삼 건더기 분말 4% 이상 함유한 식빵의 질감(texture)에는 좋지 않음을 확인하였다. 연구팀은 소비자 기호도 검사에서 색, 향미, 질감 및 종합적인 기호도를 고려해 볼 때, 홍삼 건더기 분말의 식빵 제조 첨가는 2% 수준이 가장 적합한 것으로 판단하였다(**표 5-2**).

홍삼 건더기 분말을 함유한 홍삼 스폰지 케이크(sponge cake)의 품질 특성 응용 연구

2008년 순천대학교 식품영양학과 전순실 교수연구팀의 세 번째 연구는 "홍삼박 분말을 대체한 스폰지 케이크의 품질 특성" 연구로 홍삼 건더기 분말 가루를 첨가한 스폰지 케이크를 제조하고, 스폰지 케이크 품질 특성을 확인하였다. 연구팀은 홍삼 건더기 분말의 대체량을 0, 3, 6, 9, 12 혹은 15%로 여섯 종류의 다른 양의 홍삼 건

더기 분말을 포함한 스폰지 케이크의 품질 특성을 비교 검토하였다. 먼저, 연구팀은 홍삼 건더기 분말이 들어가지 않은 스폰지 케이크와 홍삼 건더기 분말 가루가 들어간 스폰지 케이크의 물리적 차이들을 확인하였다.

스폰지 케이크 반죽의 점도는 홍삼 건더기 분말 가루를 첨가하지 않은 그룹(0%), 홍삼 건더기 분말 12% 혹은 15%의 홍삼 건더기 분말 가루를 첨가한 그룹이 3, 6, 혹은 9% 대체군보다 유의적으로 높게 나타났다. 반죽의 비중은 홍삼 건더기 가루를 첨가하지 않은 그룹과 다섯 종류의 홍삼 건더기 가루 첨가 그룹들 사이에는 차이를 보여주지 않았다. 수분 함량은 홍삼 건더기 가루를 첨가한 군들이 첨가하지 않은 대조군보다 높게 나타났다. 스폰지 케이크 겉 표면 혹은 껍질(crust)의 밝기(명도), 색깔 변화(적색도와 황색도)는 홍삼 건더기 분말 가루 함유량이 증가할수록 감소하였다. 스폰지 케이크 가루 색상(crumb)의 밝기(명도)는 홍삼 건더기 분말 가루 함유량이 증가할수록 감소하였다. 홍삼 건더기 색깔에 기인하여 홍삼 건더기 첨가 함량이 증가할수록 스폰지 케이크의 색이 적갈색으로 변하였다. 그러나, 케이크의 견고성, 응집성, 점착성 및 탄력성은 홍삼 건더기를 넣지 않은 경우와 비교 시 큰 차이를 보여주지 않았다.

홍삼 건더기 분말 가루가 첨가되거나 첨가가 안 된 스폰지 케이크에 대한 관능검사에서 전순실 교수연구팀은 케이크 씹힘성은 홍삼 건더기 분말 가루를 포함하는 케이크에서 포함하지 않은 케이크보다 약간 높게 나타났다. 따라서 홍삼 건더기 가루를 첨가할 경우, 홍삼 건더기를 포함하지 않은 케이크에 비하여 딱딱한 느낌이 드는 것으로 나타났다. 이와 더불어 홍삼 건더기 분말 가루가 더 많이 포함될 경우, 색(color), 향미(flavor) 및 전체적인 기호도는 홍삼 건더기 분말 가루 대체량이 증가할수록 감소하는 것을 확인하였다. 또한, 케이크의 부드러운 정도(softness), 홍삼 맛(Korean red ginseng taste), 쓴맛(bitterness), 떫은 맛(astringency), 부적합한 향미(off-flavor)는 홍삼 건더기 분말 가루 대체량이 증가할수록 증가하는 경향을 보였다. 촉촉함(moistness), 계란 향(egg-flavor)은 홍삼 건더기 가루 함유량이 증가할수록 유의적으로 감소하는 경향을 보였다.

이상에서 물리적 및 관능검사 결과를 종합해보면, 홍삼 건더기 가루를 첨가하지 않은 스폰지 케이크가 기호도 검사에서 가장 좋은 점수를 나타내었다. 반면 홍삼 건더기 분말 가루 함유량이 증가할수록 전반적인 관능 분석에서는 좋지 않은 점수를 얻었다. 그러나, **표 5-3**에서 보여주는 것처럼, 홍삼이 건강에 미치는 영향에 대한 특성을 고려해 보면, 홍삼 건더기 분말 가루 3~6%를 함유하는 스폰지 케이크의 품질 특성에 큰 영향을 미치지 않는다(**표 5-3**).

표 5-3 홍삼 건더기 분말(3~15%) 첨가가 홍삼 스폰지 케이크 품질에 미치는 영향 요약

비교 조건들	(–) 홍삼 건더기 가루	(+) 홍삼 건더기 가루
반죽 점도	*변화없음	12%와 15%에서 증가
겉 표면 밝기	변화없음	홍삼 건더기 가루 양이 많을 수록 어두어짐
관능 검사: 씹힘성 및 촉촉함을 포함한 기호도	변화없음	홍삼 건더기 가루 양이 많을 수록 기호도 저하
결론: 홍삼의 건강 유익성을 고려할 때, 홍삼 건더기 분말 가루 3~6%를 함유하는 스폰지 케이크의 품질 특성(기호도 포함)에 영향을 미치지 않으면서 좋은 것으로 판단함.		

*홍삼 건더기를 넣지 않은 것을 "변화없음"으로 표현함.

홍삼 건더기를 함유한 홍삼 머핀(muffins) 제조

2015년 한국과학기술대학교 식품공학과 강성태 교수연구팀은 "홍삼박 분말을 첨가한 머핀의 품질 특성"에서 홍삼 건더기 가루 첨가가 아침에 식사 대용으로 먹는 머핀 품질에 미치는 영향에 대하여 연구하였다.

연구팀은 머핀 제조를 위한 밀가루에 홍삼 건더기 분말 가루 함유량을 0%, 3%, 6% 혹은 9%가 되도록 혼합하여 머핀을 제조한 후, 머핀 품질 및 특성을 홍삼 건더기 분말 가루를 넣지 않은 머핀과 비교 평가하였다. 참고로 홍삼 건더기 분말의 일반성분 분석 결과, 홍삼 건더기 분말 가루는 수분 6.37%, 조단백질 11.7%, 조지방 0.9%, 조회분 4.3%인 것을 확인하였다.

홍삼 건더기 분말 가루가 포함된 머핀 반죽의 비중을 측정한 결과, 반죽의 비중은 홍삼 건더기 가루가 들어가지 않은 반죽에 비하여 홍삼 건더기가 들어간 분말의 함유량 %가 높을수록 증가하였다. 홍삼 건더기 가루가 들어간 반죽의 무게가 더 무거웠다. 머핀의 중량과 굽기 손실률은 홍삼 건더기 가루를 함유하는 머핀들 간에는 유의적인 차이가 나타나지 않았으나, 머핀의 부피와 높이 및 산도(pH)는 홍삼 건더기 분말이 첨가하지 않은 머핀이 가장 높게 나타났으며, 홍삼 건더기 가루 첨가량이 증가할수록 감소하였다.

홍삼 건더기 분말 가루가 들어가지 않은 머핀과 들어간 머핀 사이의 관능검사에서 머핀의 반죽과 머핀 가루의 밝기는 홍삼 건더기 가루 분말 첨가량이 증가할수록 감소하였다. 붉은 색도는 홍삼 건더기 가루 함유량이 높을수록 증가하였다(**그림 5-2**). 제조한 머핀

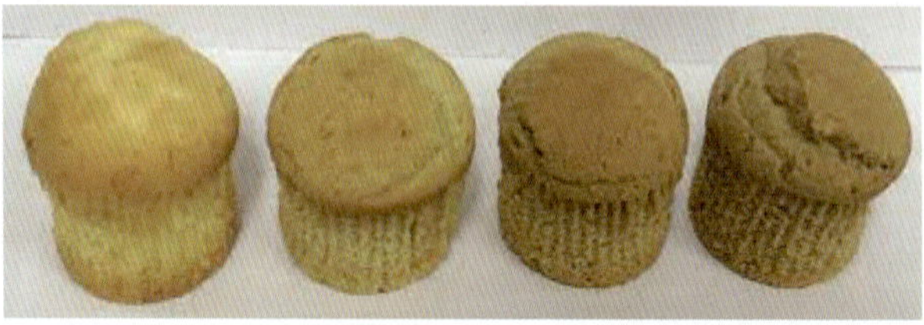

그림 5-2 홍삼 건더기 분말이 함유된 머핀 사진. 왼쪽부터 홍삼 건더기 분말이 0, 3, 6 및 9%가 함유된 머핀. 홍삼 건더기 분말 첨가량이 많을수록 갈색을 띠는 특징이 있다. 식빵처럼 크기가 많이 줄지 않았다.

의 항산화 활성 정도는 홍삼 건더기 분말 가루 함유량이 높을수록 증가하였다(**표 5-4**). 즉 경도, 점성, 씹힘성은 홍삼박 분말 가루 첨가량이 증가할수록, 그 값은 감소하는 경향을 보였다. 점착성, 탄력성, 응집성, 복원성은 홍삼 건더기 가루 함유량이 높을수록 증가하는 경향을 나타내었다. 머핀 색, 조직감 그리고 입안에서의 느낌은 홍삼 건더기 분말 가루의 함유량이 증가해도 홍삼 건더기 분말 가루를 넣지 않은 머핀과 차이가 없었다.

표 5-4 홍삼 건더기 분말(3~9%) 첨가가 홍삼 머핀에 미치는 영향 요약

비교 조건들	(-) 홍삼 건더기 가루	(+) 홍삼 건더기 가루
머핀 반죽 비중	변화없음	홍삼 건더기 가루 양이 높을수록 증가함
항산화 효과	7.3%	*46.6%
관능 검사: 머핀 색, 맛, 향미, 조직감, 입안에서의 느낌 및 전체적인 기호도	**변화없음	9% 홍삼 건더기 분말 가루를 제외하고는, 다른 농도의 홍삼 건더기 분말 가루를 넣지 않은 머핀과 차이가 없음
결론: 홍삼 건더기 분말 가루 6%를 함유하는 머핀이 머핀 본연의 품질 특성(기호도 포함)에 영향을 미치지 않으면서, 항산화라는 기능성 부여에 좋을 듯함.		

*홍삼 건더기 분말이 함유된 머핀의 경우 항산화 효과가 증가함을 보여줌.

**홍삼 건더기를 넣지 않을 것을 "변화없음"으로 표현함.

결론적으로 강성태 교수연구팀은 머핀 제조 시, 홍삼 건더기 가루를 6% 이하로 첨가할 경우 홍삼 건더기의 항산화 기능적 특성을 향상시키고, 머핀의 품질 변화를 최소화할 수 있을 것으로 판단하였다. 이 연구 결과는 홍삼 건더기 분말 가루를 이용한 다양한 머핀 제품 개발을 제안하거나 기초자료로 활용될 수 있다.

홍삼 건더기 분말 첨가 홍삼 쿠키(cookies)의 품질 특성에 대한 연구

2019년 한양여자대학교 식품영양과 임은정 교수연구팀은 "홍삼박 분말 첨가 쿠키의 품질 특성"이라는 연구에서 홍삼 건더기 이용도를 높이고자 홍삼 건더기 분말 가루 첨가 비율을 달리하여 쿠키를 제조하여 홍삼 건더기 분말 가루가 들어간 쿠키의 물리적 특성, 관능적 특성을 검토하고 홍삼 건더기를 활용한 과자류 제품 개발을 위한 연구를 수행하였다.

연구팀은 홍삼 건더기 가루를 함유하는 쿠키를 만들기 위한 밀가루 반죽에 홍삼 건더기 가루를 5%, 10%, 15%, 20% 비율로 첨가하였다. 이렇게 제조된 홍삼 건더기가 포함된 쿠키의 물리적·관능적 특성을 검토해 본 결과, 쿠키의 색도는 홍삼 건더기 분말 가루 자체 색에 기인하여 홍삼 건더기 분말 가루를 넣지 않은 쿠키에 비하여 홍삼 건더기 분말 가루 첨가량 증가에 따라 쿠키의 밝기와 황색은 감소하였으나, 붉은색 값은 증가하였다(**그림 5-3**).

쿠키를 구울 때 발생하는 굽기 손실률은 홍삼 건더기 가루를 20% 첨가할 경우 첨가하지 않은 쿠키와 비교하여 차이가 없었다. 쿠

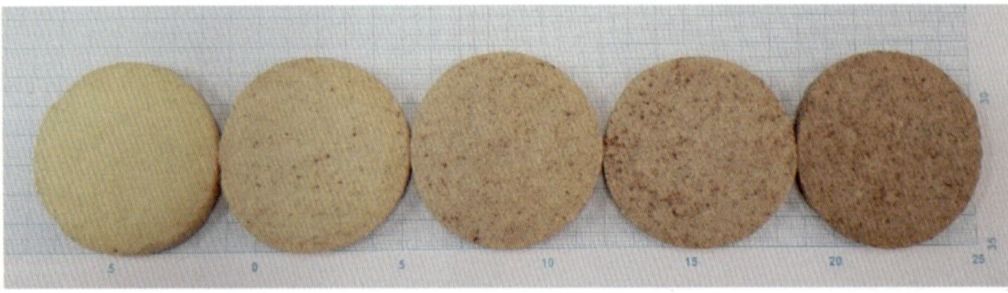

그림 5-3 여러 농도의 홍삼 건더기 분말을 함유하는 쿠키의 외관. 홍삼 건더기 분말 함유량이 많을수록 붉은색이 증가하는 경향을 보였고, 잘 부서지는 성질이 있는 것을 확인하였다. 왼쪽부터 홍삼 건더기 분말 함유량은 0, 5, 10, 15, 및 20%이다.

키 퍼짐성과 팽창률은 홍삼 건더기를 넣지 않은 쿠키가 높았으나, 20% 홍삼 건더기 가루를 첨가할 경우 홍삼 건더기 가루를 넣지 않은 쿠키와 비슷하였다.

임은정 교수연구팀은 홍삼 건더기 분말 가루를 첨가한 쿠키에서 경도(hardness)가 홍삼 건더기 가루를 넣지 않은 쿠키에 비하여 약해지는 것을 확인하였다. 홍삼 건더기 분말을 함유하는 쿠키의 관능적 특성 검사 결과, 색은 5%, 10%와 15% 함유 쿠키에서 홍삼 건더기 분말 가루를 넣지 않은 쿠키에 비해 높은 선호도를 보여주었다. 그 중 홍삼 건더기 분말 가루 5%를 함유하는 쿠키에 대한 선호도가 가장 높았다.

쿠키 향은 홍삼 건더기 분말 가루를 5% 및 10% 첨가한 쿠키에서 홍삼 건더기 가루를 넣지 않은 쿠키와 차이가 없는 것을 확인하였다. 이는 홍삼 건더기 분말 가루 첨가가 쿠키 향에 좋은 영향을 끼치는 것으로 판단되어 쿠키 제품 개발의 가능성을 보여준 것이다. 쿠키 맛은 홍삼 건더기 분말 가루를 첨가하지 않은 쿠키에 비하여 홍삼 건더기 가루를 10% 이하로 첨가한 쿠키가 가장 좋아하는 것

표 5-5 홍삼 건더기 분말(5~20%)이 함유된 홍삼 쿠키에 미치는 영향 요약

비교 조건들	(-) 홍삼 건더기 가루	(+)홍삼 건더기 가루
색도(color)	황색	홍삼 건더기 가루 양이 증가할수록 황색은 감소하고 붉은색 증가함
경도(hardness)	*변화없음	약해져서 잘 부서짐
맛 선호도	변화없음	10% 홍삼 건더기 분말 가루가 함유된 쿠키 선호함. 그 이상 함유할 경우 선호도 감소함
결론: 홍삼 건더기 분말 가루 10%를 함유하는 쿠키가 쿠키 본연의 품질 특성(기호도 포함)에 영향을 미치지 않으면서 좋을 듯함.		

*홍삼 건더기를 넣지 않을 것을 "변화없음"으로 표현함.

으로 나타났다. 그러나 홍삼 건더기 분말 가루를 20% 첨가할 경우 선호도가 넣지 않은 것보다 더 떨어졌다.

전반적으로 홍삼 건더기 분말 가루 첨가량을 달리하여 만든 쿠키의 색, 향기, 맛, 조직감과 전반적인 기호도의 관능적 특성을 검토한 결과, 홍삼 건더기 분말 가루 10%를 함유할 경우 사람들에 의한 선호도가 가장 높은 것으로 나타났다. 따라서 홍삼 건더기 분말 가루 10%를 첨가하여 쿠키를 제조할 경우, 쿠키로서의 물리적 특성과 관능적 특성 모두를 만족시킬 수 있는 첨가량이라는 것을 확인할 수 있었다.

홍삼 건더기 분말 함유 홍삼 크래커(cracker)의 물리·화학적 특성 및 감각 기호도(sensory acceptability)에 대한 연구

쿠키(cookie)는 과자 종류 중 비스킷의 한 종류로 쿠키는 미국식 호칭이며, 비스킷(biscuit)은 밀가루에 설탕, 버터, 우유 등을 섞어서

구운 과자이다. 크래커(cracker)는 밀가루를 이스트로 발효하여 딱딱하게 구운 과자의 일종이며, 단맛이 없는 비스킷이다. 2022년 서울대학교 식품영양학과 황금택 교수연구팀은 “Physicochemical characteristics and sensory acceptability of crackers containing red ginseng marc”이라는 연구에서 크래커 제조 시 사용하는 밀가루 대신 홍삼 건더기 분말을 5, 10, 15 및 20%로 대체하여 크래커를 제조하였다. 크래커 제조 조건(굽는 온도 120℃/60분 기준으로 진세노사이드와 식이섬유 함량) 변화에 따른 진세노사이드 변화, 식이섬유 변화 및 기호도 변화를 확인하였다.

10% 홍삼 건더기 분말을 포함하여 제조된 크래커에서 진세노사이드 함량 분석 결과, 진세노사이드 Rg1은 존재하지 않았으나 진세노사이드 Rg3(*R*)과 Rg3(*S*) 이성체(isomer)가 다른 진세노사이들 보다 높은 것으로 나타났다. 그러나 세 가지 진세노사이드 합의 양은 굽는 온도를 증가시킬수록 감소하였으며. 식이섬유(dietary fiber) 함유량 역시 기준 온도 120℃(60분)를 넘을수록 감소하였다(**표 3-11**과 **표 5-6**). 크래커의 명도(밝기, lightness)는 홍삼 건더기 함량이 높을수록 감소하였고, 적색도(redness) 및 황색도(yellowness)는 홍삼 건더기 함량이 높을수록 증가하였다. 크래커 경도(harness)는 홍삼 건더기 함량이 높을수록 증가하였다. 전반적으로 크래커 제조시 홍삼 건더기 함량이 증가할수록 색이 진해지며 딱딱해지는 경향을 보였다.

홍삼 건더기 가루가 함유된 크래커 기호도에 있어서, 외관(appearance), 크래커 향(aroma), 색(color), 향미(flavor), 질감(texture) 및 전반적인 기호도(overall acceptability) 등은 홍삼 건더

표 5-6 홍삼 건더기 가루를 활용한 홍삼 크래커 제조 시 품질 특징 요약

조건(parameters)	(-) 홍삼 건더기	(+) 홍삼 건더기 추가
	굽는 온도와 시간(120℃/60분 기준)	
진세노사이드 함량 변화 굽기 전 구운 후		 Rb1 + Rg1 + Rg3 = 56.4 mg/100 g Rb1 + Rg1 + Rg3 = 58.7 mg/100 g 굽는 온도 증가할수록 감소(예, 220℃/10분시 50% 감소)
식이 섬유 변화	*변화없음	굽는 온도가 증가할수록 감소
색상 변화[명도, 적색도(redness), 황색도(yellowness) 및 경도(hardness)]	변황없음	명도는 감소, 적색도(붉은색) 황색도(yellowness) 증가하며 경도도 증가
기호도(acceptability): 외관(appearance), 크래커 향(aroma), 색(color), 향미(flavor) 및 조직감(texture)	변화없음	홍삼 건더기 분말 대체 함량이 5% 이상 될 경우 기호도 감소
결론: 크래커 제조에 5% 홍삼 건더기(굽는 온도 120℃ 60분)를 활용할 경우, 진세노사이드 함량, 식이 섬유, 색상 및 기호도 큰 변화 없이 활용 가능함을 보여줌		

*홍삼 건더기를 포함하지 않은 것을 정상으로 표현함. 진세노사이드 Rg3의 경우 진세노사이드 Rg3(*R*)과 Rg3(*S*) 이성체들을 합친 것임.

기 가루 함량이 5% 이상 증가할수록 감소하는 것으로 나타나, 황금택 교수연구팀은 크래커 제조시 홍삼 건더기를 활용한다면, 5%가 가장 적합하며 굽는 온도는 120℃/60분이 좋을 것으로 예상하였다.

요약

제빵이나 머핀 혹은 쿠키·크래커 제조 시 홍삼 건더기 분말 재활용(recycling) 가능성을 연구한 예들을 여기에 제시하였다. 홍삼 건더기 분말 가루는 2~10% 사이에 재활용 가능한 것으로 나타났다. 더 많은 양을 넣지 못하는 이유는 대부분의 제빵류(식빵, 스폰지 케익과 머핀)와 쿠키·크래커 제조 연구에서 홍삼 건더기 가루가 더 많

은 비중을 차지할 경우 소비자 관능검사에서 기호도가 떨어지는 것으로 나왔기 때문이다. 잘못하면, 홍삼 건더기 활용 목적에 맞지 않은 부정적인 이미지가 증가하기 때문이다.

홍삼 건더기를 함유하는 제빵류와 쿠키·크래커 제조 연구에서 홍삼 건더기가 낮은 비율(%)로 함유될 경우 활용 가능성이 높아지는 것으로 나타났다. 그렇지만 제빵이나 쿠키·크래커 제조 시 홍삼 건더기가 적은 양(낮은 함유량 수준)으로 활용될지라도, 기능성 혹은 웰빙만 확보된다면 빵이나 쿠키 및 크래커는 대량으로 생산 및 판매될 수 있다. 이를 기반으로 홍삼 건더기를 생산하는 홍삼 산업체에서 잘 활용할 경우 홍삼 건더기 대량 수요 및 활용이 가능할 것으로 예상된다. 바람직한 것은 홍삼 건더기를 최대한 활용하기 위해서는 지금까지의 연구를 기반으로 적정량의 홍삼 건더기 첨가가 건강이나 웰빙에 기여한다는 홍삼 건더기 재활용에 대한 건강 유익성들(항산화/항염증 등)에 대하여 구체적이고 과학적인 객관적인 증거 자료를 얻기 위한 추가 연구가 필요할 것으로 예상된다.

Chapter

06

한과에 홍삼 건더기 재활용

약과와 유과는 우리나라의 대표적인 전통 음식(한과) 중의 하나이다. 약과는 밀가루에 참기름, 꿀, 생강즙 등을 섞어 반죽한 후 모양을 만들어 기름에 튀긴 후 꿀에 담근 후 잣가루를 뿌린 유밀과 중의 하나다. 약과는 명절, 잔치, 제사 등의 행사가 있을 때 준비하는 유탕 식품 중의 하나다. 약과는 내부에 작은 공기 구멍이 있으며, 달콤한 향미와 독특하고 부드러운 조직감을 가지고 있는 것이 특징이다.

홍삼 건더기 분말을 이용한 홍삼 한과 제조 방법

2012년 경기도 농업기술원 이은섭 박사연구팀에서는 홍삼 건더기를 이용하여 전통 한과 즉, 10% 홍삼 건더기가 함유된 홍삼 유과와 5% 홍삼 건더기가 함유된 홍삼 약과 제조방법을 개발하는 연구를 수행하였다. 본 연구는 홍삼 제품 제조 후 남은 홍삼 건더기 가루를 이용하여 새로운 전통 한과 제품에 응용 제조하여 전통 한과와 홍삼을 접목시켜 전통 한과의 품질을 향상시키는 것이 주요 목적이었다. 두 번째 목적은 인삼 제품에 대한 선호도가 높은 동남아시아에 케이 푸드(K food) 신흥시장 개척 가능성을 미리 검증하기 위함이었다. 홍삼 건더기 분말에 함유된 주요 성분들(조지방, 조단백질, 다당체 및 진세노사이드) 함량은 **표 3-4**와 **표 3-5**에 있다.

홍삼 건더기 분말 가루가 포함된 홍삼 유과 제조를 위한 조성물은 홍삼 건더기 가루 10%, 찹쌀 45%, 식용유 8%, 인삼정과 당침액 26%, 쌀 튀김 가루 10%, 생강 1%의 배합비율로 하였다. 홍삼 유과 제조과정은 총 6단계로 구성되어 있다. 인삼정과 당침액과 홍삼박 건더기 분말 가루를 넣고 혼합하는 단계(집청액 제조); 찹쌀가루, 홍삼 건더기 가루, 생강 및 청주를 넣고 혼합한 후 반죽하는 단계; 제조된 반죽을 찜기에 넣고 찐 후 떡을 만드는 단계(떡 제조); 제조된 떡을 밀대로 밀어 적당한 건조와 적당한 크기로 자르는 단계; 절단된 떡을 140~150℃의 식용유에 튀겨 기름을 빼는 단계(유탕 및 탈유 단계); 튀겨진 재료에 집청액을 골고루 바른 후 쌀 튀김 가루를 묻히는 단계를 포함한다. 홍삼 건더기 분말 가루를 포함하여 제조한 유과는 **그림 6-1**에 있다.

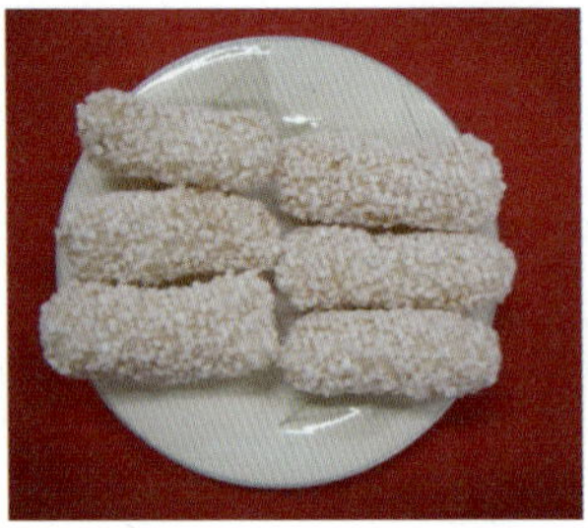

그림 6-1 홍삼 건더기 분말이 함유된 유과. 홍삼 건더기 분말 10%가 함유되어 있다.

홍삼 건더기 분말 가루가 포함된 홍삼 약과 제조는 홍삼 건더기 가루 5%, 밀가루 55%, 찹쌀 15%, 식용유 8%, 인삼정과 당침액 15%, 기타 2%(정백당, 생강가루, 계피가루, 참기름 및 소주)의 배합비율로 하였다. 홍삼 약과 제조는 총 4단계로 구성되어 있다. 먼저, 인삼정과 당침액, 홍삼 건더기 가루를 넣고 혼합한 후 10분 정도 다리는 단계(집청액 준비); 홍삼 건더기 가루, 찹쌀가루, 밀가루를 혼합한 후 소주를 넣고 반죽하고, 이어서 계피, 설탕, 생강즙, 정제염을 혼합하여 가볍게 다시 반죽하는 단계(1차 및 2차 반죽단계); 약과 틀에 넣고 성형하는 단계(약과 성형); 기름 온도 140~150℃에서 성형 약과를 넣어 튀기고 연한 갈색이 나면 건짐 및 건진 약과의 기름이 충분히 빠지도록 하는 단계(유탕 및 탈유 단계); 기름이 빠진 약과에 집청액에 골고루 입히는 단계를 포함한다. 제조된 홍삼 약과 사진은 아래 그림 6-2에 나타나 있다.

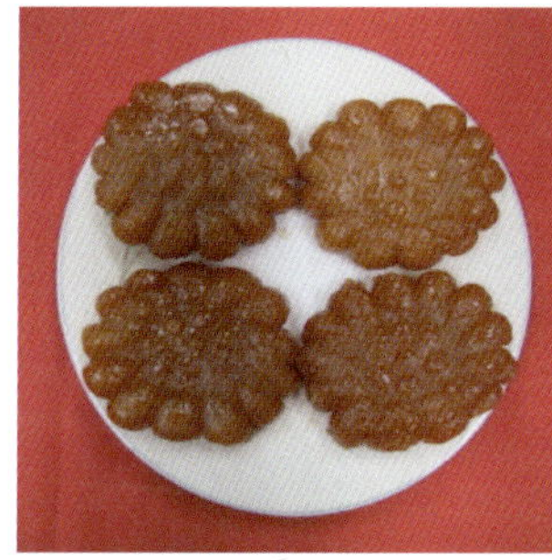

그림 6-2 홍삼 건더기 분말이 함유된 약과. 홍삼 건더기 분말 5%가 함유되어 있다.

홍삼 건더기 분말을 포함하는 홍삼 유과와 홍삼 약과에 대한 기호도 조사

이은섭 박사연구팀은 홍삼 건더기를 포함하는 유과와 약과에 대한 기호도를 설문 조사하였다. 설문 조사는 수도권 시민 55명을 대상으로 하였다.

홍삼 건더기 분말 가루 10%가 포함된 유과의 관능 평가에서는 홍삼 유과 시식 후 맛, 향기 및 질감에 대한 관능 검사 결과, 평가자들은 맛의 경우 53%가 좋은 것으로 평가했다. 보통이다는 38%이었다. 좋지 않다는 9%이었다. 향기에 대한 평가는 좋다가 34%이고 보통이다가 57%이었고, 좋지 않다가 9% 순이었다. 질감은 62%가 좋다고 하였다. 보통이다가 29%이었고, 좋지 않다가 9%이었다.

구매 의향과 구매 가격에 대한 의견을 평가하는 항목에서는 홍삼 건더기 분말 가루가 함유된 유과 구매 의향은 78%였다. 22%는 없다고 하여 평가에 참여한 대다수 사람들이 구매 의도가 있음을 보여주었다. 기존 홍삼 건더기가 함유되지 않은 유과에 비하여 10~20%가 비싸더라도 구매 의도가 있는 사람들은 85%에 이르는 것으로 나타났다. 홍삼이 들어있는 유과는 어느 세대가 좋아할 것 같습니까? 라는 설문 조사에서, 50~70대가 89%이였고, 20~40대는 11% 정도였다. 홍삼을 선호하는 연령과 비슷하게 대부분의 설문 참가자들은 노년층에서 홍삼이 포함된 유과를 선호하는 것으로 나타났다.

홍삼 건더기 분말 가루 5%가 포함된 약과의 관능 평가와 구매 의향 및 가격에 대한 부담감과 좋아할 것으로 생각하는 연령대 역시 홍삼 건더기 분말 가루가 함유된 유과와 비슷한 양상을 보여주었다.

2014년 중앙대학교 식품영양학과 문보경 교수연구팀은 "홍삼박 분말을 첨가한 약과의 품질 특성"이라는 연구에서 전통 한과 중의 하나인 약과에 홍삼 건더기를 분말 가루를 첨가한 약과를 제조하고 그 특성을 검토하였다. 먼저, 문보경 교수연구팀은 홍삼 건더기에 함유된 진세노사이드 함량을 분석하였다. 분석 결과 여러 진세노사이드 중 진세노사이드 Rg3가 가장 많이 함유된 것을 확인하였고, 그 다음 진세노사이드 Rc, Rb2, 및 Rd가 거의 비슷한 수준으로 함유된 것을 확인하였다. 이 연구 결과는 Chapter 3에서 기술한 바와 같이 홍삼 건더기에는 진세노사이드 Rg3가 가장 많이 함유되어 있다는 보고와 일치한다. 이어서, 홍삼 건더기 분말 가루의 함유량을 달리한 약과를 만들고 약과의 품질 특성을 분석하였다.

홍삼 건더기 분말 가루를 각각 0, 1, 5, 10 혹은 15%의 배합비율로 첨가하여 제조한 약과의 질감(texture) 분석 결과, 굳기 혹은 경도(hardness)는 홍삼 건더기 분말 가루의 첨가량이 증가함에 따라 감소하였다. 즉, 홍삼 건더기 분말 가루가 많이 들어갈수록 물러진다는 뜻이다. 홍삼 건더기 분말 가루가 함유된 약과의 응집력(cohesiveness) 역시 홍삼 건더기 분말 가루 첨가량이 증가함에 따라 감소하였다. 약과의 외관 분석에 있어서 색도는 홍삼 건더기 분말 가루의 첨가량이 증가함에 따라 밝기[명도L*값(lightness)]나 황색도[b*값(yellowness)]가 감소하였다. 갈색을 띠는 홍삼 건더기 분말 가루의 영향을 받아 적색도[a*값(redness)]는 증가하는 경향을 보였다(**표 6-1**).

표 6-1 홍삼 건더기 분말(1~15%) 함유가 홍삼 약과에 미치는 영향 요약

비교 조건들	(-) 홍삼 건더기 가루	(+) 홍삼 건더기 가루
외관 색(color)	황색	홍삼 건더기 가루 첨가량이 증가할수록 밝기나 황색은 감소하고 붉은색이 증가함. 그 이유는 홍삼 건더기에서 유래
조직(texture), 경도(hardness)와 응집력	*변화없음	홍삼 건더기 가루 첨가량이 증가할수록 물러지고 잘 부서지며 응집력이 약해짐
관능 검사(외관, 홍삼 냄새, 조직감, 전체적인 향미) 및 전체적인 선호도(overall preference)	변화없음	5-10% 홍삼 건더기 분말 가루가 함유된 약과가 적합함. 15% 이상 함유할 경우 홍삼 냄새로 인하여 약과의 고유성이 감소하고 선호도 줄어듬
결론: 홍삼 건더기 분말 가루 5~10%를 함유하는 약과가 약과 본연의 품질 특성(기호도 포함)에 영향을 미치지 않으면서 좋은 것으로 나타남.		

*홍삼 건더기를 포함하지 않을 것을 "변화없음"으로 표현함.

관능검사에서 홍삼 건더기 분말 가루를 15% 함유할 경우 좋지 않은 평가를 받았다. 홍삼 건더기 분말 가루를 5% 함유한 약과가 질감(texture), 전체적인 선호도(overall preference)에서 가장 높은 값을 보여주었다. 그러나, 홍삼 건더기에 함유된 진세노사이드 함량 분석 결과와 약과 품질 특성 측정 결과 홍삼 건더기 분말 가루를 10% 첨가한 약과와 여러 항목에서 유의적인 차이가 나타나지 않았다. 따라서, 약과 특유의 맛과 질감에 큰 영향을 미치지 않으면서 홍삼 건더기를 첨가하기에 적합한 양은 홍삼 약과 제조 시 홍삼 건더기 분말을 10%까지 첨가하는 것으로 결론 지었다.

요약

홍삼 건더기 분말이 10% 함유된 유과나 5% 함유된 약과의 경우 기호도에서 들어가지 않은 유과나 약과에 비하여 좋은 평가를 받은 것으로 나타났다. 유과나 약과는 젊은 층보다는 장년층 및 노년층을 중심으로 구매할 의향이 있는 것으로 조사되었다. 홍삼 건더기 유과나 약과에서 노년층 건강을 위한 홍삼 성분 유래 기능성을 추가할 수 있다면, 건강 기능성이 있는 홍삼 유과 혹은 약과가 될 수 있다. 홍삼 산업체에서 홍삼 건더기를 이용한 홍삼 유과나 홍삼 약과를 제조·생산할 경우, 실버 세대는 물론이고 젊은 세대들도 홍삼 건더기가 함유된 유과나 약과를 구매할 수 있는 유인책 마련이 필요할 것으로 예상된다.

홍삼 건더기를 함유하는 홍삼 떡류 제조

2018년도통계청에 따르면, 우리나라 1인당 연간 쌀 소비량은 61

kg으로, 전년도의 61.8 kg 대비 1.3% 감소하였다. 1984년 이후 34년 동안 쌀 소비량이 감소하면서 30년 전인 1988년 쌀 소비량(122.2 kg)에 비해 절반 수준이 됐다. 1인 핵가족화가 가속되면서 한 가구 1인당 하루 쌀 소비량도 167.3 g으로 전년도보다 1.2% 줄었다. 밥 한 공기에 쌀이 100 g 정도 들어가는 점을 고려하면 하루에 한 공기 반가량을 먹는 셈이다.

이에 반하여, 쌀로 만든 떡 판매량은 꾸준히 늘고 있는 추세다. 국내 대형 마켓에 따르면 떡 판매량은 2016년부터 줄곧 10% 후반대 성장률을 기록했고, 지난해에는 전년 대비 18%나 증가하였다. 떡을 제조할 때 예전에는 콩이나 팥이 들어간 떡 위주로 판매되었지만, 지금은 떡볶이 떡 소비 증가와 더불어 콩이나 팥 이외의 건강에 유익한 과일, 견과류 또는 호박을 포함하는 채소 등을 섞어서 웰빙 떡을 만들어서 판매하고 있다. 즉 밥 대신에 떡 판매가 증가하고 있으며, 다양한 떡 소비 증가는 내수 시장뿐만 아니라 해외 시장에도 긍정적인 영향을 주어 수출이 증가하고 있다.

떡볶이 등 국산 쌀 가공품의 수출액이 역대 최고 수준을 기록했다. 예를 들면, 농림축산식품부에 따르면 2020년 쌀가공식품 수출액은 역대 최고치인 약 1억4000만 달러로, 전년 대비 27%나 증가했다. 주요 품목을 보면 떡볶이 떡을 비롯한 떡류와 즉석밥 등 가공 밥류가 이 같은 성장세를 이끌었다. 예전에 떡은 명절이나 가족의 결혼식, 제사 혹은 생일과 같은 특별한 행사가 있을 때만 만들어 먹었다. 그러나, 웰빙 관련 떡이 다양하게 개발되어 시장에 출시된 후에는 밥 대신 먹는 주식으로 애용되고 있다. 최근에는 떡 시장의 변화에 맞추어 떡 제조에 홍삼 건더기를 응용한 연구들도 진행되고 있다.

2020년 한양여자대학교 박영미 교수연구팀은 "홍삼박과 홍삼박 정과를 첨가한 구운 떡의 품질 특성"이라는 연구에서 홍삼 건더기를 구운 떡에 첨가하여 제조한 홍삼 건더기를 함유하는 떡을 제조하였다. 연구팀은 홍삼 건더기를 이용한 두 가지 실험에서 홍삼 건더기를 넣지 않은 떡과 떡 품질 특성을 비교하였다.

첫 번째 방법은 건조한 홍삼 건더기를 그대로 갈아 만든 가루를 이용하여 떡을 제조하는 방법이다. 또 다른 방법은 홍삼 건더기의 저장성을 높이는 방법으로 당으로 홍삼 건더기를 조린 홍삼 건더기 정과를 만들어 구운 떡에 첨가하는 방법이다. 홍삼 건더기 함량은 건조한 홍삼 건더기 분말 가루가 10%, 20% 혹은 30%가 되게 첨가하였다. 홍삼 건더기 정과도 갈아서 10%, 20% 혹은 30%가 되게 각각 첨가하였다.

연구팀은 홍삼 건더기를 갈아서 만든 가루가 포함된 떡의 객관적인 지표 분석에서 수분 함량의 경우 홍삼 건더기 가루를 넣은 떡은 넣지 않은 떡보다 수분 함량은 큰 차이가 없는 것을 확인하였다. 또, 홍삼 건더기 정과를 함유한 떡은 넣지 않은 떡보다 수분 함량이 낮았다. 홍삼 건더기 정과의 경우 홍삼 건더기 정과 함량이 높을수록 수분 함량이 낮게 나왔다.

홍삼 건더기와 홍삼 건더기 정과가 포함된 떡의 색도는 떡의 구워진 표면과 내부의 색이 달라 겉 부분(crust, 겉표면)과 속 부분으로 나누어 분석하였다. 겉 표면 색도(crust color)의 밝기(명도)는 홍삼 건더기를 넣지 않은 떡에서 밝았다. 홍삼 건더기나 홍삼박 정과를 첨가한 구운 떡은 밝기(명도)가 낮게 나타났다. 적색도는 홍삼 건더기가 높을수록 떡의 겉 부분과 내부 모두 홍삼 건더기를 넣지 않은 것에 비하여 높게 나타났다. 구운 떡의 황색도는 겉 부분과 내부의 결과가 달랐다. 겉 부분은 첨가량이 증가할수록 황색도가 감소하였다. 구운 떡의 내부의 색은 홍삼 건더기나 홍삼 건더기 정과의 첨가량이 증가할수록 황색도가 증가하였다.

떡 질감(texture) 측정에서 경도(hardness)는 홍삼 건더기를 넣은 것과 홍삼 건더기 정과를 첨가한 것을 비교했을 때, 모두 홍삼 건더기를 넣지 않은 떡에서 높았다. 떡의 부착성 역시 홍삼 건더기를 넣지 않을수록 높았다. 탄력성은 홍삼 건더기를 10% 넣은 떡에서 가장 높게 나타났다. 떡의 응집성은 홍삼 건더기와 홍삼 건더기 정과를 첨가하지 않은 떡에서 가장 높았다. 떡의 점성도 홍삼 건더기와 홍삼 건더기 정과를 첨가하지 않은 떡에서 높았다. 홍삼 건더기 첨가량이 증가할수록 점성도가 낮아지는 경향을 보였다. 점성은 홍삼 건더기 정과를 첨가한 떡은 넣지 않은 떡보다 낮은 값을 보였고, 홍삼 건더기가 10%를 함유하는 떡에서 가장 낮은 값을 나타냈다(**표 6-2**).

표 6-2 홍삼 건더기 분말(10%, 20% 및 30%)을 첨가한 홍삼 구운 떡의 특징 요약

비교 조건들	(-) 홍삼 건더기 가루	(+) 홍삼 건더기 가루
색도(color)	황색	홍삼 건더기 가루 양이 증가할수록 황색은 감소하고 붉은색 증가함
경직성, 탄력성, 응집성, 점성, 씹힘성 및 경도(hardness)	변화 없음	홍삼 건더기 가루 양이 증가할수록 경도는 낮아짐
관능검사 및 맛 선호도	변화 없음	20% 홍삼 건더기 분말 가루를 첨가할 경우 선호도가 제일 좋은 것으로 나타남
결론: 홍삼 건더기 분말 가루 20%를 함유하는 떡을 선호하는 것으로 나타남.		

떡의 기호도 평가 분석에서 색은 홍삼 건더기가 10% 함유된 정과가 가장 좋게 평가되었다. 홍삼 건더기와 홍삼 건더기 정과 첨가량이 10% 이상 증가하는 떡에서는 색에 대한 기호도(선호도)가 낮아졌다. 관능검사에서 냄새(향기)에서는 홍삼 건더기와 홍삼 건더기 정과를 함유하는 구운 떡과 넣지 않은 구운 떡 사이에서 냄새의 차이는 없었다. 떡 맛에서는 홍삼 건더기를 첨가한 구운 떡보다 홍삼 건더기 정과를 함유하는 구운 떡을 더 선호하였다. 구운 떡의 쓴맛에 대한 것은 홍삼 건더기를 함유하거나 하지 않거나 별 차이가 없었다.

구운 떡의 질감은 홍삼 건더기를 10%와 20%를 함유하는 떡에서 선호도가 홍삼 건더기를 넣지 않은 떡보다 좋은 것으로 나타났다. 전반적인 바람직 성에선 홍삼 건더기 정과 20%를 첨가한 떡을 가장 선호하는 것을 알 수 있었다.

박영미 교수연구팀은 홍삼 건더기 재활용 방법 중 하나로 구운 떡에 첨가하는 방법을 개발하여 홍삼 건더기에 남아있는 성분들의 활용도를 높이는 목적으로 본 연구를 수행하였다. 또 홍삼 건더기를 그냥 사용한 것과 홍삼 건더기를 당으로 조려 정과를 만들어 떡의 저장성을 높이는 방법을 개발 제시하였다. 홍삼 건더기를 구운 떡에 활용하여 만드는 방법을 간소화하고 기호도를 높인 것은 떡의 활용 방법을 다양화하고, 폐기 자원을 활용한다는 데에 의미가 있다. 또한, 홍삼 추출 후 남은 홍삼 건더기는 빨리 건조하지 않을 경우, 수분 함량이 높아 미생물에 의해 쉽게 부패 되어 대부분 폐기 되지만, 홍삼 건더기를 당에 조려 정과를 만들 경우 저장성을 높일 수 있다. 또 홍삼 건더기 정과를 갈아 구운 떡에 첨가할 경우, 떡의 저장성을 높여 상품화하는데 적합한 방법이라고 연구팀은 제안하였다.

홍삼 건더기를 활용한 식품소재 개발과 이를 활용한 홍삼 병과 제품 개발

2012년 중앙대학교 식품공학부 이선영 교수연구팀은 농림축산식품부 "홍삼 가공 부산물을 활용한 식품소재 개발과 이를 활용한 병과 제품 개발"이라는 연구보고서에서 홍삼 건더기를 이용하여 설기떡을 제조하고, 그 특징을 연구하였다. 홍삼 건더기는 두 종류를 준비하여 설기떡을 제조하였다. 하나는 건조한 홍삼 건더기 분말을 이용한 경우와 건조하지 않은 수분을 포함하는 홍삼 건더기 페이스트를 이용한 경우였다. 연구팀은 먼저 홍삼 건더기를 열풍 건조한 후 믹서기에 분쇄하여 가루로 만든 다음, 40 mesh 체에 내려 -70℃ 냉동고(deep freezer)에 보관하여 사용하였다. 또한 홍삼 건더기를 말리지 않고 냉동하고 있다가 필요할 경우, 홍삼 건더기를 실온에서 해동한 1시간 후 믹서기에 갈아 페이스트로 사용하였다.

홍삼 건더기를 포함시켜 제조한 홍삼 설기떡의 특징

홍삼 건더기 분말을 함유하는 설기떡의 재료 배합 및 비율은 쌀가루(99.7, 99.5, 99 및 98%), 설탕(10%), 물(20%), 소금(1%)이 들어갔고, 홍삼 건더기 분말 가루는 쌀가루 대신에 0.3, 0.5, 1 및 2%가 되도록 섞어서 설기떡을 제조하였다. 다양한 농도의 홍삼 건더기 분말을 포함하는 설기떡 중에 홍삼 건더기 분말을 1% 이하로 첨가한 설기떡이 가장 좋은 평가를 받았다. 이선영 교수연구팀은 홍삼 건더기 분말을 1% 이상 첨가한 설기떡은 색도(color), 향(flavor), 맛(taste), 질감(texture) 및 입안에서의 느낌(mouth feeling)과 같은 관능검사에서 선호도가 낮다는 것을 확인하였다. 홍삼 건더기 분말 가루의 함유량이 높을수록 설기떡의 색이 진해지고 홍삼 특유의 쓴맛이 강하게 나타나 관능검사와 기호도 평가에 영향을 준다는 것을 확인하였다.

이선영 교수연구팀은 다음 단계의 연구에서는 위에서 기술한 바와 같이 쌀가루 대신에 홍삼 건더기 분말 가루 첨가량을 1% 미만인 0.1, 0.3, 0.5 혹은 0.7%로 설정하여 설기떡을 제조하였다. 다음으로 홍삼 건더기 분말을 0.1, 0.3, 0.5, 혹은 0.7% 첨가한 설기떡의 관능평가를 실시하였다. 관능검사 결과 모든 항목(색, 향미, 맛, 텍스쳐, 입안에서의 느낌을 포함하는 전체적인 기호도)에서 홍삼 건더기 분말 가루가 0.3 혹은 0.5%의 두 가지 양이 첨가된 설기떡에서 좋은 반응을 얻었다. 다음 단계로 이 두 가지 떡 샘플의 선호도 검사를 실시하였다(**그림 6-3**).

설기떡 선호도에 대한 설문 조사는 중앙대학교 식품공학부 학부생

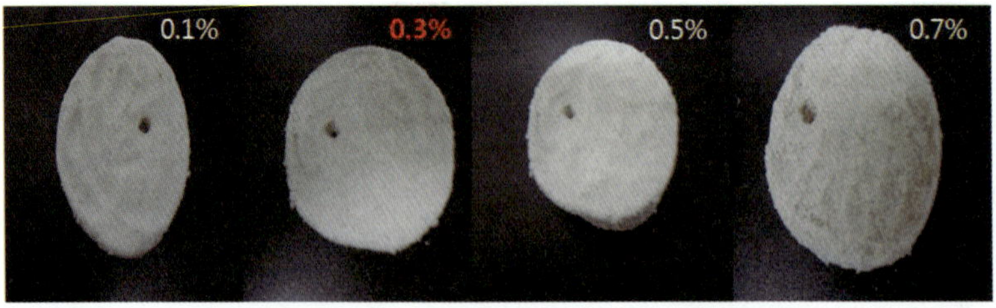

그림 6-3 홍삼 건더기를 포함하는 설기떡 외형. 4종류의 설기떡은 표시된 홍삼 건더기 분말(%는 오른쪽 상단 표기)을 포함하고 있다.

50명을 대상으로 실시하였다. 설문 조사 결과 홍삼 건더기 분말 가루 0.3%를 첨가하였을 때 선호도가 더 높게 평가되어 홍삼 건더기 분말 가루의 최적 첨가 비율은 0.3%임을 확인하였다. 홍삼 건더기 분말 가루를 첨가한 두 차례 실험을 통하여 홍삼 건더기 분말 가루 첨가량이 1% 이상인 경우, 홍삼 냄새가 강하여 맛에 좋지 않은 영향을 주는 것을 확인하였다. 이선영 교수연구팀은 홍삼 건더기 분말 가루 0.3%를 첨가하였을 때 색, 향, 맛, 텍스쳐, 입안에서의 느낌, 전체적인 관능 및 기호도가 우수하다는 것을 밝혀내었다.

이어서 이선영 교수연구팀은 홍삼 건더기를 말리지 않고 바로 수분 함유량이 많은 홍삼 건더기 페이스트를 첨가한 설기떡을 제조한 다음, 관능 검사를 실시하였다. 그 결과 홍삼 건더기 페이스트 첨가량이 높을수록 홍삼 건더기 분말에서처럼 기호도가 떨어지는 것을 확인하였다. 그래서 연구팀은 홍삼박 페이스트를 첨가한 설기떡의 제조 배합비율은 다른 첨가물들은 일정하게 하고, 쌀가루(99%, 97%, 95%, 93% 및 90%) 홍삼박 페이스트의 첨가 비율을 1, 3, 5, 7 혹은 10%로 결정하여 홍삼박 페이스트를 첨가한 설기떡을 제조하였다. 참고로 홍삼을 추출하고 남은 젖은 홍삼 건더기의 수분 함량은 약 80% 이상이며, 이를 건조할 경우 그 무게는 대략 20%로 준다(Chapter 2).

홍삼 건더기 페이스트를 첨가한 설기떡의 관능 평가 결과에서 색도 및 맛은 10% 홍삼 건더기 페이스트가 가장 높은 점수를 나타냈다. 1%와 3%를 함유하는 홍삼 건더기 페이스트가 가장 낮아 홍삼 건더기 페이스트 함유량이 적을수록 낮은 점수를 나타냈다. 떡의 텍스쳐는 홍삼 건더기 페이스트가 7%와 10%가 유의적으로 높은

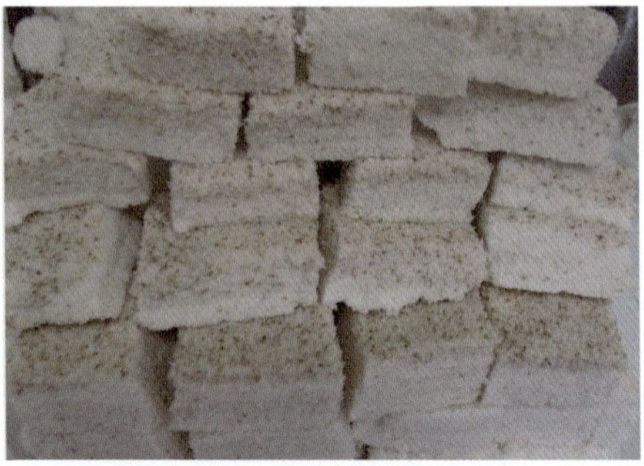

그림 6-4 홍삼 건더기를 건조하지 않고 수분을 포함하는 홍삼건더기 페이스트를 포함하는 설기떡 예. 설기떡을 겹겹이 쌓아논 모양

값을 나타내는 것을 확인하였다. 입안에서의 느낌, 전체적인 기호도 모두 홍삼 건더기 페이스트 10% 첨가가 높은 점수를 나타냈다. 결론적으로 홍삼 건더기 페이스트를 첨가한 설기떡의 최적 레시피는 홍삼 건더기 페이스트 첨가량이 10%인 것이 가장 좋은 결과로 나타났다(**그림 6-4**).

밥을 해 먹는 주식으로서의 쌀 소비량은 해마다 감소하고 있다. 그와는 반대로 그냥이 떡이 아니고 여러 가지 건강에 유익한 먹거리를 포함하여 건강을 챙기는 다양한 종류의 떡들은 그 수요가 늘어나고 있다. 예전과 달리 밥 대신 간편하게 떡을 먹는 경향이 젊은 층을 중심으로 점차 늘어나고 있다. 홍삼 건더기가 함유된 떡을 제조할 경우 밥 대신 홍삼 떡을 먹음으로써 한끼 식사도 해결하고 건강도 챙기는 일석이조의 효과가 있을 것이다.

요약

본 Chapter에서는 우리나라 대표 음식인 약과, 유과 및 떡 제조 시 홍삼 건더기 분말 활용 가능성을 연구한 예들을 살펴보았다. 연구한 모든 식품에서 홍삼 건더기 분말 가루 첨가율이 높지 않은 정도에서 활용 가능한 것으로 나타났다. 더 많은 양을 넣지 못하는 이유는 대부분의 유과 및 약과 제조 연구에서 홍삼 건더기 가루가 더 많은 비중을 차지할 경우, 홍삼 특유의 향기나 맛으로 인한 거부감과 약과나 떡이 가지고 고유 기호도 혹은 특성들을 떨어뜨리는 영향이 관찰되었기 때문이었다. 식빵이나 스폰지 케익 및 머핀에서처럼 홍삼 건더기 가루 첨가가 약과나 유과 및 떡의 홍삼 관련 기능성을 높일 수 있는 연구가 추가로 진행된다면, 홍삼 건더기를 더 많이 활용하기 위해서 지금까지의 연구를 기반으로 홍삼 건더기 첨가가 첨가하지 않은 먹거리에 비하여 건강 유지와 웰빙에 기여하는 구체적이고 차별화된 근거 자료가 필요하다. 또 대부분의 젊은 세대들은 홍삼 특유의 향이나 쓴맛에 익숙하지 않다. 홍삼 건더기 분말을 식품에 첨가하기 전에 홍삼 특유의 향이나 맛을 제거하는 방법이 개발될 수 있다면, 홍삼 건더기 활용량이 증가할 것이다.

Chapter 07

발효 원료로 홍삼 건더기 재활용

본 Chapter에서는 건강에 유용한 미생물을 이용하여 홍삼 건더기 발효에 적용한 연구들을 소개한다. 대부분 홍삼 건더기 발효 산물들을 이용하여 음료(식초, 알코올 및 홍삼주) 제조를 위한 원료 제공 가능성을 확인한 것들이다. 일반적으로 발효 산업은 규모가 커서 원료를 많이 사용한다. 홍삼 건더기 발효 뒤에 나오는 발효물이 잘 응용될 경우 홍삼 건더기를 대규모로 활용할 수 있는 것이 장점이다. 연구 결과들은 많지는 않지만, 아래에서 그 가능성을 살펴본다.

홍삼 건더기를 이용한 항산화 음료 개발

2013년 동양대학교 생명화학공학과 도진환 교수연구팀은 영농조합법인 풍기 인삼제조창과 공동 연구보고서에서 "홍삼박을 이용한 항산화 음료의 개발"이란 주제로 홍삼 건더기를 이용하여 식품, 음료 및 화장품 제조에 활용할 수 있는 원료를 개발하였다. 연구팀은 홍삼 건더기를 건강에 이로운 유용 미생물을 이용하여 발효시킴으로써 홍삼 건더기에 들어있는 진세노사이드와 항산화 물질을 함유한 발효 농축액을 생산하여 음료뿐만 아니라 식품·화장품 제조 원료로써 활용될 수 있는 시제품을 제작하였다. 추가로, 생산된 시제품의 피부 개선 효능도 확인하였다.

유용 미생물을 이용하여 홍삼 건더기 발효를 위한 최적 조건 확립

도진호 교수 연구팀은 먼저 건강에 유익한 유용 미생물을 이용하여 홍삼 건더기를 발효시키기 위한 최적 조건을 연구하였다. 연구 결과, 유용 미생물의 기본 배양조건(EM 원액) 1% + 당밀 1% + 천일염 0.5%, 배양온도 40℃에서 홍삼 건더기 분말 가루 200 g/L(20%)을 첨가할 경우 유용 미생물이 잘 성장하는 산도(pH) 유지와 다른 유기산보다 젖산이 많이 생성되는 조건임을 먼저 확인하였다.

발효에 사용된 유용 미생물과 발효하고 남은 홍삼 슬러지 제거

홍삼 건더기 분말 가루를 유용 미생물과 함께 발효시킬 경우, 생성된 발효 산물(주로 젖산)을 얻기 위하여 홍삼박 슬러지와 미생물을 제거해야 하는 공정이 있다. 도진환 교수연구팀은 미생물과 홍삼 건더기 슬러지를 경제적으로 쉽게 제거하고 발효 액상만을 얻은 방법을 찾았다. 즉, 발효하고 남은 홍삼 건더기 슬러지의 밀도가 물보다 높음에 착안하여 자연 침강법(중력 침강법)을 이용하여 슬러지를 제거하였다. 즉, 홍삼박 발효액을 24시간 이상 정치시키면 슬러지는 대부분 바닥으로 가라앉게 된다. 이때 상등액의 탁도가 약 0.2 정도가 될 정도로 가라앉게 할 경우, 가라앉은 침전물에는 미생물과 잔류 홍삼박이 포함된 것을 확인하였다.

중력에 의한 자연 침강법에 의하여 홍삼 건더기 슬러지와 미생물을 침전시킨 다음, 상층액을 미생물이 통과하지 못할 정도의 작은 구멍(pore size)을 지닌 특수 여과지(filter paper)를 이용하여 발효액에 들어있는 미생물들을 제거하였다. 실제로 여과가 제대로 이루어진 것을 확인하기 위하여 배지에 접종한 생균수를 확인하였다. 생균 수가 사용 기준에 적합할 정도로 많이 줄어든 것을 확인하였다. 발효액의 탁도 역시 기준에 맞을 정도로 좋아졌다.

홍삼 건더기 발효액의 농축과 진세노사이드 함량 결정

중력을 이용한 자연 침강과 여과에 의한 홍삼박 슬러지와 미생물을 제거한 다음, 홍삼 건더기 발효액은 항산화 성분 및 사포닌 농도를 증가시키기 위해 농축하였다. 이때 열을 가하여 농축하는 것이 아니고 홍삼 건더기 발효액에 들어있는 유용성분의 열로 인한 손실을 최소화하기 위하여 감압 농축을 실시하였다. 발효 원액보다 약 10배 농축시킬 경우 Brix는 6배 증가하였고, 점성은 45% 증가하였고, 탁도는 100배 이상 감소하는 것으로 나왔다.

홍삼 건더기 10배 농축액에 포함된 진세노사이드의 12종(Rg1, Re, Rf, Rg2, Rh1, Rb1, Rc, Rb2, Rb3, Rd, Rg3, Rh2)의 함량을 분석하였다. 분석은 전문시험기관인 중부대학교 생명과학연구센터에서 실시하였다. 가장 높은 농도를 보인 것은 Rh1와 Rg2 이었으며, Rg1과 Rh2는 검출되지 않았다. 발효 농축액의 진세노사이드 함량이 높은 순서는 진세노사이드 Rh1 > Rg2 > Rg3 > Rf > Rd > Re이었다. 흥미로운 것은 다른 연구자들이 홍삼 건더기에 함유된 진세노사이드 함유량을 분석한 조사에서는 진세노사이드 Rg3가 제일 많이 함유된 것으로 보고하였다. 그러나 본 홍삼 건더기 발효 연구에서는 진세노사이드 Rg3보다도 Rh1과 Rg2가 더 많이 들어있는 것으로 나타났다. 그 이유 중 하나로 유용 미생물에 의한 발효가 영향을 미친 것으로 예상한다. 그러나, 이 결과는 발효과정을 거치지 않은 홍삼 건더기에 함유된 진세노사이드에 비하여 그 함량이 1/1,000 정도 적은 것으로 나타나, 이 역시 발효과정을 거치면서 진세노사이드 함량 감소에 영향을 미친다는 것을 알 수 있다(**표 7-1**).

표 7-1 홍삼 건더기 발효액의 진세노사이드성분 함량 분석 요약

진세노사이드 종류	홍삼 건더기 발효액 진세노사이드 함량 (mg/kg)
Rb1	0.585
Rb2	0.870
Rb3	1.746
Rc	1.892
Rd	3.522
Re	3.135
Rf	3.901
Rg1	0.00
Rg2	12.090
Rg3	9.601
Rh1	17.847
Rh2	0
Total (mg/kg)	55.188
식약처 건강기능성 식품 고시형 홍삼 제품 기준 Rb1 + Rg1 + Rg3: 2.5–34 mg/g	*10.186 μg/g(홍삼 제품 기준 미달)

*건강 기능성 식품 고시형 홍삼 제품 기준에는 미달이나 발효액을 더 농축시키거나 파우더로 준비할 경우 가능성이 있을 것으로 예상됨.

홍삼 건더기 발효 농축액의 항산화 효과와 화장품 원료로 응용 가능성 연구

도진환 교수연구팀은 홍삼 건더기 발효액의 생리활성을 연구하였다. 먼저, 항산화 효과를 검증하였다. 연구 결과, 발효 농축액은 항산화 효과를 가지고 있는 것으로 나타났다. 비타민 C와 항산화 효과 비교 시, 5배 정도 약한 것으로 나타났다. 또 발효 농축액을 화장품 용도로 활용하기 위하여 세포 독성 실험, 주름 개선 효능 평가 및 미백 효능 평가를 실시하였다. 연구 결과, 홍삼 건더기 발효 농축액은 사람 피부 섬유아세포에서 세포독성 1%까지 세포 독성을 보이지 않았다. 대신에 프로콜라겐을 처리 농도별로 증가시키는 것으로 나왔다. 그러나, 미백 효과는 없는 것으로 나왔다.

결론적으로, 본 연구는 인삼 건더기를 유용 미생물로 발효시켜 홍삼 건더기 유래 발효액을 대량생산할 수 있는 기반을 제공하는데 그 의의가 있다. 또 홍삼 건더기 발효액이 낮은 세포 독성과 높은 항산화 효과와 프로콜라겐 합성을 증가시키는 효과를 가지고 있는 것으로 나타났다. 본 연구의 장점은 발효를 통하여 홍삼 건더기를 대량으로 활용할 수 있다는 근거를 제공한다.

홍삼 건더기를 이용한 홍삼 식초 제조

식초(vinegar)는 주로 음식의 맛을 좋게 해주는 양념으로 사용된다. 식초는 원래의 재료가 가지고 있던 맛, 향 및 색 등이 함께 나타난다. 맛과 풍미를 증가시키기 위하여 음식을 조리할 때, 주변에서 발견되는 천연물 혹은 과일이나 식재료들을 활용하여 식초를 제조

(예, 과실 식초와 곡물 식초)하여 활용하게 된다. 언젠가 인삼 분말을 재료로 한 식초 제조법이 소개된 적이 있었다. 그러나, 인삼 혹은 홍삼의 경우 인삼 혹은 홍삼 구입 비용이 인삼 식초 혹은 홍삼 식초를 만들기에 비싸서 경제성이 떨어졌다.

그래서, 1999년 충청대학교 식품영양학과 안용근 교수연구팀과 한국 에너지기술 연구소 신철승 박사 연구팀은 홍삼 부산물 이용을 주제로 한 "홍삼 건더기를 이용한 식초 제조와 인삼 식초에 관한 연구"를 통하여 인삼, 홍삼 혹은 홍삼 건더기로 식초를 제조하고 기호도를 각 사용한 재료별로 비교 분석하였다. 이 방법은 홍삼을 제품화하기 위하여 추출하고 남은 백삼 혹은 홍삼 건더기를 주재료로 하므로, 재료비를 절약할 수 있음을 증명할 목적으로 본 연구를 수행하였다.

안용근 교수연구팀은 인삼, 인삼 건더기 또는 홍삼 혹은 홍삼 건더기를 재료로 하여 식초를 제조하고 상호 비교하였다. 인삼 건더기 혹은 홍삼 건더기를 이용한 식초를 인삼 혹은 홍삼으로 만든 식초와 비교했을 때 품질이 적합할 경우 대량 생산하여 경제성이 있을 것으로 예상하고, 홍삼 건더기가 식초 제조에 활용이 가능할 것을 목적으로 하였다. 이를 위하여 연구팀은 두 가지 방법을 이용하여 식초를 제조하였다.

첫 번째 방법은, 인삼이나 홍삼 또는 인삼 건더기나 홍삼 건더기에 초산균을 직접 접종하여 발효시키는 양조식초와 또 다른 두 번째 방법은 화이트 식초를 가하여 만드는 침출식 식초 제조방법을 이용하였다. 관능검사는 검사원 15명을 선발하고, 초산 발효액을 원심분리하여 부유물 및 균체를 제거한 식초에 대하여 맛과 향에 대한 점수를 종합하여 5점으로 평가하도록 하였다. 심사결과를 아주 좋다 5점, 좋다 4점, 보통이다 3점, 나쁘다 2점, 매우 나쁘다 1점으로 평가하도록 하여 평균값을 내었다.

안용근 교수연구팀은 5% 에탄올 용액에 홍삼 물 추출 후 건조한 홍삼 건더기 가루를 첨가하고 초산균(*Acetobacter aceti* 3281)로 35°C에서 26일간 발효시켜서 홍삼 건더기 식초를 제조하였다. 식초의 화학 조성을 비교 분석하였다. 그 결과 홍삼 건더기 식초의 총당은 0.236 mg/mL, 환원당은 0.236 mg/mL, 비중 1.005, 에탄올 함량 0.05%, 균체 수 8.58 CFU/mL, pH 3.24, 산도 5.11을 나타냈다. 식품공전에서 산도는 총산(초산)으로서 4.0~20.0 w/v% 감식초는 2.6 이상)으로 규정되어 있다. 홍삼 물 추출 후 건조한 홍삼 건더기 식초 산도는 5.32를 나타냈다. 관능 및 기호도 검사에서 물 추출 홍삼 건더기가 4.46을 나타내었다.

침출식 식초는 10% 화이트 식초에 인삼, 홍삼 혹은 홍삼 건더기를 단계적으로 가하여 30일간 침출하여 제조하였다. 인삼추출 식초는 0.4~1.6%, 홍삼 추출식 식초는 0.8% 이상에서, 물 추출 홍삼 건더기 식초는 0.8~1.6%, 에탄올 추출 홍삼 건더기 식초는 0.4~1.6% 사이에서 기호도가 가장 높았다.

안용근 교수연구팀은 홍삼과 홍삼 건더기를 이용하여 만든 식초를 비교 분석할 경우, 기호도나 초산농도에 있어서 인삼·홍삼과 인삼 건더기·홍삼 건더기 두 재료 사이에 큰 차이가 없음을 보여주었다(**표 7-2**). 이로써 홍삼 건더기를 주요 재료로 식초를 제조하는 방법

표 7-2 홍삼 및 홍삼 건더기를 이용한 홍삼 식초 제조 용도 활용 요약

*비교 대상	홍삼	**홍삼 건더기
식초 제조 사용 농도	0.8–12.8%	2–4%
초산 농도	9.92%	9.6–9.8%
관능 검사	4.2	4.46–4.56
기호도	0.8%	2–8%***

*비교 대상은 침출식 식초 제조시 임

**홍삼 건더기는 홍삼 물 추출 및 에탄올 추출을 합친 것임

***홍삼 건더기의 경우 농도가 높을수록 식초 색도는 붉은색으로 변하지만, 동시에 흙냄새가 강해져서 기호도가 떨어짐. 이점은 높은 농도의 홍삼 건더기 활용을 어렵게 하는 요소로 작용할 수 있음.

이 경제적일 수 있다는 장점을 보여주었다. 본 방법으로 만든 식초는 초산농도를 조절하여 조미료로써, 혹은 희석하여 건강 음료로 사용할 수 있는 가능성을 보여주었다.

홍삼 건더기를 이용한 인삼 식초를 제조하는 과정은 장점과 동시에 단점을 가지고 있다. 장점으로는 홍삼 건더기를 이용할 경우 거의 재료비가 들어가지 않는다는 점이다. 또 식초로써 갖추어야 할 모든 특성들을 가지고 있다는 것을 확인했다는 점이다. 단점은 이미 나와 있는 다른 식·재료를 이용한 식초(예, 감식초와 사과식초 등)와 경쟁력을 갖기 위해서는 홍삼 고유의 기능성 부여와 홍삼 고유의 향취(예, 흙냄새 등)를 줄이거나 없애는 방법을 개발하여 기호도를 높이는 방법의 개발이 필요하다. 미래 후속 연구에서, 홍삼 건더기 안에 들어있는 진세노사이드 혹은 인삼 고유 성분들이 발효과정에서 어떻게 변화하는가에 대한 구체적인 기능성을 부여하는 연구 결과를 보여준다면, 홍삼 건더기 식초 제조 응용 가능성이 높을 것으로 예상된다.

에탄올 생산을 위한 발효 배지로 홍삼 건더기 활용

청운대학교 식품영양학과 인만진 교수연구팀은 홍삼 건더기가 식빵, 쿠키, 머핀 및 스폰지 케이크와 같은 식재료나 식초에 낮은 양으로 배합되거나, 농작물 재배 용도의 퇴비, 혹은 가축 사료에 첨가되어 재활용 도가 낮은 것을 확인하였다. 홍삼 건더기의 부가가치를 높이는 방법을 개발하였다. 선행 연구들을 근거로 2013년 인만진 교수연구팀은 "에탄올 발효 배지로서 홍삼박의 활용"이라는 연구에서 홍삼 건더기에 단백질 분해 효소와 탄수화물 분해 효소를 첨가한 후 홍삼 건더기 분해 산물을 만들었다. 홍삼 건더기 분해 산물을 에탄올 생산 미생물 배양용 배지로 활용하였다. 즉, 홍삼 건더기를 이용한 에탄올 생산 원료로 대량 활용 가능성을 연구하였다.

인만진 교수연구팀은 홍삼 알코올 추출 후 남은 홍삼 건더기를 25% 홍삼 건더기 현탁액(pH 5.5)으로 만들었다. 홍삼 건더기 현탁액에 Novozyme사(Denmark)의 상업용 효소인 Viscozyme(탄수화물 분해 효소의 하나)과 Flavourzyme(단백질 분해효소의 하나)을 고형분 기준으로 각각 1.0%와 0.5%를 가하고, 50℃에서 3시간 반응시켜 홍삼 건더기 효소 분해물을 제조하였다. 그다음 단계로 가열(100℃, 20 min)하여 효소 반응을 정지시킨 다음, 홍삼 건더기 효소 분해물 10 kg을 다른 영양 성분을 추가하지 않고 에어락이 장치된 발효 용기에 넣고 시판 건조 효모(Saccharomyces cerevisiae)인 Fermivin(2.5 g)을 멸균 생리식염수 25 mL에 현탁시켜 접종한 다음, 25℃ 항온기에서 7일간 배양하면서 발효액의 총당, 환원당 및 에탄올 함량 증가를 분석하였다.

홍삼 건더기 발효 시간에 따른 에탄올과 환원당 함량과 에탄올 함량은 홍삼 건더기 효소 분해물을 이용할 경우 발효 6일 후까지 계속 증가하여 29.3 g/L까지 증가하였다. 홍삼 건더기 효소 분해 산물을 넣지 않을 경우, 에탄올 생성은 2.6 g/L로 매우 적었다. 이와 같은 에탄올 생성량의 차이는 효모가 발효에 필요한 최초 환원당 함량의 차이에서 기인하는 것으로 나타났다. 즉, 홍삼 건더기를 에탄올 발효의 원료로 활용하기 위하여 홍삼 건더기를 탄수화물 분해 효소와 단백질분해 효소로 처리할 경우 환원당의 함량이 7.2 g/L에서 101.1 g/L로 10배 이상 증가했기 때문이다. 에탄올 생성에 따라 환원당 함량은 지속적으로 감소하여 7일 후 홍삼 건더기 효소 분해물에서는 101.1 g/L에서 8.4 g/L로 감소하였다, 홍삼 건더기 효소분해 산물을 넣지 않을 경우, 7.2 g/L에서 2.9 g/L로 감소하였다.

홍삼 건더기 효소 분해물을 활용한 발효 효율을 에탄올 수율로 계산하여 효소 분해하지 않은 홍삼 건더기와 비교하였다(**표 7-3**). 홍삼 건더기 효소분해로 에탄올 생성량은 2.6 g/L에서 29.3 g/L로 1,000% 이상, 가용화된 총당 대비 수율은 0.19에서 0.27로 50% 향상되었다. 즉, 홍삼 건더기의 효소분해는 에탄올 생산에 매우 효과

표 7-3 홍삼 건더기 효소 처리에 의한 홍삼 발효 알코올 함량 증가 요약

대상 시료	*총당함량(g/liter)	**에탄올 함량(g/liter)	수율(g/g)
효소 처리하지 않은 홍삼 건더기	14.0 ± 0.4	2.60 ± 0.13	0.186 ± 0.015
효소 처리한 홍삼 건더기	107.0 ± 4.1	29.30 ± 2.27	0.274 ± 0.031***

*효소 처리에 의하여 총 당함량은 7.64배 증가함

**효소 처리에 의한 에탄올 함량 증가는 약 11배 증가함

***효소 처리에 의한 에탄올 수율은 약 47% 증가함

적인 방법으로 적용할 수 있음을 본 연구를 통하여 보여주었다.

인만진 교수연구팀은 활용도가 낮은 홍삼 건더기에 단백질 분해 효소와 탄수화물 분해 효소를 미리 처리한 후 알콜 발효를 실시할 경우, 두 효소를 전처리하지 않은 경우와 비교할 때 훨씬 더 많은 양의 에탄올이 생산되는 것을 확인하였다. 홍삼 건더기를 에탄올 발효 배지로 대량 활용할 수 있는 가능성을 제시하였다.

현재 생산되는 주정은 곡물을 이용하여 발효 제조한 발효 알코올이 대부분이다. 만약에 매년 대량 생산되는 홍삼 건더기를 이용하여 대량 발효 알코올 제조가 가능하다면, 홍삼 건더기를 대량으로 활용할 수 있다. 현재 주정 발효 알코올의 소매가격이 약 25,000원/20 L이다. 만약에 홍삼 건더기를 이용한 발효 알코올 제조 비용이 곡물을 이용한 발효와 비교할 때 경쟁력이 있다면, 홍삼 건더기 재활용과 식용 곡물 자원 절약 차원에서 홍삼 건더기를 이용한 발효 알코올 제조 산업화를 적극적으로 시도해 볼 만하다.

홍삼 건더기 효소 분해물을 이용하여 제조한 홍삼주(酒)의 발효 특성 변화

선행 연구에서 인만진 교수연구팀은 홍삼을 알코올 추출한 후 남은 홍삼 건더기를 단백질 분해 효소와 탄수화물 분해를 첨가한 후 7일 동안 발효시킬 경우, 효소분해를 시키지 않은 홍삼 건더기에 비하여 많은 양의 에탄올이 생성됨을 확인하였다. 2013년 연구팀은 "홍삼박 효소 분해물을 이용하여 제조한 홍삼주의 발효특성 변화"라는 후속 연구에서 홍삼 건더기를 기호식품에 활용하기 방법을 모색하였다.

즉, 홍삼 건더기에 함유된 단백질 및 탄수화물을 술 제조에 이용하기 위하여 홍삼 건더기(25% 현탁액)를 탄수화물 및 단백질 분해 효소로 분해한 후 효모에 의한 홍삼주를 만든 다음, 홍삼주의 알콜 발효 특성을 알아보는 것을 목적으로 하였다. 또한, 홍삼 건더기를 이용하여 만든 술의 관능검사에서도 홍삼의 향과 기능성 성분이 함유된 홍삼주의 제조방법을 보여주고자 하였다. 앞에서 기술한 바와 같이 홍삼 건더기를 복합 탄수화물 분해효소와 단백질 분해효소로 처리하여 홍삼 건더기 효소 분해물을 제조한 후 홍삼 발효주 제조에 사용하였다.

연구 방법으로 인만진 교수연구팀은 설탕을 첨가하여 초기 가용성 고형분 함량을 20브릭스(brix)와 30브릭스로 각각 조정한 후 효모를 접종하고 25℃에서 9일간 배양하였다. 홍삼 건더기의 가용성 고형분 함량은 발효 4일째까지 급격하게 감소하여 각각 9.3브릭스와 17.2브릭스로 낮아졌다. 4일째부터 9일째까지는 서서히 감소하여 각각 7.5브릭스와 13.1브릭스까지 감소하는 것을 확인하였다. 환원당 함량은 초기 함량 102 g/L에서 발효 1일째 120~130 g/L로 증가하였다. 20브릭스는 발효 3일째 39 g/L로, 30브릭스는 발효 4일째 46 g/L까지 급속하게 감소하였다. 발효 9일째는 각각 18 g/L와 24 g/L까지 감소하였다. 이는 효모가 에탄올을 생산하기 위하여 당을 사용하기 때문이다.

이와 같이, 에탄올 함량 증가는 효모에 의한 당 소비량과 비례하였고, 에탄올은 발효 1일째부터 생산되기 시작하였다. 에탄올 함량은 20브릭스 농도로 발효한 경우에서는 발효 6일째까지 증가하여 65 g/L가 되었고, 30브릭스의 경우에서는 발효 7일째까지 꾸준하게 증가하여 최종 에탄올 함량은 106 g/L까지 증가하였다. 산도(pH)는 모든 실험 대상에서 발효 2일째까지 급격하게 감소하여 pH 4.73에서 pH 3.99로 낮아졌다. 그 이후 9일째까지 pH의 변화는 미미하였다. 적정 산도는 pH 변화와 비례하여 증가하였다. 7일간 발효시킨 후 조사포닌(crude ginsenosides)의 함량은 100~200% 증가하였다. 즉, 효소를 처리하지 않고 효모를 배양한 경우, 처음 조사포닌 함량은 20과 30브릭스에서 0.015 mg/mL, 20브릭스 농도로 발효한 경우에서는 0.031 mg/mL이었으며, 30브릭스의 경우 0.045 mg/mL로 증가하는 것을 확인하였다(**표 7-4**).

우리나라 과실주 시장은 포도주 위주로 형성되어 있다. 현재 인삼

표 7-4 홍삼 건더기 발효 홍삼주 알코올 농도 요약

*브릭스(Brix)	20°	30°
발효 시간(day)	알코올 농도(%)	알코올 농도(%)
0	0	0
2	10	20
4	40	55
6	57	85
8	57	105
9	65	110
	진세노사이드 농도(mg/mL)	
0	0.015	0.015
7	0.031	0.045

*홍삼 건더기를 25% 농도로 현탁액으로 만든 다음, 비스코자임(viscozyme)과 프레보르자임(flavourzyme)을 고형분 기준으로 각각 1.0%와 0.5% 첨가하여, 50℃에서 3시간 반응시켜 홍삼 건더기 효소 분해물을 제조하였음. 그 후 가열(100℃, 20 min)하여 두 효소 반응을 정지시킨 홍삼 건더기 효소 분해물에 설탕을 첨가하여 초기 가용성 고형분 함량을 20° Brix와 30° Brix로 각각 조정한 것임.

주는 일반인들이 개인적으로 수삼을 알코올에 담가서 일정 시간이 지나면 소비하는 것과 일부 회사에서 제조·판매하는 인삼주가 주를 이룬다. 인삼주가 포도주만큼 소비가 많지 않다는 것에 착안하여, 인만진 교수연구팀은 홍삼 건더기에 효모를 첨가한 홍삼 발효주의 제조에 성공하였다. 추후 홍삼 건더기를 이용한 발효주에 대한 특성들(관능적인 기호도, 작업 표준화 및 제품 경제성)을 더 고려하고, 홍삼 건더기 발효 산물을 홍삼 발효주의 원료로 활용하여 가성비를 높인다면, 소비자들의 관심을 끌 수 있는 좋은 상품이 될 것이다.

요약

홍삼 건더기를 음료 제조에 활용하는 것은 제빵이나 한과를 제조할 때 활용하는 것과는 다르다. 왜냐하면, 홍삼 건더기를 음료 개발에 잘 활용한다면, 대량 소비가 가능하기 때문이다. 앞에서 소개한 연구들은 주로 전통적으로 수행되어온 것들이다. 홍삼 건더기 농축 발효액 제조, 홍삼 건더기 식초, 발효 알코올 및 홍삼 건더기 술(홍삼주) 제조가 이에 해당된다. 이를 기반으로 미래에는 홍삼 건더기 단독 혹은 다른 유효성분들을 첨가하여, 젊은 세대, 중년 및 실버 세대를 아우를 수 있는 홍삼 건더기 함유 음료(등산 및 운동과 관련된 에너지 음료, 갈증 해소 음료, 숙취 해소 혹은 집중력을 도와주는 음료 등) 개발이 가능할 것이다. 여기서 중요한 것은 단순한 홍삼 건더기 분말이 아니라 홍삼 건더기 유래 유효성분을 추가로 분리하여 함께 응용한다면, 충분히 기존 음료와 경쟁력이 있을 것으로 예상한다. 홍삼처럼 홍삼 건더기도 많은 종류의 유효성분을 함유하고 있어서 가성비가 높기 때문이다.

화장품 원료로 홍삼 건더기 재활용

Chapter

08

홍삼 건더기의 화장품 원료 재활용

인류가 화장품을 사용한 역사는 매우 오래되었다. 고고학적으로 최초 증거는 기원전 3500년경의 고대 이집트에서 나왔다. 이어서 고대 그리스와 로마에서도 화장품을 사용했다는 증거들이 나왔다. 예로부터 사람이 사용하는 화장품은 주로 얼굴이나 두피 혹은 머리의 다른 부위에 바르는 것부터 시작하였다. 우리가 화장품(cosmetics)을 사용하는 이유는 "인체를 아름답게 하여 더 매력적으로 보이도록 하고, 다른 냄새를 없애거나 용모를 변화시키려고 하는 것이다. 그 외에 피부나 머릿결의 건강을 유지 및 증진하기 위한 용도이다"라고 정의할 수 있다.

최근에 조금 더 발전된 화장품은 기능성을 가지고 있어 피부 노화를 늦추거나 억제하는 것을 목표로 사람 얼굴이나 그 외 신체의 다른 부위에 바르거나 사용된다. 현재, 화장품은 사용 부위, 사용 목적 또는 제품의 구성성분 및 성상 등에 의해 기능성 화장품을 포함하여 여러 가지로 분류할 수 있다.

피부 노화는 크게 외인성 노화인 광 노화와 내인성 노화인 자연 노화로 나눌 수 있다. 피부 광 노화의 원인은 야외 활동 시 자외선 노출 때문에 생긴다. 자외선을 쪼이면 피부 두께 감소 및 탄력 저하가 발생한다. 조직학적으로 보면 콜라겐 섬유(collagen fiber)가 손상되고 피부 엘라스틴 섬유(fiber)가 변형되어 피부 노화가 진행된다. 자외선 노출에 의한 피부 노화의 또 다른 중요한 영향 인자는 자외선에 의해 비정상적으로 생성되는 활성 산소(reactive oxygen species, ROS)와 자유 라디칼(free radical)이다. 활성산소는 정상적인 세포 내에서도 만들어지지만, 주로 자외선 노출 때문에 생성된다.

건강한 정상적인 세포들은 이러한 활성산소나 자유 라디칼을 제거하는 항산화 효소들(superoxide dismutase, SOD) 및 글루타치온 퍼옥시다아제(glutathione peroxidase, GPx)의 활성을 통하여 정상기능을 회복한다. 그러나 노화나 질병 혹은 다른 원인들(스트레스, 음주, 흡연 등)에 의하여 정상적인 항산화 효소들이 고갈되거나 제기능이 떨어져, 자체 회복력을 잃을 때와 자외선에 노출될 때 피부노화가 더 빠르게 일어난다. 즉, 자외선 노출 때문에 생기는 피부노화의 원리는 다음과 같다. 1) 자외선 노출에 의해 생성되는 활성산소는 피부 세포막을 구성하는 지질에 작용하여 세포막을 손상시킨다. 2) 피부세포로 DNA나 다양한 기능을 수행하는 단백질을 비롯한 미토콘드리아와 같은 세포 내 소기관들을 손상시킨다. 3) 피부세포에서 에너지를 생산하는 공장인 미토콘드리아를 손상시키고, 염증 반응을 유발한다.

홍삼은 항산화와 항염증 효과를 발휘하여 활성산소나 자유 라디칼에 의한 피부 노화를 줄이는 작용이 있다고 알려져 있다. 홍삼 추출물은 피부 조직의 콜라겐이 활성산소에 의해 파괴되는 작용을 억제하고, 홍삼 추출물이 자외선 노출에 의한 마우스의 피부 손상을 감소시킨다. 또 털이 없는 생쥐(hairless mouse)에 자외선을 12주 동안 쬐면서 인삼 사포닌 분획을 처리한 결과, 피부 두께가 두꺼워지고 탄력이 개선됨을 확인하였다. 이를 조직학적으로 관찰한 결과 표피두께와 ECM(Extracellular matrix)이 높아졌고, 콜라겐(collagen)이 증가되어 자외선 노출에 의한 피부세포 노화를 억제하고, 피부 탄력 및 주름을 개선하는 효과가 있다.

피부 손상 및 아토피와 같은 피부 질환이 생기면, 피부에 염증이 생긴다. 그 결과 피부 장벽이 파괴되어 외부 감염에 쉽게 노출된다. 이에 따라 염증반응이 심해지거나 상처가 잘 낫지 않는다. 염증이 발생하면 면역 염증인자인 TNF-α 및 IL-4가 많이 생성되어 정상적인 피부 회복을 지연시킨다. 홍삼의 유효 성분들(진세노사이드 및 진토닌)은 염증 인자들의 생산을 줄인다. 대신에, 피부 성장인자의 일종인 vascular endothelial growth factor(VEGF)의 생산을 증가시켜 상처 부위에 피부세포 활성 및 혈관생성작용을 촉진하여 피부 재생력을 높인다. 따라서 VEGF 활성을 촉진하면 혈관 생성 및 조직회복을 높여 피부재생 효과를 높일 수 있다.

현재 우리나라에서는 인삼 부산물 중 화장품의 원료로 인삼 열매(인삼베리)만을 사용하고 있다. 인삼 열매가 나오는 시기에 구한 것을 화장품 원료로 사용한다. 인삼 열매 수확이 제한적이면서 인삼 열매 수량도 적어서 인삼 열매를 이용한 화장품 생산량은 많지 않다. 그러다 보니 고가이면서 판매 기간도 짧다. 홍삼의 경우에는 홍삼 추출물 성분 및 홍삼 건더기를 이용하여 홍삼 오일을 뽑아내어, 홍삼 오일을 화장품 원료로 활용하고 있다. 그 외 화장품 회사들이 기능성 화장품(항노화나 피부 주름 억제 등)이나 샴푸 혹은 비누 등 다양한 제품에 홍삼 혹은 홍삼 건더기를 원료로 이용하고 있다. 홍삼 건더기를 이용한 화장품 응용 연구 논문들은 몇 편에 불과하지만, 홍삼 건더기와 홍삼 베리가 항산화와 함염증 효과가 있어 화장품 원료로 활용될 가능성을 보여준 연구들을 살펴보고자 한다.

2016년 목원대학교 생의약화장품학부의 양재찬 교수연구팀은 "홍삼박(Korean red ginseng residue)을 이용한 화장품 응용에 관한 연구"에서 홍삼 건더기를 화장품 소재로 활용하고자 홍삼 건더기의 HPLC 성분 분석과 홍삼 건더기가 B16F10 세포에 대한 세포 생존률에 미치는 영향, 항산화 능력, 주름 개선 효능을 연구하였다. 먼저, 홍삼 건더기의 성분 분석을 위한 물, 30% 알코올, 30% 혹은 1,3-buthylene glycol를 용매로 하여 홍삼 건더기로부터 인삼 사포닌을 추출하였다. 물, 에탄올 혹은 1,3-buthylene glycol로 추출할 경우 모든 용매에서 진세노사이드인 Rg3(*S*), Rg3(*R*), Rg5, Rk1와 protopanaxtriol(PPT)계열 진세노사이드인 Rk3, Rh4가 모두 존재하는 것을 확인하였다. 그러나, 물이나 에탄올에 비하여 1,3-buthylene glycol를 용매로 하여 추출할 경우 진세노사이드 함량이 가장 높게 나오는 것을 확인하였다. 연구팀은 홍삼 건더기에 포함된 인삼 진세노사이드의 양이 추출 용매에 따라 추출되는 양이 다르다는 것을 보여주었지만, 진세노사이드 단위를 μg/mL로 표시하여 실질적으로 홍삼 건더기가 g당 얼마의 인삼 사포닌이 함유되어 있는 가를 보여주지는 않았다(Chapter 3).

홍삼 건더기에서 유래한 세 가지 추출물을 B16F10 세포에 처리하여 세포 생존율을 확인한 결과, 홍삼 건더기 물 추출물과 1,3-buthylene glycol 추출물에서는 20 μL/mL이 될 때까지 세포 독성을 보이지 않았다. 그러나, 홍삼 건더기 에탄올 추출물의 경우에는 5 μL/mL 이하에서만 세포 독성을 보였다. 홍삼 건더기 에탄올 추출물이 세포 독성에 민감하게 작용하는 것으로 보아 사용하는 용매에 따라 홍삼 건더기에서 추출되는 성분이 다를 수 있음을 보여주었다.

양재찬 교수 연구팀은 각기 다른 용매로 추출한 홍삼 건더기에 의한 항산화 작용을 DPPH 라디칼 제거 능력으로 검증한 결과, 20 μL/mL에서 주정(에탄올) 추출물(33.2%) > 1,3-buthylene glycol (26.3%) > 물 추출물(22.6%) 순으로 나옴을 확인하였다. 이 연구 결과는 홍삼 건더기 주정 추출물이 다른 용매 추출물보다 항산화 작용이 더 있음을 보여주었다. 항산화 효과에 대한 또 다른 방법으로 항산화 효소의 하나인 SOD 활성 능력을 측정한 결과, 20 μL/mL에서는 1,3-buthylene glycol(55.0%) > 에탄올 추출물(52.4%) > 물 추출물(41.8%) 순으로 활성 능력을 보여주었다. 결론적으로, 1,3-buthylene glycol 추출물과 에탄올 추출물이 항산화 효과가 있음을 보여주었다.

홍삼 건더기 추출물을 화장품 용도로 활용하기 위하여 항 주름 효과를 검증하기 위한 elastase 활성 억제 능력을 측정하였다. 측정 결과, 16.25 μL/mL의 같은 농도를 사용할 경우 물 추출물이 55.7% 억제 능력을 보였고, 1,3-buthylene glycol 추출물은 35.3% 엘라스테이스 활성을 억제하여 주름 형성 억제 가능성을 보였고, 에탄올 추출물에서는 4.72% 순으로 나타났다. 피부 주름 억제에 대한 개선 효과는 홍삼 건더기 물 추출물이 가장 높다는 것을 보여주었다.

양재찬 교수연구팀은 세 종류의 용매에 따른 홍삼 건더기 추출물의 진세노사이드 함량의 차이는 사용하는 용매에 따라 다름을 보여주었다. 또한, 항산화 능력 및 주름 개선 효능이 추출 용매에 따라 다를 수 있음을 보여주었다. 양재찬 교수연구팀은 항산화와 주름 개선용 화장품 소재로 홍삼 건더기를 활용할 경우, 물 추출물과 1,3-buthylene glycol을 사용하는 것이 적합할 것으로 제시하였다.

2021년 원광대학교 뷰티디자인학부 김현숙 교수연구팀은 "인삼 열매(인삼베리) 건더기 추출물이 피부 개선에 미치는 영향"에 대한 연구에서 인삼 열매 건더기의 피부 개선용 화장품 원료로 활용 가능한지를 살펴보았다. 먼저, 인삼베리 건더기를 70% 에탄올 추출을 통하여 에탄올 추출물을 준비하였다. 다음으로 인삼베리 건더기 주정 추출물의 총 폴리페놀 및 플라보노이드 함량 측정, DPPH 라디칼 소거 활성을 통한 항산화제 평가 및 세포 생존율을 측정하였다. 항염증 효과에 접근하기 위해 NO 생성 억제 측정 및 세포 이동 평가에 의한 세포 재생을 확인하였다.

분석 결과 인삼 베리 에탄올 추출물은 총 폴리페놀 함량이 335 ± 12.3 mg/g이었고, 총 플라보노이드 함량은 79 ± 3.2 mg/g이었다. 인삼 베리 에탄올 추출물의 DPPH 라디칼 소거 활성도 농도가 0.25 mg/mL에서 38%, 0.5 mg/mL에서 49%, 0.75 mg/mL에서 74% 및 0.9 mg/mL에서 81%로 추출물 농도가 증가함에 따라 항산화 능력도 증가 활성을 보였다. 세포 생존율 평가(MTT 분석)는 0.25 mg/mL에서 93%, 0.5 mg/mL에서 91%, 0.75 mg/mL에서 89%, 0.9 mg/

mL에서 83%였다. 0.25 및 0.5 mg/mL 농도에서 세포 생존율은 90% 이상으로 나타나, 홍삼 베리 에탄올 추출물의 최저 생존율은 80% 이상으로 처리한 농도에서 세포 독성을 발현하지 않은 것을 확인하였다.

인삼 베리 에탄올 추출물의 항염증 평가에서는 지표로 NO 형성 억제 정도를 확인하였다. 인삼 베리 에탄올 추출물은 염증 유발 물질(lipopolysaccharides, LPS)로 자극할 때 LPS 단독으로 세포에 처리할 경우 NO가 47 μM 형성되었는데, LPS와 추출물을 0.25 mg/mL 같이 처리할 경우에서 32 μM, 0.5 mg/mL를 같이 처리할 경우 22 μM, 0.75 mg/mL에서는 11 μM로 추출물 농도가 증가할수록 NO 형성이 감소하는 것으로 나타났다. 이 결과는 추출물 자체로도 항염증 효과가 있다는 것을 의미한다. 피부세포 회복·재생과 관련된 실험으로 세포 이동(cell migration)을 측정하였다. 인삼 베리 농도별 keratinocytes의 세포 이동 및 회복조건을 비교한 결과, 2.5 mg/mL, 5 mg/mL 및 10 mg/mL로 농도가 높을수록 공간이 더 빨리 채워져 피부의 회복과 재생에 도움을 줄 가능성을 보여주고 있다.

위에서 기술한 바와 같이 김현숙 교수연구팀은 처음으로 인삼 베리 건더기를 주정 추출하여 화장품용 소재로의 활용 가능성을 확인하기 위하여 기초 연구를 실시하였다. 그 결과 인삼 베리 에탄올 추출물은 항산화 작용 및 항염증 작용이 있다는 것을 확인하였다. 즉 항산화 작용 및 항염증에 필요한 폴리페놀과 플라보노이드들을 함유하고 있음을 검증하였다. 인체 적용과 같은 주가 후속 연구를 통해 피부 미용에 효과적인 화장품 원료로 사용될 수 있는 인삼 베리 건더기의 새활용 가능성을 열어 놓았다.

‘반려동물 및 가축 사료로 홍삼 건더기 재활용’

Chapter

09

홍삼 건더기의 반려동물 및 산업용 동물 사료 재활용

국내 반려동물 사료 시장과 홍삼 건더기 활용 연구 예

국민소득이 늘어나고 삶의 여유가 생기는 중진국에서 선진국으로 도약 혹은 진입한 나라에서 공통으로 나타나는 현상 중 하나가 있다. 바로 반려견(개)과 반려묘(고양이) 양육 가구의 증가를 들 수 있다. 국민소득이 선진국처럼 더 높아지면, 반려견보다 반려묘의 증가가 더 뚜렷하게 나타난다. 우리나라도 국민소득이 $35,000를 돌파하며 선진국에 진입하였다. 선진국이 되면서 삶의 질이 향상되었다. 핵가족 및 노령인구의 증가로 혼자 사는 가구 수가 증가하게 되면서 반려동물을 가족의 일원으로 자연스럽게 받아 들이게 되었다. 2020년 통계에 따르면, 우리나라 반려동물 수가 약 800만 마리에 이른다고 한다. 우리나라 인구가 5,000만 명이라고 가정하면, 다섯 가구당 한 가구가 반려동물(개 >> 고양이)을 키우고 있는 셈이다. 복수 응답을 허용할 경우, 반려동물 양육 가구의 75.6%가 개를 기르고 있었다. 고양이를 기른다는 응답은 27.7%였다. 3위는 물고기(7.3%), 4위는 햄스터(1.5%)였으며, 거북이(1.0%), 새(1.0%) 등이 그 뒤를 이었다(**표 9-1**). 대부분이 개와 고양이를 기르고 있는 셈이

표 9-1 최근 5년간 우리나라 반려동물 수 변화 요약

년도	반려견(개) 수	반려묘(고양이) 수
2018	5,072,272	1,280,400
2019	5,984,903	2,579,186
2020	6.017,991	2,582,824
2021	5,178,614	2,254,321
2022	5,447,952	2,540,561

자료: 2022년 농림축산식품부

다. 또한, 반려동물 산업 관련(반려동물 의료, 사료 및 개·고양이 용품 등) 시장 규모는 연간 약 2조원에 달한다. 그중 반려동물이 먹는 일반사료와 건강 관련 기능성 사료에도 관심이 높아지고 있다.

국내 반려동물 사료 생산량은 2020년에는 약 14만 톤이었다. 2016년의 2만 3천 톤에 비하면 5년 사이에 약 6배 정도 증가한 셈이다. 우리나라에서 생산하여 해외로 판매한 반려동물 사료 수출액은 2016년 160억원에서 2020년 800억원으로 5배나 늘었다. 물론 반려동물 사료 수입액도 증가했다. 2016년 1억 7천만 달러였던 사료 수입 규모는 2020년도에 2억 7천만 달러까지 늘어났다. 국내 반려동물 사료 시장에서 수입 브랜드의 비중이 65%에 달하면서 수입의존도가 점차 증가하고 있다. 국가기관(농진청)이 2018년부터 '반려동물산업 활성화 핵심기반기술 개발 사업'을 진행하고 있지만, 18개 연구과제 중 사료 관련 과제는 4건에 불과하고 기술이전도 단 1건에 그치고 있다. 반려동물 사료 수입을 줄이면서 국내 기술로 반려동물의 건강을 위한 사료 점유율을 높이는 지속적인 연구와 기능성 사료 개발을 모색하고 있지만, 아직은 초보 단계다.

인삼 성분이 포함된 반려동물 사료 개발과 관련하여 2012년 국립

축산과학원 소경민 박사연구팀은 "반려견(품종: 미니어처 슈나우저)의 건강 개선을 위한 홍삼박 최적 활용법 제시: 2% 첨가"라는 연구보고서에서 홍삼 건더기가 함유 안 된 사료, 홍삼 건더기가 사료에 2% 혹은 5%가 함유된 고열량 사료(지방 함유량이 높은 사료)를 암컷 미니어처 슈나우저에게 8주간 먹였다. 먹인지 2주 뒤에 혈중 총콜레스테롤과 중성지방량이 감소하는 것을 확인하였다. 그러나, 고열량 먹이를 사료로 줄 때 홍삼 건더기 첨가 함유량에 따른 혈중 저밀도 지질단백질-콜레스테롤(LDL-C) 수치 변화에는 차이가 없었다. 혈중 총 항산화 능력에도 영향이 없는 것으로 나타났다. 흥미로운 것은, 슈나우저와는 반대로 홍삼 건더기 2%와 5%가 함유된 고열량 사료를 비글 견에게 먹일 경우 미니어처 슈나우저와는 반대로 혈중 총 콜레스테롤 함량이 증가하는 것으로 나타났다. 아마 견종에 따라 홍삼 건더기의 효과가 다를 수 있다는 것을 보여준 한 사례라고 생각된다.

홍삼 건더기를 사료 원료로 포함하는 국내에서 개발된 반려동물 사료는 많지 않고 초보 단계이다

1,000만 반려동물을 기르는 국내 반려동물 사료 시장 규모는 커지고 있다. 그러나, 안타깝게도 수입품이 60%를 차지하고 있다. 이에 국내 업체들도 지속적인 관심을 가지고 신제품 개발을 서두르고 있다. 홍삼 성분 및 홍삼 건더기를 포함하는 반려동물 사료를 개발하여 판매하는 회사는 다음과 같다. 2015년 A사는 홍삼 건더기와 홍삼 성분을 함유하는 반려견 사료를 출시하였다. 이 제품은 반려견의 건강을 고려하여 홍삼 건더기와 홍삼 성분을 함유하고 있다. 2016년 B

사는 홍삼 건더기를 포함하는 애완용 사료를 선보이며 애완용품 시장에 진출하였다. 그 외 눈에 띄는 회사나 제품은 아직 없다.

산란계를 포함하는 닭 사료로 홍삼 건더기 활용

1975년 건국대학교 최병규 교수연구팀은 "산란계에 대한 인삼박의 영양학적 효과"라는 연구에서 홍삼 건더기를 산란계에 처음으로 적용하였다. 즉 홍삼 건더기 분말 가루(5% 혹은 10%)를 산란계 배합 사료에 섞어서 산란계에 사양할 경우, 영양학적으로 기존 배합 사료의 대체 가능성을 처음 연구하였다. 대상 산란계(세이바 288종) 180마리를 3그룹으로 나누어서 8주 동안 실시하였다. 먼저, 홍삼 건더기 분석 결과 조단백 함량은 4.3%로 판매되는 배합 사료의 조단백 함량 18.7%에 비하여 낮았다. 조섬유는 홍삼 건더기가 14.7%로 배합 사료보다 높았고, 조지방과 당질은 낮아서 홍삼 건더기를 100% 단독 사료로 쓰기에는 그 가치가 낮다는 것을 확인하였다. 그래서 산란계 배합 사료에 혼합하여 사용하였다.

8주 뒤에 산란계 체중 증가를 확인한 결과 증체량에 있어서는 홍삼 건더기 분말이 포함 안 된 사료 급여 그룹에서는 체중 증가가 낮은 반면에, 5% 홍삼 건더기 분말을 첨가한 그룹에서는 50 g이 증가하였다. 사료 효율은 홍삼 건더기 분말이 없는 그룹에 비해 홍삼 건더기 분말 첨가 그룹에서 약간 향상되었다. 산란계의 계란 생산 능력 즉, 산란율에서는 홍삼 건더기 분말을 첨가하지 않은 그룹과 10% 홍삼 건더기 분말을 첨가한 그룹에서는 거의 같았고, 5% 홍삼 건더기 분말을 첨가한 그룹에서는 약간 높았다. 계란의 무게(난중)에서는 큰 차이가 없었다(**표 9-2**). 본 연구 결과는 홍삼 건더기를 일반

표 9-2 홍삼 건더기 분말을 산란계 배합 사료에 혼합 후 8주간 사양할 경우 산란계 증체율 및 산란율 비교 연구 요약

	대조군	홍삼 건더기 5% 첨가 그룹	홍삼 건더기 10% 첨가 그룹
증체율	100	105*	102.4
산란율	100	104	100.4

*$p < 0.05$, 배합 사료 단독인 대조군과 비교시.

산란계 배합 사료에 첨가하여 사료 효율을 약간 높였으며, 홍삼 건더기 분말 5%까지 산란율 향상 용도로 활용될 가능성을 처음으로 보여주었다.

2011년 농촌진흥청 홍준기 박사연구팀은 홍삼을 추출하고 남은 홍삼 건더기를 산란계 사료에 혼합 급여할 경우 산란율이 증진되고 닭의 면역성 개선 여부를 확인하였다. 즉, 연구팀은 홍삼 건더기의 사료 가치를 밝히기 위해 산란계 사료에 홍삼 건더기 3%를 섞어 8주간 급여한 결과, 산란율이 6% 향상된 것으로 확인했다. 또 혈액의 항산화 활성과 면역능력을 조사한 결과 혈액의 항산화 활성이 약 10% 높아지고 외부에서 침입한 병원성 물질에 대해 1차 면역을 담당하는 항체(IgM)의 농도도 36% 향상된 것을 확인하였다. 연구팀은 홍삼 건더기를 사료로 활용할 경우, 산란계의 수익률 개선에 도움을 줄 것으로 예상했다, 즉, 산란계 한 마리당 185원(8주 기준)의 추가이익이 발생, 5만수 규모 농장의 경우 연간 3천만원의 추가이익이 발생할 것으로 추정했다. 이 연구 결과는 홍삼박을 이용하면 산란계의 건강상태와 생산성을 높일 수 있을 뿐 아니라 홍삼 건더기의 면역력 증진 작용을 통하여 사료 첨가용 항생제의 대체물질로 활용 가치가 있음을 보여준 것이다.

2012년 농촌진흥청 홍준기 박사연구팀은 후속 연구에서 "홍삼 부산물이 스트레스에 대한 산란계 생체반응에 미치는 영향"이라는 연구에서는 홍삼의 항스트레스와 항산화 효과 및 면역 활성에 효과가 있다는 것에 착안하였다. 즉, 여름철 고온이나 높은 습도 같은 외부 스트레스가 산란계의 계란 생산성에 민감하게 작용하여 부정적인 영향을 줌으로써 경제적인 손실이 발생할 수 있다는 것을 확인하였다. 연구팀은 홍삼이 항스트레스 효과(anti-stress)를 가지고 있는 것으로 이미 알려져 있기 때문에, 홍삼 건더기를 산란계 사료에 첨가할 경우 고온 환경에서 발생하는 스트레스 적응과 면역 개선 효과를 연구하는 것을 목적으로 하였다. 따라서 면역 증강 효과를 가지고 것으로 알려진 β-glucan 첨가 사료를 양성 그룹(positive group)으로 설정하고, 고온 스트레스 후의 생산성 변화, 혈액 생화학 조성, 면역계에서 염증 유발물질 분비 자극 물질인 리포폴리사카라이드(lipopolysaccharides, LPS)에 대한 면역 반응 및 혈액 항산화 활성에 대한 홍삼 건더기 효과를 연구하였다.

실험 연구용 닭으로 산란계 52주령 갈색 산란계(ISA Brown)를 사용하였다. 홍준기 박사연구팀은 산란계 시험 그룹을 세 그룹 즉, 홍삼 건더기 분말을 포함하지 않은 그룹, 시판 중인 β-glucan 면역 증강 제제 첨가 그룹, 3% 홍삼 건더기 분말 가루 첨가 그룹으로 나누었다. 각 그룹당 15마리로 하여 총 11주간 사양 실험을 실시하였다. 실험 8주차에 불쾌지수(THI; temperature humidity index)를 76(27℃, 60%)에서 86(34℃, 60%)으로 상승시키고, 24시간 동안 유지한 후 3주간 회복 시간을 갖도록 하였다. 11주 후에 면역 활성을 유도하기 위하여 염증 유발물질인 LPS를 접종하였다.

연구 결과, 8주간의 일반 사양 실험에서 3% 홍삼 건더기를 포함하는 사료를 먹인 산란계들은 홍삼 건더기가 없는 배합 사료만 먹은 산란계에 비하여, 약 6% 산란율이 증가하였다. 그러나, 산란계가 낳은 계란 무게에는 영향이 없었다. 그리고, 고온 스트레스 자극 후 혈액 생화학 및 생산성 변화에서도 홍삼 건더기 효과는 나타내지 않았다. 체내 면역 반응을 유도하는 LPS 접종 시 전체적으로 IgM 농도가 감소 되었지만, 홍삼 건더기 사료를 섭취한 그룹의 경우 면역제제 첨가 그룹과 동일하게 LPS 주입 후 IgM 농도를 아무것도 사료에 첨가하지 않은 대조군보다 높게 유지하는 것으로 관찰되었다. 홍삼 건더기 사료의 항산화 효과를 확인하기 위하여 혈액 내 항산화 효소인 SOD 유사 활성을 분석한 결과, 홍삼 건더기 배합사료 첨가 그룹과 면역제제 첨가 그룹에서 모두 아무것도 넣지 않은 그룹보다 높은 항산화 활성을 보였다.

결론적으로, 홍준기 박사 연구팀은 산란계에게 3% 홍삼 건더기를 포함하는 배합 사료를 급여할 경우 3가지 장점이 있다는 것을 확인하였다. 첫 번째는 홍삼 건더기를 함유하는 산란계 사료는 일반환경에서는 산란율을 6% 증대시켜 생산성을 개선하는 효과가 있었다. 또한, 베타-글루칸(β-glucan)을 함유한 면역제제와 유사 패턴으로 LPS 접종에 대해 IgM 농도를 체내에서 높게 유지하고, 마지막 세 번째는 혈액 내 항산화 활성을 높이는 효과를 나타내었다. 그러나, 홍삼 건더기를 함유한 사료를 먹일 경우 강한 고온 환경에서 가해지는 스트레스 자극에 대한 방어 효과(산란율 증가와 계란의 품질 등)는 관찰되지 않았다. 일반환경에서 홍삼 건더기 함유 사료는 산란계 체내 면역증진 조절을 통한 질병 예방 및 항산화 효과를 가지고 있어 산란계 건강과 계란의 무게에는 변화 없이 생산성 증진에 긍정적으로 작용하는 것으로 나타났다(**표 9-3**).

2015년 중부대학교 최인학 교수연구팀은 "산란계 사료에 홍삼박 분말 첨가 시 계란 신선도 향상에 관한 연구"에서 2% 홍삼 건더기 분말을 산란계 사료에 배합한 그룹과 배합하지 않은 그룹(각 그룹 10마리)으로 나누어 4주 동안 먹이로 공급하였다. 계란은 매주 그룹별로 9개를 채집하여 분석에 이용하였다. 연구팀이 수행한 분석항목들은 계란 무게(egg weight, 난중), 계란 품질을 평가하는 haugh unit(HU) 및 난황색(egg yolk color)이었다. 난중은 채집한 계란을 전자저울을 이용하여 측정하였다. Haugh unit(HU)은 계란 신선도 검사기를 이용하여 측정된 계란 중량과 농후 난백 높이를 HU 계산식에 적용하여 계산하였다.

연구 결과 최인학 교수연구팀은 계란의 무게(난중)는 홍삼 건더기를 사료에 배합하여 급여한 그룹이 4주 후에 홍삼 건더기를 배합하지 않은 산란계에 비하여 더 무게가 나가는 것을 확인하였다. 그러나, 1, 2 그리고 3주에서는 차이가 없었다. HU는 1, 2 및 3주에서는 아무런 차이가 없었지만, 0주와 4주에서는 통계적 유의성이 있는

표 9-3 홍삼 건더기 분말(3%)을 산란계 배합 사료에 혼합 후 8주간 사양할 경우 산란계 산란율, LPS 처리 시 항체 생산율 및 항산화 활성 비교 연구 요약

	대조군(%)	홍삼 건더기 3% 첨가 배합 사료 그룹
산란율	100	107.2*
항체(IgM)	100	135.7**
항산화(SOD) 활성	100	149.3

*$p < 0.05$, 대조군 비교시.

**$p < 0.05$, LPS로 처리 8주 뒤에 항체 IgM 생성율 비교시.

것으로 나타났다. 따라서 홍삼 건더기 분말 가루를 산란계 사료에 첨가하는 것은 전체적으로 계란의 신선도의 대표적 단위인 HU 값을 향상시켰다. 난황색(egg yolk color)은 1주와 2주에서 유의성이 있었으나, 0주, 3주 그리고 4주에서는 유의적인 차이를 나타내지 않았다. 그러나, 난황색은 홍삼 건더기 분말 처리 그룹이 홍삼 건더기를 배합하지 않은 그룹보다 높게 나타났다. 또한, 홍삼 건더기 분말이 난황색에 변화를 준다는 사실은 3주까지는 관측되었지만, 4주에서는 두 처리 그룹의 난황색이 비슷한 결과를 얻었다.

최인학 교수연구팀은 결론적으로 2% 홍삼 건더기 분말을 산란계 배합 사료에 섞어서 줄 경우, 계란의 신선도 즉 HU값(신성도) 향상에 긍정적인 영향을 주는 것으로 나타나 계란의 유통기간을 늘이는 효과를 얻을 수 있다(**표 9-4**).

2016년 국립축산과학원 가금과학과 연구팀은 "Effect of dietary supplementation of red Ginseng by-product on laying performance, blood biochemistry, serum immunoglobulin and microbial population in laying Hens"라는 연구 논문에서 홍삼 건더기 투여가

표 9-4 홍삼 건더기 분말(2%)을 산란계 배합 사료에 혼합 후 8주간 사양 후 산란계 산란율, LPS 처리 시 항체 생산율 및 항산화 활성 비교 연구 요약

	대조군(%)	홍삼 건더기 2% 첨가 배합 사료 그룹
계란 무게	100	104*
계란 신선도(HU)	100	110**
난황색(yolk color)	100	115***

*$p < 0.05$, 4주 후 대조군 비교시
**$p < 0.05$, 4주 뒤 대조군 비교시
***$p < 0.05$, 2주 뒤 대조군 비교시

산란계의 계란 생산성에 미치는 영향에 대한 연구 보고는 있었지만, 홍삼 건더기가 산란계의 장내 미생물과 면역 체계에 미치는 영향에 대한 연구는 없다는 것에 착안하여 본 연구를 수행하였다. 따라서 본 연구는 산란계에서 홍삼 건더기를 사료에 보충할 경우 산란계의 계란 생산, 계란 품질, 혈액 생화학, 혈청 면역글로불린 및 장내 유용 미생물 개체 수에 미치는 영향에 대하여 살펴보았다.

먼저, 홍삼 건더기 건조 후 미세 분쇄기를 이용하여 분쇄한 분말을 준비하였다. 연구 대상은 총 120마리의 Hy-Line Brown 산란계(주령: 75)를 3가지 다른 사료급여 그룹으로 무작위로 나누었다. 먼저, 옥수수를 기본사료로 하는 상업형 기본배합 사료를 급여한 그룹, 거기에 0.5% 홍삼 건더기 분말이 추가로 첨가된 그룹, 혹은 1% 홍삼 건더기 분말이 추가로 공급된 그룹으로 나누어 사료를 준비하였다. 사료는 4주 동안 자유롭게 산란계가 먹도록 하였다.

사료섭취 4주 동안 급여하고 4주 후에 사료섭취량, 계란 무게(난중), 사료 전환율에는 차이가 없었다. 그러나, 암탉의 달걀 생산량은 옥수수 기본사료를 급여 받은 그룹보다 0.5%와 1% 홍삼 건더기 분말을 추가로 급여 받은 그룹에서 각각 6%와 7% 증가하였다. 중성지방, 아스파테이트 아미노전이효소, 알라닌 아미노전이효소에는 차이가 없었으나, 0.5%와 1% 홍삼 건더기 분말을 급여 받은 산란계 그룹은 그렇지 않은 그룹보다 혈청 면역글로불린 G(IgG) 및 IgM 함량이 증가하였다. 또한 총 콜레스테롤은 낮았다. 장내 유산균(Lactobacillus) 개체수는 0.5%와 1% 홍삼 건더기 분말을 추가로 급여 받은 그룹에서 증가하였다. 그러나 살모넬라(salmonella)와 대장균(*Escherichia coli*)과 같은 병원성 균들의 총 숫자는 세 가지

표 9-5 홍삼 건더기 함유 배합 사료가 산란계에 미치는 다양한 영향 요약

비교 대상	기본 배합 사료(%)	0.5% 홍삼 건더기 포함 배합 사료(%)	1.0% 홍삼 건더기 포함 배합 사료(%)
산란율	100	106*	107
면역 항체(IgG와 IgM)	100	IgG(109.5)*, IgM(127.8)*	IgG(110.5)*, IgM(129.1)*
혈액 콜레스테롤	100	95*	93.5*
장내 유용 미생물 (Lactobacillus)	100	106.2*	108.9*

*$p < 0.05$, 기본 배합 사료와 비교시.

처리 그룹 사이에서 차이가 없었다. 결론적으로 홍삼 건더기 분말의 추가 급여가 암탉의 계란 생산을 증가시켰다. 그 외에도 홍삼 건더기 분말 추가 보충이 산란계의 혈청 면역글로불린, 장내 유산균 및 콜레스테롤 수치를 개선하는 긍정적인 영향을 미치는 것을 확인하였다(**표 9-5**).

홍삼 건더기 배합 급여 시 사육 돼지 육질 등급 상승

우리나라 국민 소득이 선진국형으로 바뀌면서 식생활 패턴도 채식 위주에서 육식 위주로 변화하고 있다. 이에 따라 육류 소비량이 증가하고 있는 반면에, 주식인 쌀의 소비량은 감소하고 있다. 지난 2020년 국민 1인당 쌀 소비량은 58 kg인 반면에 육류(닭고기, 돼지고기 및 쇠고기 포함) 소비량은 54 kg으로 나타났다. 육류 소비량이 쌀 소비량의 거의 90% 수준에 육박하고 있다. 지난 2000년 이후 육류소비는 1.1 kg씩 늘어난 반면 쌀 소비는 1.8 kg씩 감소하고 있다. 이런 추세가 이어진다면 향후 육류 소비량이 쌀 소비량을 앞지를 것으로 전망된다.

우리나라 국민의 연간 1인당 육류 소비량 중 돼지고기(돈육)가 전체 육류 소비 중 약 50%를 차지하고 있다. 돈육에 대한 소비자들의 질적 향상 요구 또한 높아지고 있다. 이러한 요구에 부응하려면 양돈 농가의 사육기술 개발과 생산성 향상 및 위생적이고 품질이 좋은 돼지고기 생산이 필수적이다. 최근에는 소비자의 질적 요구를 충족시키기 위해 국내에서도 다양한 브랜드 돈육이 생산되고 있다. 그러나, 기능성을 지닌 돼지고기 브랜드의 경우 사료 내 특정 기능성 물질이 돼지의 성장에 미치는 영향과 도체 특성 및 돈육품질에 미치는 영향 등이 과학적으로 규명되어야 차별성과 경쟁력을 갖출 수 있는 것으로 생각된다.

다른 한편으로는, 전 세계적으로 국제 곡물가 상승에 따라 국내 축산 생산비의 반 이상을 차지하는 사료비 절감 대책도 수립도 필요하다. 앞 Chapter들에서도 기술한 바와 같이 홍삼 추출 후 남은 홍삼 건더기에는 추출되지 않은 인삼 진세노사이드(사포닌과)와 다당체 성분들과 그 외의 성분들이 남아 있다. 이 성분들은 항산화 효과, 면역증진 등 다양한 생리 활성 효과가 있다고 알려져 있다. 그러나, 사양하는 돼지나 소와 같은 산업 동물에 효율적으로 활용하는 방법에 대한 검증은 미흡하다. 홍삼 건더기를 그대로 폐기하는 대신 이를 사료화한 후 돼지에 급여하여 육질이 향상된 돈육을 생산한다면, 소비자의 욕구를 만족시키는 동시에 소비도 증진할 수 있을 것이다. 또한, 아래에 기술된 연구들은 홍삼 건더기를 생균제와 혼합하여 생산된 홍삼 건더기를 돼지 배합 사료에 급여함으로써 돼지의 사양 성적 및 도체 특성을 조사하여 홍삼 건더기 급여 돼지에 대한 기초자료를 얻고자 실시되었다.

2006년도 제37차 춘계 국제학술발표대회에서 충북대학교 박기수 교수연구팀과 대한양돈협회는 공동으로 "홍삼 부산물의 급여가 돼지의 사양 성적 및 도체 특성에 미치는 영향에 대한 연구"에서 거세한 50마리 어린(자돈) 돼지 그룹(8주령)을 5개 그룹(각 10마리)으로 나누었다. 홍삼 건더기를 포함한 사료를 주지 않은 그룹(T1), 홍삼 부산물 처리 그룹은 4개 처리 그룹으로 하여 T2와 T3 처리 그룹은 10% 홍삼 건더기를 발효 처리한 후 사료에 각각 0.1%와 0.2% 수준으로 급여한 그룹이며, T4와 T5 처리 그룹은 20% 홍삼 부산물로 발효 처리한 후 사료에 각각 0.1%와 0.2% 수준으로 급여한 그룹이다. 이들이 성돈(24주)이 될 때까지 사양하였다.

사육 기간 동안 총 4회에 걸쳐서 사육 단계별로 체중을 측정한 후 돈방 별로 사료 잔량을 조사하여 사료섭취량을 측정하였다. 사료효율은 사육 단계별로 돈방 당 평균 사료섭취량을 평균 증체량으로 나누어 계산하였다. 도축 후 예냉된 냉도체에서 도체 특성[도체중량, 등지방 두께 및 도체길이(도체장)]과 도체 등급을 조사하였으며, 처리 그룹별로 부분육 생산율을 조사하였다.

홍삼 건더기를 포함하는 돼지 사료에 대한 특성을 홍삼 건더기가 포함 안된 사료와 비교할 때 T3 처리구(10% 홍삼 건더기 발효 부산물, 0.2% 사료 급여 그룹)에서 일당 증체량과 사료 효율이 우수한 경향을 나타내었다.

홍삼 부산물의 급여가 거세돈의 도체 특성에 미치는 영향을 보면, 홍삼 건더기가 포함 안 된 사료를 먹은 대조 그룹과 비교하여 4개 홍삼 부산물 급여 그룹에서 도체율이 높았다. 도체 길이도 다소 길어지는 경향을 나타냈다. 등지방 두께에서는 홍삼 건더기를 포함하는 사료를 먹지 않은 대조 그룹과 T3 처리 그룹에서 다른 처리 그룹에 비해 다소 두꺼웠다. 도체 등급 판정 결과에서는 홍삼 건더기를 포함하는 사료를 먹지 않은 대조 그룹과 비교 시 T3와 T4 처리구에서 A등급이 80% 이상의 출현율을 나타냈다.

홍삼 건더기를 포함하는 사료를 먹지 않은 대조 그룹과 비교하여 T3 처리구(10% 홍삼 건더기 발효 부산물, 0.2% 사료급여)에서 일당 증체량과 사료 효율이 가장 우수한 것으로 나타냈다. 홍삼 건더기를 포함하는 사료를 먹은 그룹은 그렇지 않은 그룹과 비교하여 도체율이 높았다. 도체장도 다소 길어지는 경향을 나타냈다. 이와 같이 어린 거세 자돈에 홍삼 건더기 급여는 돼지 사양 성적이나 도체 특성을 개선할 수 있다는 것을 보여준 사례이다.

또 같은 연구 그룹은 계속해서 "홍삼 부산물의 급여가 돼지의 육질 특성에 미치는 영향"에 대한 연구를 수행했다. 즉, 홍삼 건더기를 포함한 사료로 주지 않은 그룹(T1), 위에서 기술한 바와 같이 홍삼 부산물 처리 그룹은 4개 처리 그룹으로 하여 T2와 T3 처리구는 10% 홍삼 건더기로 발효 사료 처리한 후 사료에 각각 0.1%와 0.2% 수준으로 급여한 그룹이며, T4와 T5 처리 그룹은 20% 홍삼 부산물로 발효 처리한 후 사료에 각각 0.1%와 0.2% 수준으로 급여한 그룹이다. 이들이 성돈(24주)이 될 때까지 사양하였다.

사양 후 각 출하 일령에 도달한 공시 돈은 도축장으로 수송하여 관행적인 방법으로 도축되었다. 도축 후 미리 냉동된 좌반 도체에서 제6흉추와 제13흉추 사이의 등심근을 공시재료로 하여 제반 육질 특성을 분석하였다.

분석 결과 홍삼 건더기를 포함하는 사료급여는 거세 돼지의 등심 육의 일반성분에 아무런 영향을 나타내지 않았다. 즉, 홍삼 건더기의 급여는 거세돈 등심 육의 육질 특성에 유의적인 차이를 나타내지 않았다. 산도(pH)와 보수력은 T4 처리구에서 다소 높았고, 육즙 손실은 T3 처리구에서 다소 낮았다. 홍삼 건더기를 발효시켜서 급여할 경우 등심 육의 주관적 판정 항목에서 홍삼 건더기를 포함하지 않은 그룹과 비교하여 T3와 T4 처리구에서 높은 수치를 나타내어 바람직한 경향을 보여주었다. 고기 색(육색)의 경우, 적색도의 경우 홍삼 건더기를 먹지 않은 대조 그룹과 비교하여 T3와 T5 처리구에서 유의적으로 높은 수치를 나타내어 적색의 바람직한 외관을 나타냈다.

관능검사에서는 홍삼 건더기를 포함하지 않은 사료를 먹은 그룹과 비교하여 T2와 T4 처리구에서 다즙성과 전체 기호도가 다소 높았다. 풍미의 경우 홍삼 건더기를 포함하는 사료를 먹은 T2와 T4 처리 그룹에서 홍삼 건더기를 포함하지 않은 사료를 먹은 그룹보다 유의적으로 높은 수치를 나타내어 바람직한 경향을 나타냈다. 이상의 결과에서 연구 그룹은 홍삼 건더기를 포함하는 사료의 급여는 거세돈 등심 육의 육질 특성을 향상시켜 브랜드 육으로서의 가능성이 높은 것으로 결론지었다.

2012년 국립축산과학원 소경민 박사연구팀은 "유용물질을 이용한 가축의 면역능력 향상기술 개발"에 대한 연구과제를 수행하였다. 연구 목적은 최근 국제 곡물가 상승에 따른 비육돈 사료비 절감 방안을 마련하기 위함이었다. 또 다른 목적은 비육돈에게 급여하는 사료 원료를 다양화하여 사료 단가를 낮추는 것 외에 사료 요구율이 좋은 사료 소재를 개발하여 비육돈을 사육하는 영농에 직접 응용하는 것과 연계하기 위하여 홍삼 건더기를 선정 연구하였다.

본 연구를 위한 비육돈 용도 일반사료에 0.5% 홍삼 건더기 분말 혹은 2% 홍삼 건더기 분말이 함유된 배합 사료를 29일 동안 먹였다. 홍삼 건더기의 사료 첨가가 비육돈 생산성 향상을 위한 홍삼 부산물인 홍삼 건더기 급여 효과를 분석하기 위함이었다. **표 9-6**에서 보는 바와 같이 0.5% 홍삼 건더기를 사료에 배합하여 급여할 경우, 0.42의 사료비 절감 효과가 있는 것으로 나타났다.

또한 소경민 박사연구팀은 비육돈의 홍삼 건더기 첨가 사료 급여 기간별 항체가(mg/mL) 변화 평가를 실시하였다. 급여개시 9일 경과 후 외부항원(불활화 돼지오제스키백신) 접종을 실시한 결과, 혈중 IgM 수치에서는 유의적인 차이를 보이지 않았다.그러나, 외부항원 접종 후 5일 경과 시점(급여개시 2주 경과)에서 홍삼 건더기 2% 급여 그룹에서 그렇지 않은 그룹에 비하여 IgM 수치가 증가하는 경향을 보였다. IgG의 경우 홍삼 건더기 급여 그룹(0.5%와 2%)

표 9-6 비육돈에게 0.5% 홍삼 건더기 분말 첨가 급여 시 비육 후기 사료요구율 개선 요약

구분	일반사료	홍삼 건더기 분말 (0.5%)	홍삼 건더기 분말 (2%)
증체량(kg)	20.5	21.1	19.6
일당증체량	0.71	0.73	0.68
사료섭취량	68.0	61.2	61.4
일당사료섭취량	2.43	2.19	2.19
*사료요구율	3.42	3.00	3.22

*사료요구율 = 일당사료섭취량/일당증체량. 돼지 생산성 지표로 활용함. 홍삼 건더기 분말 0.5% 급여시 사료요구율이 0.42 낮아짐.

모두에서 대조 그룹 대비 유의적으로 감소하였다(**표 9-7**). 연구팀은 이 결과에 대하여 면역항체인 IgG가 처리구(0.5%와 2%)에서 감소한 것은 외부항원에 대한 적극적인 반응에 의해 소비되어 감소한 것으로 생각되며, 대조군 대비 홍삼 건더기 처리군에서 항원에 대한 반응성이 조기에 증가한 것으로 결론 지었다.

결론적으로, 소경민 박사연구팀은 비육돈 후기단계에서 홍삼 건더기를 일반 사료와 같이 활용할 경우와 활용하지 않은 경우를 비교할 경우, 비육돈의 사료 요구율이 감소하여 사료비를 절감할 수 있는 경제성을 발견하였다. 또 항원 접종 후 면역항체가 감소하여 돼지 질병 병원균이 침입할 경우 도움이 될 수 있다는 것을 보여주었다. 홍삼 건더기 급여라는 새로운 기술은 돼지 농장에 적용할 수 있을 것으로 예상된다.

표 9-7 비육돈의 홍삼 건더기 첨가 사료 급여 기간별 항체가(mg/mL) 변화 평가 요약

구분	IgM			SEM
	대조군	홍삼 건더기 분말 (0.5%)	홍삼 건더기 분말 (2%)	
0 week	2.637	2.588	2.331	0.128
2 week	2.465	2.347	2.548	0.167
4 week	2.477	2.467	2.216	0.126
8 week	2.599	2.362	2.377	0.109

구분	IgG			SEM
	대조군	홍삼 건더기 분말 (0.5%)	홍삼 건더기 분말 (2%)	
0 week	7.606	7.145	7.994	0.718
2 week	8.360[a]	4.280[b]	4.366[b]	0.621
4 week	2.530	3.485	3.310	0.670
8 week	7.050	6.867	7.366	0.519

2018년 공주대학교 특수동물학과 김병수 교수연구팀은 "Effect of Korean red ginseng marc fermented by *Bacillus subtilis* on swine immunity"라는 연구에서 바실러스 서브틸리스로 발효시킨 1% 홍삼 건더기를 돼지(랜드레이스×Yorkshire) 사료에 배합한 그룹과 배합하지 않은 그룹으로 나눈 후 각 그룹에 4주 동안 먹인 다음 돼지의 면역 반응에 미치는 영향에 대하여 연구하였다.

연구팀은 먼저 유산균 발효에 의한 홍삼 건더기 진세노사이드 함량 변화, 혈액 중의 간기능 지표에 대한 생화학적 변화, 면역 반응과 관련된 사이토카인 지표 단백질 및 면역글로불린을 분석하였다.

홍삼박 건더기는 발효 48시간 동안 진세노사이드 Rb1의 증가는 181%, Rg3의 경우는 234%. 진세노사이드 Rg1은 발효 전에는 검출되지 않았으나, 발효 48시간 후에는 일부가 검출되었다. 돼지에게 발효 홍삼 건더기를 사료로 사용하기 전의 혈중 AST(간의 건강상태를 확인하는 지표 효소) 농도는 79.3 ± 12.9U/L이었으나, 발효 홍삼 건더기를 먹인 후 4주 뒤에는 AST 농도는 54.0 ± 14.6U/L으로 낮아졌다. ALT(간의 건강상태를 확인하는 또 다른 지표 효소) 역시 발효 홍삼 건더기를 먹이기 전에는 65.4 ± 10.3U/L이었으나, 4주 뒤의 ALT 농도가 48.7 ± 8.4U/L로 낮아졌다.

또한 발효 홍삼 건더기가 포함된 사료를 먹일 경우, 혈액에서 염증과 관련된 사이토카인인 IL-1β, IL-6 및 TNF-α 농도가 유의성 있게 감소하는 것을 확인하였다. IgG, IgM 혹은 IgA과 같은 면역 글로불린들 중에서 발효 홍삼 건더기를 포함한 사료를 먹일 경우 IgA와 면역항체가 증가하는 것을 확인하였다.

결론적으로, 1% 발효한 홍삼 건더기를 돼지 사료에 배합하여 4주 동안 먹일 경우, 발효 홍삼 건더기가 포함되지 않은 사료를 먹인 돼지에 비하여 혈중 AST와 ALT가 감소하는 것으로 나타났다. 이 결과는, 돼지의 간 기능 개선에 좋은 효과가 있다는 것을 보여준 것이다. 또 염증 지표로 알려진 혈중 사이토카인의 형성을 억제하고 면역글로불린 형성을 촉진하여 염증 억제와 면역 증강 작용이 있을 것으로 예상된다(**표 9-8**).

소 생산성 향상을 위한 홍삼 건더기 사료로 활용

앞에서 기술한 바와 같이 홍삼 건더기 일부는 반려동물과 닭 및 돼지 사료로 활용하기 위한 연구들이 시도되었다. 또한, 반려견 사료

표 9-8 1% 발효 홍삼 건더기를 포함하는 배합사료가 돼지 간기능, 염증 지수 및 면역계에 미치는 다양한 영향 요약

비교 대상	기본 배합사료(%)	1.0% 발효 홍삼 건더기를 첨가한 배합사료(%)
간 기능(U/L)		
AST	초기: 100 4주 후: 102	초기: 100 4주 후: 46*
ALT	초기: 100 4주 후: 144	초기: 100 4주 후: 104*
사이토카인(ng/mL)		
IL-β1	초기: 100 4주 후: 124	초기: 100 4주 후: 31*
IL-β6	초기: 100 4주 후: 120	초기: 100 4주 후: 25*
TNF-α	초기: 100 4주 후: 227	초기: 100 4주 후: 67*
면역항체(mg/mL)		
IgG	초기: 100 4주 후: 142	초기: 100 4주 후: 169
IgM	초기: 100 4주 후: 274	초기: 100 4주 후: 276
IgA	초기: 100 4주 후: 190	초기: 100 4주 후: 280*

*$p < 0.05$, 기본 배합 사료와 비교 시; 초기는 1% 발효 홍삼 건더기를 사양하기 전; 4주 후는 1% 발효 홍삼 건더기를 사양한 후. ALT; alanine transaminase. AST; aspartase transaminase.

의 경우 실제로 몇몇 회사에서 제품화하여 시판되고 있다. 일부 농가에서는 홍삼 건더기를 먹인 돼지를 판매하고 있다. 그러나, 아직도 대부분 퇴비로 이용되고 나머지는 폐기된다. 아래는 홍삼 건더기가 한우 사육에 미치는 영향에 대한 연구의 예들이다.

2003년 충청남도 부여군농업기술센터에서 수행한 "홍삼박을 이용한 기능성 한우 브랜드육 개발"이라는 연구과제에서 한우 5% 홍삼박(건더기) 급여의 증체량 및 육질 변화를 분석하였다.

시험에 사용한 한우 수는 출하 전의 20두로 하였고, 홍삼 건더기를 포함하지 않은 배합 사료(90% 옥수수, 5% 대두박, 4.8% 비트펄프, 0.2% 광물질 혼합물) 급여 그룹 10마리와 4.8% 비트 펄프 대신에 4.8% 홍삼 건더기를 포함하는 배합 사료를 급여한 그룹 10마리로 나누었다. 시험 기간은 30일간 진행하였다. 연구 내용은 두 그룹 간의 체중 변화와 육량(고기량), 육질(고기의 질) 및 고기 성분 변화를 분석하였다.

30일 후 연구 결과, 홍삼 건더기가 함유된 배합 사료와 홍삼 건더기 배합 사료를 급여한 그룹 사이에서 증체량의 차이는 없었다. 또한, 두 그룹 사이에 육량(고기량), 도체등급(고기량 및 고기의 질) 및 고기 성분(수분, 조단백질, 조지방 및 조회분) 및 고기의 지방산 변화에도 큰 차이가 없는 것으로 나타났다.

본 연구의 특징은 홍삼 건더기 건조 비용을 줄이기 위하여 한우에게 홍삼 건더기 급여 시 건조한 홍삼 건더기를 분말화하여 급여한 것이 아니고, 수분 함량이 약 30%가 될 때까지 건조하여 한우에게 급여한 결과이다. 아마도 완전히 건조한 홍삼 건더기 분말을 배합 사료와 혼합하여 급여할 경우 다른 연구 결과가 나올 가능성도 있다.

현재 홀스타인(Holstein) 및 한우 거세 비육에 있어서 생산성 및 경영성을 높이기 위한 연구들이 진행되고 있다. 비육우 생산성을 높이는 방안으로서 첨가제(무기광 물질 및 에너지원 제공)를 활용하여 증체량 및 육질을 개선하고 질병을 예방하는 연구들이 많이 수행되고 있다. 특히, 광물질은 소에게 일정량을 급여하면 반추위 미생물의 발효과정을 정상적으로 유지하는 역할로 인하여 사료 효율 및 증체율이 좋아지고 배설물의 냄새를 줄이기 때문에 첨가 사료로 활용하고 있다. 본 연구에서는 추가로 홍삼 건더기를 같이 활용하여 소 생산성 향상을 위한 연구가 시도되었다. 이런 사실들을 근거로 2021년 경북대학교 축산 BT학부 이상무 교수연구팀은 "홍삼박, 무기물® 및 흑설탕® 첨가 급여가 홀스타인(Holstein) 거세 비육우 생산성에 미치는 영향"에 대한 연구에서 Holstein 비육 후기에 홍삼박, 광물질 및 설탕을 첨가 급여하여 건물 채식량, 일당 증체량, 육질 특성 및 경제성에 미치는 영향을 연구하였다.

이상무 교수연구팀은 실험에 사용된 홀스타인은 15~16개월령 거세우를 이용하였다. 실험 기간은 6월 말부터 12월 중순까지 비육 후기 168일(약 5.5개월) 동안 진행하였다. 실험그룹은 4그룹으로 나누어서 수행하였다. 즉, 홍삼 건더기, 광물질 및 흑설탕을 급여하지 않은 그룹(T1), 홍삼 건더기만 200 g 첨가 급여 그룹(T2), 홍삼 건더기 100 g과 광물질 50 g 첨가 급여 그룹(T3), 네 번째 그룹은 광물질 50 g과 흑설탕 20 g 첨가 급여한 그룹(T4)으로 나누었다. 각 그룹의 사료급여는 모든 실험그룹에서 배합 사료는 자유 채식시켰으며, 조사료는 2 kg으로 제한 급여하였다. 첨가 사료가 없는 경우

(T1), 첨가 사료에 있어서 T2 그룹은 홍삼박 200 g, T3 그룹은 홍삼박 100 g과 광물질 50 g, T4 그룹은 광물질 50 g과 흑설탕 20 g을 첨가 급여하였다. 이때 첨가 사료는 배합 사료에 섞어서 준비하였다. 그리고 물과 미네랄 블록은 공동으로 이용하도록 하였다.

이상무 교수연구팀은 다음과 같은 실험 결과를 얻었다. 총 사료섭취량 및 1일 채식량은 홍삼 건더기 100 g과 광물질(50 g) 및 광물질 50 g(T3)과 흑설탕 20 g 첨가 급여한 그룹(T4) 그룹이 T1 그룹에 비하여 높게 나타났다. 사료 요구율은 홍삼박, 광물질 및 흑설탕을 급여하지 않는 그룹(T1)이 다른 3개 그룹(T2, T3, 및 T4)에 비하여 높게 나타났다. 그러나, 나머지 세 그룹 사이에는 차이가 없었다.

홀스타인의 등 지방 두께 등 심단 면적 및 육량 등급은 4가지 처리 그룹 사이에 차이가 없었다. 근내 지방은 T4(4.5) > T2(4.0) > T3(2.7) > T1(2.5)구 순으로 높게 나타났다. 그러나 4그룹 사이에 육색, 지방색, 조직감 및 성숙도는 상호 처리 그룹 간 차이가 없었다. 육질 등급은 상호 그룹 사이에 차이는 보이지 않았다. 경제적 조수익성은 T4 > T2 > T3 > T1 순으로 나타났다. 이상의 결과를 종합해 볼 때, 배합 사료와 조사료만 급여하는 것보다는 홍삼박, 광물질 및 흑설탕을 첨가 급여(T1, T2, T3)하는 그룹들이 도체 등급 및 수익성 증대에 유리한 것을 밝혀내었다. 특히 증체량, 육질 등급 및 경제성을 고려하였을 때 T4(광물질 및 흑설탕)구가 가장 좋은 급여 체계로 나타났다. 그렇지만, 소가 먹은 사료에 홍삼 건더기를 단독으로 추가해서 급여하더라도, 홍삼 건더기를 급여하지 않은 그룹에 비하여 육질 등급 및 경제적 수익성에 도움이 되어 소 사육에 홍삼 건더기 활용 가능성을 보여주었다.

요약

홍삼 추출 후 남은 홍삼 건더기를 건조 후, 반려동물 및 산업 동물 사료에 일부 첨가하여 각 산업 동물에 해당하는 지표들을 검증한 것들을 요약하였다. 개의 경우는 아직 초보 단계이다. 닭의 경우 홍삼 건더기를 부가로 사료에 첨가할 경우 산란계의 계란의 무게 및 산란율을 높이는 효과가 관찰되었다. 산란계에 대한 홍삼 건더기 배합 사료에 대한 유용성은 산란율 증가, 항체 생성 증가 및 혈중 콜레스테롤 감소가 눈에 띄는 연구이었다. 이에 대해서는 주로 농촌진흥청이 중심적으로 해온 연구다. 원래 닭은 매우 높은 농도의 혈중 콜레스테롤을 유지하는 동물이다. 이런 닭에 홍삼 건더기 분말을 배합할 경우 혈중 콜레스테롤 농도를 낮춘다는 것에 큰 의미가 있다. 임상적으로 혈중 콜레스테롤이 높은 사람들을 대상으로 홍삼 건더기 복용이 혈중 콜레스테롤 농도를 낮춘다는 것을 확인하여 홍삼 건더기의 인체 적용 가능성을 살펴볼 필요성이 있다.

돼지의 경우 도체 등급 및 육질이 좋아지고, 혈중 염증 지수가 낮아지고, 면역력이 증가하는 것이 관찰되었다. 소의 경우 소의 고기 등급이 개선되는 현상이 관찰되었다. 이 연구 결과들은 더 많은 증명 연구가 필요하겠지만, 홍삼 건더기(혹은 발효한 홍삼 건더기)를 사료와 같이 사양할 경우, 부분적일지라도 경제적으로 좋은 영향을 미치는 것으로 보인다. 홍삼 건더기의 어느 성분(들)이 이들 산업 동물에 긍정적인 영향을 미치는 것인지는 앞으로 규명되어야 하겠지만, 아직도 홍삼 건더기 안에 유효성분이 많기 때문에 산업 동물에 유익하다는 것은 확실하다.

농산물 재배에 홍삼 건더기 재활용

Chapter

10

홍삼 건더기의 버섯 재배용 배지로 재활용

홍삼 건더기의 식용 버섯 재배 시 버섯 성장 원료로 재활용 2016년 국내 버섯 시장 규모는 약 1조 2,000억 원이다. 이중 약 11%를 참송이 및 꽃송이 버섯 등 고가의 버섯이 차지하고 있다. 특히 버섯이 건강에 유익하다는 인식이 널리 퍼지면서 국내 버섯 수요량은 갈수록 증가하는 추세이다. 한국농촌연구원에 따르면 2010년 기준 59만 톤이었던 국내 버섯소비량은 2012년 61만 톤, 2017년 64만 톤, 2024년 70만 톤이 넘울 곳으로 예측하였다. 이렇게 버섯소비량은 꾸준히 증가하는데 국내 버섯생산량은 그것을 따라가지 못하는 실정이다.

버섯 생산과 수요가 증가함에 따른 생산비용 즉, 버섯 배지 재료(원료) 비용에 대해서도 살펴보아야 한다. 우리나라 버섯 배지 재료의 수입의존도는 약 60%(25만톤/년) 수준으로, 버섯 재배 경영 비용 중 약 25%를 차지해 다른 비용에 비해 매우 높은 편이다. 이들 중 면실박(목화씨에서 기름을 짜내고 남은 찌꺼기, cotten seed meal) 연간 약 15,000톤을 버섯 재배 배지로 사용하고 있다. 면실박은 중국에서 수입한다. 수입 가격도 계속 오르고 있다. 이들 버섯 배지

재료는 유기농 퇴비와 축산용 사료로도 사용되고 있다. 주요 버섯 배지 수입국은 중국에 전량 편중돼 있다. 따라서, 수급 불안에 의한 가격 상승 요인이 될 수 있기에 수입대체용 배지 재료 개발연구가 시급한 상황이다.

2011년 농촌진흥청 국립원예특작과학원 버섯과 이찬중 박사연구팀에서는 최근 전량 해외에서 수입되고 있고, 가격도 점차 비싸지는 버섯 배지로 사용하는 면실박을 대체할 자원으로 홍삼 건더기에 대해 연구하였다.

연구팀은 실험 방법으로 느타리버섯 기본 배지를 홍삼 건더기 첨가량에 따른 시험관 내에서의 균사 성장량 조사를 위하여 톱밥, 비트펄프(beet pulp), 면실박 비율을 각각 50 : 30 : 20으로 혼합한 배지를 기본 비교 배지로 하였다. 여기에 해외 수입 비중이 높은 면실박 20% 비율 대신 홍삼 건더기 5%, 10%, 15% 혹은 20%(전체 면실박 대신에 홍삼 건더기 분말로 대체)를 첨가하여 면실박 비율을 줄이는 총 5개 그룹 조합으로 실험을 실시하였다. 종균 접종 후 25℃ 항온실에서 배양시키면서 일정한 간격으로 균사 생장 길이를 측정하여 균사 생장량으로 비교 분석하였다(**표 10-1**).

표 10-1 버섯 재배 용도 배지 면실박 대체 원료로 홍삼 건더기 활용 가능성 요약

	면실박 20%	면실박18% +홍삼건더기 2%	면실박16% +홍삼건더기 4%	면실박14% +홍삼건더기 6%	면실박10% + 홍삼 건더기 10%	홍삼건더기 20%
수량(g/병)	158.4	163.2	151.2	158.3	156	113.6
개체수(개/병)	35.8	36.7	33.7	35.8	30	23.3

본 연구는 버섯 배지 원료로 20%을 차지하는 면실박 대신, 면실박 10% 홍삼박 건더기 10%로 대체 가능성을 보여주고 있음.

연구 결과 느타리버섯 균사 생육은 홍삼 건더기의 첨가량이 증가할수록 균사 생장 속도는 늦어졌다. 자실체 수량은 면실박의 50%까지 대체 첨가하여도 대조군과 뚜렷한 차이가 없었지만, 면실박 대신 홍삼 건더기만 20% 첨가 시에는 수량이 급격하게 줄어들었다. 자실체 갓 직경은 처리 군 사이에 뚜렷한 차이가 없었고, 대의 굵기는 홍삼 건더기 처리에서 조금 높았으나 길이에는 차이가 없었다. 수확기 갓의 밝기 색도를 측정한 결과 홍삼 건더기 첨가량이 증가함에 따라 감소하였지만, 다른 비교 지표들은 처리 군 사이에 뚜렷한 차이가 없었고 더 좋아졌다(**그림 10-1**).

전량 수입하는 면실박 대신에 홍삼 건더기 첨가에 따른 느타리버섯 수량에 대한 연구 결과, 면실박의 10%를 홍삼 건더기로 대체 시에는 수량이 3% 정도 증가했으며, 50% 대체 시에도 수량 감소가 없는 것으로 나타났다. 또한 버섯 품질에는 차이가 없었다. 그러나, 홍삼 건더기를 면실박 대신 모두 20%로 할 경우, 버섯 수량 및 개체 수를 감소시키는 경향을 보였다(**표 10-1**). 따라서 이찬중 박사연구

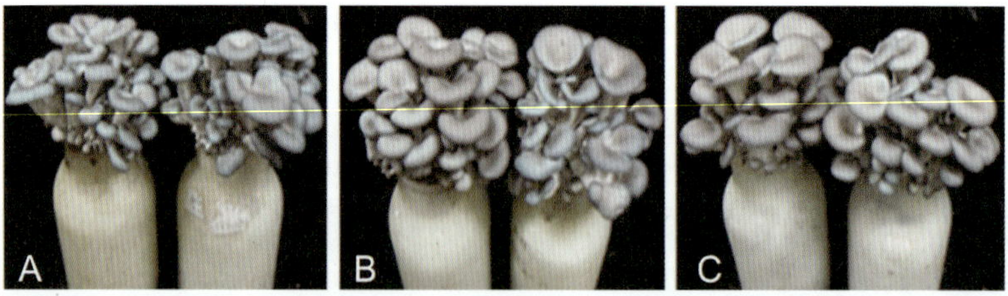

그림 10-1 홍삼 건더기를 이용하여 느타리버섯 병 재배 시 배지 재료로서의 사용 가능성을 보여주었다. 홍삼 건더기를 버섯 배지 재료 중의 하나인 수입 면실박 대체 원료로 활용 가치가 있음을 확인하였다. **(A)** 대조군. **(B)** 면실박의 10% 홍삼 건더기 첨가. **(C)** 면실박의 50% 홍삼 건더기 첨가. 자세한 내용은 본문 참조.

팀은 수입 면실박의 50%를 홍삼 건더기로 대체할 경우, 일일 병 느타리버섯 만병(10,000 bottles, **그림 10-1**)을 기준으로 했을 때 연간 4천여만 원의 농가소득을 올릴 수 있다. 이는 연간 44억 원 상당의 외화 절감 효과가 있는 것으로 예상하였다.

요약하면, 이 연구 결과는 일반 버섯 배지에서 사용하는 면실박 비율 20%를 10%로 줄이고, 그 대신 홍삼 건더기를 10%로 대체할 수 있어 외화 절감 효과가 있음을 보여준다. 농진청 버섯과 이찬중 박사는 "다양한 유용성분이 함유된 홍삼 건더기 배지에서 생산된 버섯은 소비자에게 안전한 먹거리를 제공할 수 있고, 또한 홍삼 건더기라는 국내 부존자원의 재활용적인 측면에서도 홍삼박의 활용 가치는 매우 높다"라고 하였다.

홍삼 건더기 미생물 발효가 수박 성장 및 수확량에 미치는 영향

2015년 중부대학교 최인학 교수연구팀과 영남대학교 김창만 교수연구팀은 "홍삼박을 활용한 토양미생물제제가 수박의 생육에 미치는 영향"이라는 연구에서, 수박 생육에 있어서 홍삼 건더기를 *Bacillus subtilis* AMT5라는 미생물과 발효시킨 발효물, 기존의 미생물 제제, 그리고 미생물 제제를 주지 않은 그룹 사이에서의 수박 성장을 비교 연구하였다. 미생물 제제를 주지 않은 그룹, 홍삼 건더기 미생물 제제 그룹과 기존 미생물 제제 그룹의 3가지 그룹이 수박의 생육에 미치는 영향을 5개월 동안 조사하였다. 대조군-200평, 1동(퇴비 750 kg, 유박 75 kg); 처리군 1(T1)-200평, 1동(퇴비 750 kg, 기존 미생물제제 50 kg); 처리군 2(T2)–200평, 1동(퇴비 750 kg, 홍삼박 미생물제제 50 kg)(T3)로 나누었다.

두 공동 연구팀은 다음과 같은 연구 결과를 얻었다. 수박의 초기 생육(모종 후 1주일)에 있어서는 3 가지 그룹에서는 큰 차이를 보이지 않았다. 그러나, 20일 동안 덩굴 성장기(신장기)의 홍삼 건더기 미생물 발효제제 처리 그룹은 다른 처리 그룹에 비해 광합성의 역할을 하는 잎(엽) 두께가 5% 이상 신장 되었다. 잎의 길이는 7~4% 신장 되었다. 착과기에 있어 착과절의 두께는 차이가 없었지만, 수확기에서는 수박의 폭을 제외하고 수박 길이, 꼭지 길이, 배꼽 길(수발 꼭지 반대 아래쪽 부분이며, 여기서 수박 줄무늬가 퍼져 나간다), 수박 무게, 당도 및 수확량에서는 처리 그룹 간에 차이가 있었다. 즉, 수확량은 대조군 그룹에 비해 기존 미생물제제 처리 그룹에서 7~12%의 수박 수확량 증가(증수) 효과를 보여주었다(T2). 특히 홍삼 건더기 미생물제제 처리 그룹은 다른 처리 그룹보다 높은 수확량을 나타냈다(T3).

요약하면, 홍삼 건더기를 활용한 토양미생물제제 처리는 수확기의 수박 생산량을 늘리는 증수 효과를 보여주었다. 향후 홍삼 건더기를 토양미생물제제와 혼합 시 토양과 작물에서 홍삼 건더기 발효 성분이 수박 성장 영향에 대하여 추가적인 연구가 필요할 것으로 판단된다. 또한, 수박 외 다른 농작물에도 성장 및 수확량 증진 효과가 있는지에 대해 확인하는 추가 연구도 필요하다.

홍삼 건더기 새활용을 통한 부가가치 증대 방법 모색

Chapter

11

홍삼 경쟁력 제고를 위한 홍삼 건더기에서 신소재 확보 방법 모색

국내 건강 기능성 식품 시장에서 홍삼 제품 비중은 감소한다

2022년 우리나라 건강기능식품 시장은 약 5조 원에 이르는 것으로 알려져 있다. 그중에 홍삼이 차지하는 비중은 **표 11-1**에서 보는 바와 같이, 2019년 1조 5천억 원 매출로, 전체 중 30%를 차지할 정도로 최정점에 이르렀다. 그 후로는 점차 정체 혹은 조금씩 감소하는 경향을 보인다. 홍삼 제품이 매출에 있어서 정체 혹은 감소하는 경향을 보이는 이유는 Covid-19에 의한 전체적인 소비 감소도 있었지만, 예전에 없었던 다양한 개별 인정형 기능성을 표방하는 성분 위주의 제품들이 매년 출시되어 홍삼 제품과 경쟁 관계를 형성하고 있는 것이 주요한 원인이다. 예전에는 추석이나 설과 같은 명절에 홍삼 제품이 주요 선물 품목이었다. 그러나 현재는 홍삼 제품 외에 선택할 수 있는 다른 건강기능식품 폭이 상당히 넓어졌다. 즉, 굳이 홍삼 제품이 아닌 다른 품목으로 대체해도 된다는 뜻이다. 그리고 앞으로도 홍삼을 대체할 수 있는 기능성 성분 위주의 건강 대체 상품들(예, 관절 건강 MSM, 눈 건강 루테인, 프로바이오틱스,

심혈관 건강 관련 오메가-3와 근육 증진 관련 단백질 보충식품 등)이 계속 늘어나고 있다.

따라서, 우리나라 홍삼 제품 제조회사들에서 소비자에게 어필할 수 있는 홍삼 신제품을 출시하지 않는다면, 홍삼 제품의 매출 비율은 점차 더 감소할 것으로 예상한다. 또 머지않아 외국산 인삼 제품(예, 진사나)이나 청정지역 생산품이라는 마케팅을 앞세워 미국이나 캐나다에서 생산된 외국산 원료 인삼이 저가로 들어와서 제품화되어 팔린다면, 건강기능식품 시장에서 국산 홍삼 제품이 추락하는 속도는 더 빨라질 가능성도 있다. 실제로 지금도 인터넷 같은 온라인 시장에서 직접 구매할 수 있는 외국 인삼 제품들 역시 우리나라 오프라인에서 판매되고 있는 홍삼 제품보다 싸게 팔리고 있다.

저자는 국내·외적으로 홍삼 시장이 줄어들 가능성을 사전에 극복하고 지속 가능한 국내 인삼 산업발전과 국제 인삼 산업 경쟁력 강화를 위하여, 빠른 시일 내에 원형삼이나 단순 홍삼 추출물 혹은 홍삼 추출 엑기스 농축물 위주의 제품에서 벗어나야 한다고 생각한다(Chapter 21). 대신에 더 늦기 전에 홍삼 기능성 성분 혹은 유효성분을 많이 함유하고 있는 분획 효능 중심의 제품 개발을 시작해야 한다. 사실, 홍삼 제품도 인삼 성분인 진세노사이드의 효과를 강조했지만, 장기간 연구에도 불구하고 아직까지 진세노사이드의 효능이 무엇인지 명확하게 그 기능성에 대한 정의를 내리기 어렵다. 그 이유는 다른 기능성 식품의 성분처럼 진세노사이드의 작용 원리를 설명하는 것이 불가능하다. 이제는 진세노사이드를 대체할 수 있는 인삼의 새로운 기능성 성분을 찾아야 한다.

표 11-1 최근 4년간 홍삼 제품 매출액 요약(억원)

*연도별 홍삼 제품 매출액	2019	2020	2021	2022
홍삼 제품	15,939	15,448	14,710	14,062

*식품저널 뉴스(Food news).

홍삼 건더기 활용 법적 기회 및 제한

현재 열수 추출 혹은 주정 추출 후 남은 홍삼 건더기의 대부분은 현행 인삼산업법이나 식약청의 식품위생법으로 정해진 규정에 따르면 "홍삼을 추출하고 남은 홍삼박을 식품 원료로 사용할 수 있다"라고 기술되어 있다. 다만 "식품의 제조 가공 중에 발생하는 식용 가능한 다른 식품의 원료로 이용할 경우, 식품의 취급 기준에 맞게 위생적으로 채취, 취급, 관리된 것이어야 한다."라고 규정하고 있다. "홍삼박"이 부산물로 위의 규정에 적합한 경우라면, 식품의 원료로도 사용이 가능하다. 홍삼 부산물을 원료로 하여 분쇄-효소분해-실활-여과-농축-살균-포장한 것으로 다른 식품 원료로 사용하는 제품이라면, '과·채 가공품'에 해당된다고 기술되어 있다. 그러나, "인삼 또는 홍삼 함유 제품류에 인삼을 원료로 사용하는 경우 춘미삼, 묘삼, 삼피, 인삼박은 사용할 수 없으며, 병삼인 경우에는 병든 부분을 제외하고 사용할 수 있다"라고 정하여 "인삼 또는 홍삼 함유 제품류에는 홍삼박을 사용할 수 없다."라고 기술되어 있다.

식품위생법에는 홍삼을 추출하고 남은 홍삼박(건더기)을 식품으로 활용 가능하다는 것을 명시하고 있다. 다만, 홍삼박을 식품 원료로 활용하기 위해서는 식품위생법에 맞는 시설 및 위생을 갖춘 시설 및 기준에 맞는 시설을 갖추어야 한다고 한다. 또 홍삼박(건더기)은 기존의 홍삼에서 추출한 제품의 생산 원료로 활용이 가능하고, 다른 식품의 원료로도 활용이 가능하다는 것을 의미한다. 다시 이야기하면 홍삼박(건더기)은 다른 식품 원료로 사용이 가능하지만, 홍삼 제품이라고 명시하는 것은 불가능하다는 것을 의미한다. 아마 이런 단서 조항은 홍삼 제품에 홍삼박(건더기)을 섞어서 파는 것을 예방하려는 것으로 생각된다.

홍삼 건더기는 다른 인삼 부산물에 비하여 좋은 점들이 많다

Chapter 2에서 기술한 바와 같이 인삼 부산물에는 다양한 종류가 있다. 인삼 부산물로 잎, 줄기, 꽃봉오리, 열매 및 홍삼 건더기가 있다. 현재 인삼 부산물의 활용현황은 홍삼 부산물과 가축 배설물과 함께 만든 발효 퇴비(83.6%), 산업 소재(16.4%), 식품(0.4%) 순이다. 즉, 홍삼 부산물을 대부분 퇴비로 활용하고 있다는 것을 알 수 있다. 항목별로 보면 활용할 곳이 없어서 폐기물처리를 통한 방치가 62.8%로 가장 높으며, 퇴비제조 12.9%, 뷰티 산업(화장품 원료) 9.1%, 제약부문 등의 순으로 처리되고 있었다. Chapter 5~Chapter 10에서 보았듯이, 현재 홍삼 건더기는 기능성 식품으로서 가치를 창출하는 응용 연구 혹은 대규모 실용화 작업은 매우 적은 편이다. 홍삼 건더기 추출물을 이용한 기능성 요소를 함유한 식품산업으로의 진출은 거의 없다.

홍삼 건더기는 인삼 부산물 중 하나다. 홍삼 건더기 부산물의 장점은 1) 다른 인삼 부산물에 비해 연간 생산량이 월등히 많다. 홍삼 제품 제조를 위하여 홍삼 추출 시 항상 생산된다. 그것도 적은 양이 아니고 매년 최소 몇 천 톤씩 나와 원재료가 풍부하다. 2) 홍삼 건더기를 건조 비용과 보관비용이 좀 들더라도 수분 함량이 15% 이하로 건조한 홍삼 건더기 형태로 저장하면, 홍삼처럼 장기간 보관이 가능하다. 3) 다른 인삼 부산물(인삼 잎 및 줄기)에 비해 이미 추출 후 남은 건더기라 잔류 농약이 남아 있을 가능성이 아주 작다. 4) 홍삼 제품 제조 후 남은 홍삼 건더기에서 새로운 신소재를 분리할 경우, 홍삼 제품 제조 연속 공정을 통하여 얼마든지 다른 홍삼 성분이 함유된 식품(제품) 첨가물로 생산이 가능하다. 5) 홍삼 건더기 원료비가 매우 저렴하여 홍삼 성분이 함유된 제품 원가 절감이 가능하다. 지금은 홍삼 제품이 비싸지만, 홍삼 건더기 신소재를 활용할 경우 다른 천연물 유래 성분이 함유된 제품에 비하여 홍삼 성분이 함유된 제품이 가격경쟁력에서 유리하다.

홍삼 건더기가 다른 인삼 부산물에 비하여 많은 장점이 있음에도 불구하고, 그 가치를 제대로 인정받지 못하고 있다. 예를 들면 Chapter 3에서 기술한 바와 같이, 백삼과 홍삼에 함유된 생리활성 진토닌 성분들이 홍삼 건더기에도 백삼이나 홍삼만큼 많이 존재한다. 홍삼 건더기는 인삼 신소재의 보고(寶庫)로서 가치를 인정받아야 한다. 따라서 홍삼 건더기를 잘 활용할 경우 향후 인(홍)삼 산업 소재 시장에서 큰 역할을 할 수 있다. 이제는 퇴비나 사료 같은 저부가가치 소재에서 환영받는 고부가가치 신소재로써 새활용(upcycling)의 중심이 될 수 있다. 더욱이, 홍삼 건더기 유래 신소재가 서양 인삼에 없는 경우, 이것은 인삼 산업의 국제경쟁력을 키우는 중요한 역할을 할 수 있다.

요약하면, 홍삼 건더기를 잘 활용할 경우 일석이조의 효과를 가져올 수 있다. 원가가 비싼 홍삼 대신 홍삼 건더기에서 실용화·산업화 용도로 활용이 가능한 생리활성물질을 추가로 얻을 수 있다(Chapter 12). 또 다른 장점은 현재 재활용률이 낮은 홍삼 건더기 재활용(recycling)을 통하여 생리활성물질 원료 분리·생산 및 제품화하여 새활용(upcycling)으로 업그레이드가 가능하고 이를 통한 홍삼 건더기의 경제성을 높일 수 있다.

백삼 진토닌과 다른 홍삼 건더기 진토닌 조성 특징

2023년 건국대학교 나승열 교수연구팀은 홍삼 건더기 70% 알코올 추출물의 성분 조성을 분석하였다. 건조한 홍삼 건더기의 70% 알코올 전체(total) 추출물은 지질(58%)과 당(42%)으로 구성되어 있으며, 단백질 함량(0.004%)은 매우 낮았다. 즉, 지질 > 당 >> 단백질 순으로 구성되어 있음을 확인하였다. 이것으로 기존의 인삼에 존재하는 당과 지질 및 단백질 함량과 다른 성분 조성이 있음을 알 수 있다. 기존의 인삼은 대부분이 당 성분이며 지질 성분은 많지 않은 것으로 알려져 있고, 그 순서는 당 >> 단백질 > 지질 순이었다.

건조한 홍삼 건더기 70% 알코올 추출물의 지질 분석 결과, 리놀레산(linoleic acid)이 50% 정도이었으며, 그다음은 팔미틱산(palmitic acid) 및 올레산(oleic acid)로 나타났다. 이 결과는 인삼에서 분석한 선행 연구 결과와 잘 일치하였다. 건조한 홍삼 건더기의 70% 알코올 추출로 진토닌의 당(carbohydrate) 분석 결과, 포도당(glucose) 함유량이 제일 높았다. 그 뒤는 아라비노스(arabinose)

와 갈락토스(galactose) 순이었다. 단백질 함량은 극미량으로 나타나 분석하지 않았다.

이어서, 홍삼 건더기 전체 추출물에서 분리한 진토닌(gintonin-enriched fraction, GEF)의 특징은 기존의 백삼에서 분리한 진토닌과 당과 지질 및 단백질 함량에서 다른 것으로 나타났다. 즉, 백삼에서 분리한 진토닌의 당과 지질 및 단백질 조성·함량은 각각 20~30%를 차지하는 것으로 나타나 각 성분 간 큰 차이가 없었다. 그러나, 홍삼박에서 분리한 조 진토닌 조성은 지질 > 당 >> 단백질 순이었다. 이런 차이는 수삼이 홍삼이 되고, 또 홍삼을 뜨거운 물(熱水)로 추출하는 과정에서 수용성 성분들(주로 단백질과 당)이 추출되고, 물에 녹지 않은 지질 성분들만 남아서 3가지 성분의 조성비가 변화하는 특징을 가지고 있음을 알 수 있다.

홍삼 건더기에서 인삼 신소재 분리 방법 개발의 필요성

Chapter 2에서 언급한 바와 같이 국내에서 많은 양의 홍삼 건더기가 생산됨에도 불구하고, 생산된 홍삼 건더기를 처리할 별도의 시설이 없어 제대로 활용하지 못하고 있다. 비록 시설이 있을지라도 홍삼 건더기를 원재료로 활용할 경우 홍삼 제품이라는 명칭을 사용하는 것이 불가능하다. 식약처의 식품위생법에 홍삼박(건더기)을 홍삼 제품에 섞어서 다른 제품을 만들 수 없다. 따라서, 홍삼 제품만 전문적으로 생산하는 회사에서는 홍삼 건더기를 다른 식품원료와 섞어서 식품 원료로 활용하기가 마땅하지 않은 상황이다. 일부 사료 회사에서는 홍삼이나 홍삼 건더기를 다른 원료와 섞어서 특정 이름으로 반려동물 사료로 활용하거나(Chapter 9), 대형 화장품 회사에서는 홍삼 열매 혹은 일부 홍삼 건더기에서 CO_2 초임계 추출 방법을 이용하여 홍삼 오일을 추출하여 화장품 원료로 활용하고 있으나, 초임계 추출 홍삼 오일은 수율이 매우 낮은 탓에 홍삼 건더기를 대량 소비할 수 있는 아이템은 아니다(Chapter 3).

매년 최소 몇천 톤씩 생산되는 홍삼 건더기의 80% 이상이 대부분 퇴비나 일반사료에 섞어서 활용되고 있다. 홍삼이 가지고 있는 소재로서의 장점을 제대로 발휘하지 못하고 부가가치의 창출 없이 버려지고 있는 것이 참으로 안타깝다. 물론 매년 수삼으로부터 홍삼을 많이 생산하는 것도 중요하다. 하지만 생산된 홍삼을 낭비 없이 잘 활용하는 것은 더욱더 중요하다. 또 그동안 많은 홍삼 홍보를 통해 우리 국민이 홍삼 성분 및 효능에 대하여 많이 아는 것 같지만, 홍삼 추출 후 남은 50% 홍삼 건더기의 안타까운 현실에 대해서는 알려진 바가 없어서 관심도 없는 것 같다.

Chapter 12에서 기술하겠지만, 홍삼을 열수로 추출한 후에도 많은 생리활성물질이 홍삼 건더기에 계속 남아 있다. 그럼에도 불구하고 지금까지 홍삼 건더기에 아직 숨어 있는 신소재를 찾아내는 연구는 소홀(overlook)하거나 미흡하였다. 홍삼 건더기에서 신소재를 찾기 위한 새로운 방법이 개발된다면, 버려지는 홍삼 건더기에서 새로운 생리활성물질을 얻을 수 있다. 기존의 홍삼 열수 추출 방법과 새로운 방법을 병용 활용할 경우 홍삼 제조 원가 절감과 홍삼 건더기로부터 새로운 부가가치의 창출이 가능할 것이다. 먼저 시중에서 판매 중인 홍삼 물 추출 혹은 홍삼 주정 추출 농축물 엑기스(홍삼정) 제품의 특징을 살펴보자.

홍삼 물 추출 후 엑기스 제품(홍삼정)은 분자량이 매우 큰 당 성분(전분)들이 많다

홍삼 제품 생산은 크게 두 가지로 나눌 수 있다(Chapter 2). 그중 한 가지 방법은 수삼으로부터 원형 홍삼을 제조 생산하여 판매하는 것이다. 원형 홍삼은 품질이 좋은 6년 수삼을 선정하여 잔뿌리(이를 미삼이라고도 한다)를 제거하고 주근(혹은 동체)만 홍삼을 만든다. 이때 만들어진 홍삼의 품질에 따라 천삼, 지삼, 양삼 및 잡삼으로 분류하여 추가 가공 과정을 거치지 않은 원형삼으로 판매한다. 천삼과 같은 홍삼은 고가다. 원형 홍삼을 구입하는 주요 고객은 60% 이상이 중국인과 동남 아시아인이나 화교로 알려져 있다. 이들은 집에서 홍삼을 얇게 잘라서, 즉 슬라이스(slice)를 만들어서 뜨거운 물에 여러 번 우려먹는 것으로 알려져 있다. 그 외 수삼 등급이 떨어지는 6년 홍삼들과 홍미삼을 모아서 홍삼 제품을 만들기 위하여 열수 추출이나 알코올 추출을 시행한다. 홍삼 열수 추출에 대한 자세한 추출 과정은 Chapter 2에 기술되어 있다. 홍삼 열수 추출한 제품들의 성분을 분석할 경우 아래와 같은 매우 흥미로운 사실을 확인할 수 있다.

동물이나 식물의 기본 구성단위들은 세포다. 물론 동물 세포와 식물 세포는 조금 다르다. 식물 세포는 동물 세포에는 없은 세포벽(cell wall)이라는 것이 있다. 이들 세포들이 모여서 동물의 기관이나 장기를 형성한다. 동물이나 식물 세포의 4대 구성 요소는 당, 지질, 단백질 및 핵산들로 구성되어 있다. 그 외 무기질도 포함되어 있다. 인(홍)삼도 당, 지질 및 단백질, 핵산들로 구성되어 있다. 물론 인삼이나 홍삼에는 다른 동물이나 식물에서 발견되지 않은 분자량이 약 600~1,300 Da이 되는 2차 대사체인 인삼 진세노사이드들이 존재한다. 식물에는 동물에 없는 2차 대사체들이 많이 존재하는데, 진세노사이드는 인삼에만 존재하는 2차 대사체이다.

시중에서 홍삼 제조회사가 판매하는 홍삼 열수 추출물 농축액(고형분 약 65%로 홍삼정이라고도 부름)을 구입하여, 열수 추출물 중에 당, 지질 및 단백질 함량이 어떻게 구성되어 있는가에 대하여 정량 분석 전에 기본적인 정성 분석(qualitative analysis)을 하였다. 이를 위하여 전기영동(SDS-polyacrylamide gel electrophoresis, SDS-PAGE)을 실시한 후 겔(gel)을 당, 지질 및 단백질 염색을 하여 세 가지 성분들이 얼마나 존재하는가를 정성적인 방법으로 확인하여 보았다. **그림 11-1**에서 보는 바와 같이, 홍삼 열수 추출물 당 염색을 하면, 분자량이 매우 큰 당(> 70 kDa, 보라색)만 염색이 되는 것으로 나온다.

주요 밴드의 분자량이 너무 커서 그런지 분리가 잘 안 되고, 분리겔(separating gel) 맨 위에서만 보라색으로 염색이 되는 것으로 나타난다. 홍삼 열수 추출물에 단백질과 지질 염색을 실시할 단백질과 지질 염색이 되지 않았다. 즉, 홍삼정에는 당(전분)만 많이 들어있고, 단백질이나 지질은 존재하지 않는다는 것이다. 즉, 홍삼 열수 추출물에 존재하는 3대 성분은 주로 분자량이 매우 큰 다당체(전분)들이 주종을 이루고 있음을 알 수 있다(**그림 11-1**). 또, 시판중인 홍삼 엑기스(홍삼정)을 이용하여 박층 크로마토그래피(thin layer chromatography, TLC)를 실시한 다음, 지질 염색을 하여 지질 성분 존재 여부를 확인한 결과 지질 성분은 존재하지 않음을 확인할 수 있다.

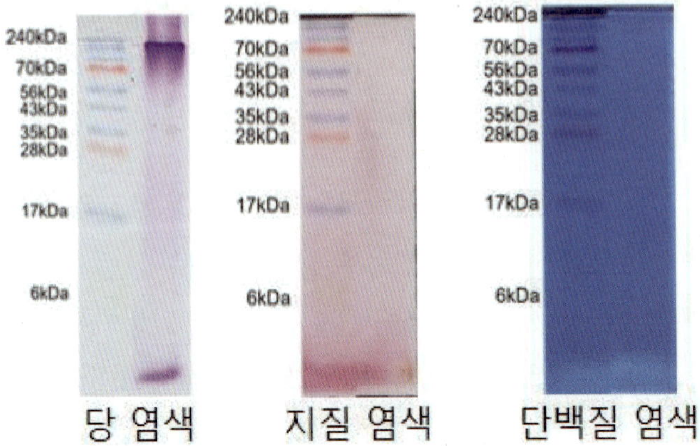

그림 11-1 홍삼 물 추출물 엑기스(홍삼정)를 동결 건조 후 전기영동 후 당, 지질 및 단뱍질 염색 결과. 전기영동하고 당/지질/단백질 염색한 결과 사진. 홍삼 제품 전기영동 결과. 당(전분), 지질 및 단백질 염색 결과 분자량이 큰 당 성분(70 kDa 이상)만 염색되고, 지질이나 단백질은 염색이 되지 않는다. 이는 홍삼 농축에는 당(전분)이 많이 들어 있다는 가능성이 높음을 보여준 예시이다.

결론적으로, 시중에 판매 중인 홍삼 열수 추출 농축물에는 단백질과 지질 성분들이 거의 함유되어 있지 않다. 단지, 분자량이 매우 큰 다당체(전분)만 많이 존재한다, 그 이유는 다음과 같이 추론할 수 있다. 여러분도 홍삼 농축 엑기스를 따뜻한 물에 타서 마셔본 경험이 있을 것이다. 짙은 갈색 혹은 검은색을 띠는 홍삼 농축 엑기스를 따뜻한 물에 탈 경우, 녹지 않고 덩어리지는 것 없이 물에 잘 녹아 들어가는 것을 확인할 수 있다. 즉, 홍삼 물 추출 농축 엑기스의 용해도를 높이기 위하여, 열수 추출 후 홍삼 건더기를 제거하고 물에 잘 녹지 않은 성분들을 여과 과정을 통하여 제거한다. 즉, 소비자가 복용할 때, 용해도(solubility)를 높이기 위하여 물에 잘 녹는 성분들만 농축하여 홍삼 추출액을 제조한다. 아마 홍삼 농축 엑기스 외에도 열수 혹은 알코올 추출한 다른 홍삼 제품들도 이런 과정을 거친 다음에 홍삼 제품으로 생산되는 것으로 알려져 있다.

이렇게 만들어진 홍삼 추출물은 다양한 홍삼 제품 생산 용도에 따라 농축 엑기스나 파우치, 스틱 제품 혹은 다른 한약재나 녹용과 혼합한 제품으로 생산된다. 이런 경우 물에 잘 녹지 않은 성분들(예, 생리활성 지질들)은 모두 홍삼 건더기에 남거나, 여과 과정에서 제거된다. 소비자에게 물에 잘 녹고 녹인 다음에도 보기에 좋지 않은 침전물이 생기지 않도록 하는 방법은 좋을 수도 있다. 그러나 이 과정을 거치는 중에 물에 잘 녹지는 않지만, 생리활성물질을 잃어버릴 수도 있다. 홍삼 농축 엑기스(홍삼정)의 주성분은 분자량이 큰 다당체(전분), 일부 물 추출과정을 통하여 추출된 진세노사이드들과 분자량이 작은 저분자 폴리페놀 성분들, 아르기닌 등으로 구성되어 있다.

Chapter 14에서 더 자세히 기술하겠지만, 지금까지 국내 홍삼 제품 제조회사들이 진행해온 홍삼 물 추출을 통한 제조과정을 제1단계 홍삼 추출법이라고 부르고 싶다. 그 이유는 위에서 기술한 바와 같이 홍삼 물 추출의 경우 홍삼으로부터 물에 잘 녹는 성분(수용성 전분 성분)만 추출되고, 홍삼 건더기 안에 남아 있는 물에 녹지 않은 성분들(지용성 성분 혹은 추출되지 않고 여전히 남아있은 진세노사이드)은 홍삼 건더기 안에 남아 있기 때문이다. 홍삼 건더기 안에 남에 있는 인삼 진세노사이드를 포함하는 생리활성물질들을 뽑아내는 과정을 제2단계 홍삼 추출법이라고 부르고 싶다. 따라서 제1단계 홍삼 물 추출을 할 경우, 약 50%만 추출되고 나머지는 홍삼 건더기에 남아 있는 것으로 알려져 있다. 따라서 제2단계 홍삼 추출을 통하여 홍삼 건더기에 남아 있는 생리활성 유료성분을 추출하여 활용할 가치가 충분히 있다. 건조된 홍삼 건더기를 이용한 제2단계 홍삼 추출은 매우 간단하다. Chapter 3에서 기술한 바와 같이 제1단계 열수 추출에서 물로 추출 안 된 유효성분을 일정한 농도의 주정을 이용하여 추가 추출하는 단계이다. 이 단계에서도 지용성 생리활성물질들과 진세노사이드 및 아르기닌과 폴리페놀들이 추가로 추출된다.

홍삼 및 홍삼 건더기 유효성분 손실을 최소화하는 방법 개발: 진폴린 프로토콜(ginpolin protocol)탄생 및 응용

현재 홍삼을 이용하여 제품을 만들 때는 홍삼 전체를 추출하여 농축하여 사용할 경우, 함유된 성분은 고분자 다당체와 기능성 식품과 관련된 식품의약품안전처 기준에 맞는 인삼 진세노사이드와 다른 성분들을 포함하고 있다(Chapter 2). 저자가 인(홍)삼 연구를 하면서 느낀 꼭 해결해야 할 또 다른 문제는 홍삼 전체 추출물을 사용할 때는 관계없지만, 연구를 위하여 홍(인)삼 성분을 많이 함유한 분획이 필요한 경우이다. 즉, 이 분획들을 이용하여 세포실험 혹은 동물 실험 및 인체 적용시험 용도로 인(홍)삼 성분을 분리할 때, 인삼의 한 가지 성분만 분리하고 남아 있는 대부분의 생리활성 성분들은 대부분 폐기되어 활용하지 못한다는 점이다.

예를 들면, 저자가 인삼에서 처음으로 분리한 진토닌의 경우에도 진토닌 분획을 분리하고 남은 인삼 추출액을 버리거나 아주 저렴하게 다른 회사에 판매하였다. 또 인삼 조 사포닌 분획이나 인삼 다당체 분획을 분리하고 나서 나머지 분획을 더 활용하지 않고 버리는 경우가 많다. 이것은 홍삼 제품을 만들기 위하여 홍삼을 추출하고 홍삼 건더기를 추가 활용하지 않고 버리는 것과 비슷하다. 인삼의 유효성분을 100% 활용하지 않고, 20~30% 미만만 활용한다고 생각할 수 있다(**그림 11-2**, 왼쪽 그림).

이를 극복하기 위하여 2023년 건국대학교 나승열 교수연구팀은 물과 주정만을 이용하여 백삼의 생리활성물질들(진토닌 분획, 인삼 다당체 분획 및 나머지 인삼 사포닌 분획)을 최대한 많이 함유

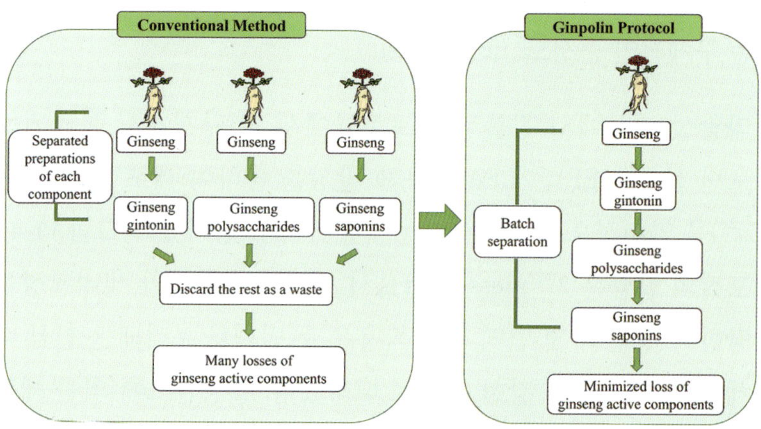

그림 11-2 인삼에서 기존의 인삼 유효 성분 분리 방법(conventional method)과 진폴린 프로토콜(ginpolin protocol) 차이. 기존의 방법은 한 가지 성분을 타겟으로 분리하였기 때문에, 다른 성분들이 들어있는 분획은 활용하지 못하고 버리는 방법이었다. 진폴린 프로토콜은 진토닌(gintonin), 인삼 다당체(polysaccharides) 및 인삼 나머지 성분과 사포닌을 순차적으로 분리하는 방법으로 인(홍)삼의 생리활성 성분을 손실없이 최대한 분리하는 새로 개발된 방법이다. 자세한 내용은 본문 참조.

한 분획을 분리하여 다 활용할 수 있는 방법을 개발하였다. 이 방법은 "진폴린(ginpolin) 프로토콜(protocol)"이라고 부른다. 진폴린은 진토닌(gintonin-enriched fraction, GEF), 인삼 다당체(ginseng polysaccharide fraction, GPF) 및 인삼 사포닌과 그 외 성분들을 포함하는 분획(ginseng residual fraction, GRF)을 연속적·순차적으로 분리하는 방법이다. 백삼을 이용하여 진폴린 프로토콜 적용 결과, 아르기닌은 인삼 다당체가 많은 분획에서 제일 높았다. 폴리페놀 성분들은 세 가지 분획에 큰 차이 없이 함유되었다(**그림 11-2**, 오른쪽 사진). 즉, 진폴린 프로토콜을 활용할 경우 인(홍)삼에 함유된 대부분의 생리활성물질들을 포함하는 분획들을 확보할 수 있다. 따라서 남은 것에서는 인삼 생리활성 성분들이 거의 남아 있지 않았다(**그림 11-3**, 진폴린 프로토콜을 통한 3 가지 성분을 얻을 수 있는 구체적인 순서도, flow chart).

생리활성 연구에서 진폴린 프로토콜에서 첫 단계에서 분리되는 진토닌 분획(GEF)은 LPA 수용체 활성을 통하여 세포질 내 칼슘(Ca^{2+})을 일시적으로 증가시키는 작용이 제일 강하였다(**그림 11-4**). 세포질의 칼슘은 2nd messenger로서 세포에서 다양한 생리활성을 담당한다. 항산화 및 면역 활성 작용은 두 번째로 분리되는 인삼 다당체 분획에서 제일 강한 것으로 나타났다. 활성산소에 의한 세포 손상 보호 작용은 진토닌으로부터 세 번째 분리되는 나머지 분획에서 외부 세포 손상 인자로부터 보호 효과가 큰 것으로 나타났다.

백삼에 진폴린 프로토콜을 적용하여 얻은 3가지 분획에 함유된 생리활성 유효 성분들의 함량은 **표 11-2** 및 **표 11-3**에 있다. 한 가지 흥미로운 것은 진토닌 분획(GEF)에 LPA와 phosphatidic acid(PA)

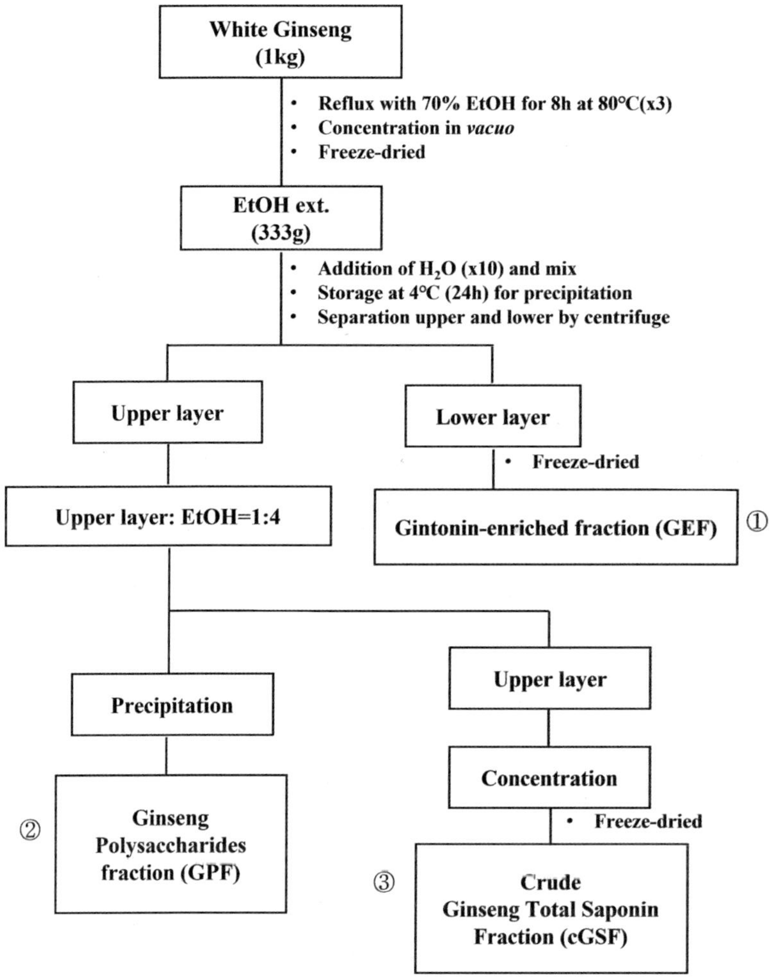

그림 11-3 진폴린 프로토콜 순서도(flow chart). 이 프로토콜을 이용할 경우 순차적으로 GEF, GPF 및 GRF(=cGSF)을 얻을 수 있다. 백삼 1 kg에서 3분획들의 합은 약 254.3g이다. 각 분획의 수율은 5.9%, 21.3% 과 72.8%이어서 순서는 GRF(=cGSF) > GPF > GEF로 나타났다.

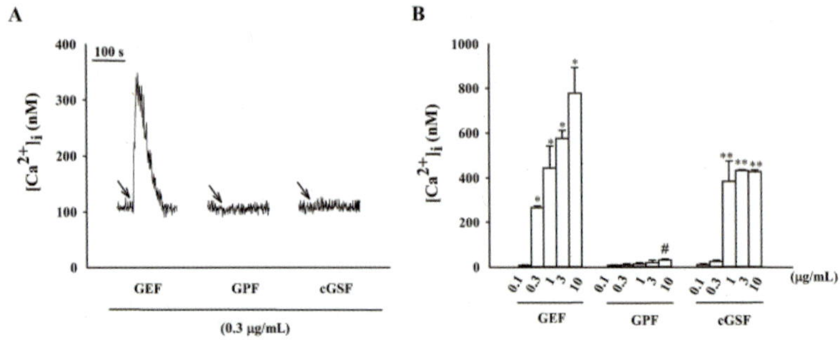

그림 11-4 진폴린 프로토콜을 이용하여 얻은 세 분획이 세포질내 칼슘(cytosolic calcium) 증가 유도 작용 비교 요약. 세포질내 칼슘 증가 유도 효과는 GEF > GRF(=cGSF) > GPF 순서이다.

가 풍부하게 존재하는 것 외에 진세노사이드 Rb1이 풍부하게 함유되어 있다는 사실이다. 세 분획 조성 차이와 특징을 비교한 것은 **표 11-3**과 **표 11-4**와 같다. GPF 분획에는 LPA나 PA가 존재하지 않는다(**표 11-2**). GRF 분획에는 LPA와 PA가 GEF에 비해 더 적은 양으로 존재하는 것을 확인하였다.

GEF에 진세노사이드 Rb1를 포함하여 당이 많이 붙은 diol 계통의 진세노사이드들의 함유량이 많아 약 13%를 차지한다는 중요한

표 11-2 백삼에서 진폴린 프로토콜 실시 후 얻은 3가지 분획에서 LPA와 PA 정량 요약

분획 종류	LPA $C_{18:2}$ (μg/mg)	PA $C_{16:0\text{-}C18:2}$ (μg/mg)
GEF	1.951 ± 0.106	10.6 ± 0.649
GPF	N.D.	N.D.
GRF	0.659 ± 0.0020	0.837 ± 0.067

N.D.; Not detected. GEF, gintonin-enriched fraction; GPF, ginseng polysaccharide fraction; GRF, ginseng residual fraction. PA, phosphatidic acid.

표 11-3 백삼 진폴린 프로토콜 적용 후 각 분획별 진세노사이드 함량 요약

	분획 종류별 진세노사이드(mg/g)				
분획종류	Rg1	Rb1	Rg3	Re	Rf
GEF	6.54±0.78	60.17±10.02	1.94±1.04	4.18±0.04	4.53±0.01
GPF	0.14±0.01	0.25±0.04	*N.D.	*N.D.	*N.D
GRF	11.73±0.50	15.04±2.4	0.17±0.12	8.04±0.20	2.74±0.25

	분획 종류별 진세노사이드(mg/g)					
분획종류	Rg2	Rc	Rb2	Rb3	Rd	합
GEF	1.01±0.06	24.45±3.90	19.95±2.14	2.56±0.26	6.01±0.99	131
GPF	*N.D.	*N.D.	*N.D.	*N.D.	*N.D.	0.39
GRF	0.29±0.04	5.53±1.58	3.76±1.34	0.63±0.01	1.48±0.17	49.41

사실을 발견하였다. 그에 반하여 GPF는 진세노사이드가 거의 존재하지 않은 것으로 나왔다. GRF에는 진세노사이드 함량이 GEF에 비해 약 1/3 정도 들어 있다(diol 진세노사이드 합, GEF : GRF = 115.08 : 26.61 mg/g). 진세노사이드 Rg1과 Re를 포함하여 triol 계통의 진세노사이드들은 GEF보다 GRF에 더 많이 함유되어 있다(trio 진세노사이드 합, GEF : GRF = 16.26 : 22.8 mg/g).

진폴린 프로토콜은 LPA와 PA 외에 diol 계통의 진세노사이드를 GEF에 농축시키는 방법을 제공한다. 특히 진세노사이드 Rb1이 많이 농축되어 있음을 확인할 수 있다.

인삼 산성 다당체 지표 물질인 galacturonic acid와 glucuronic acid 함량과 인삼 아르기닌 함량은 GPF에서 가장 높았다(**그림 11-5**). 그렇지만, 지용성인 인삼 폴리페놀 함량은 GEF > GRF > GPF 순서였다(**그림 11-5**).

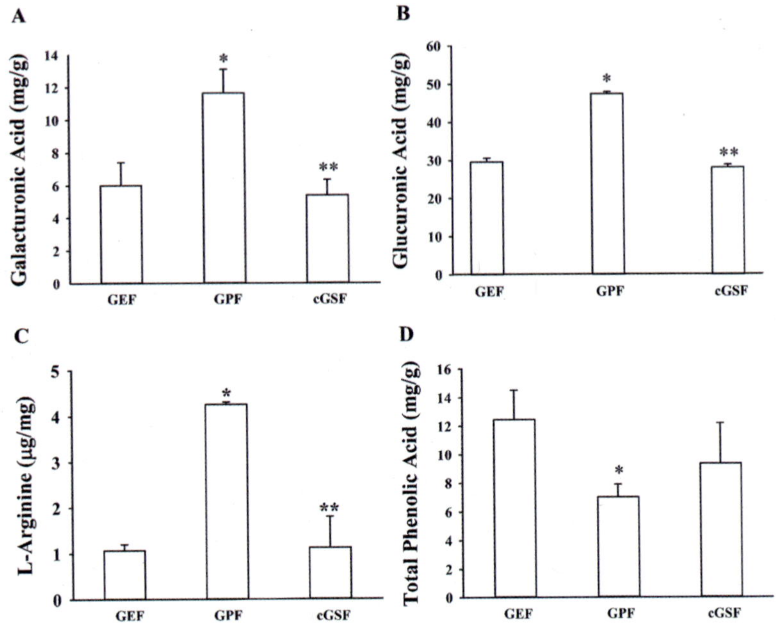

그림 11-5 백삼에서 진폴린 프로토콜 실시 후 세 분획에 함유된 산성 다당체 지표 성분(galacturonic acid와 glucuronic acid)들, 아르기닌(arginine) 및 폴리페놀(phenolic acid) 함량 요약.

인(홍)삼에서 생리활성 성분들이 많이 함유된 분획을 따로 분리할 수 있는 진폴린 프로토콜을 실시할 경우 얻을 수 있는 장점들

인삼 유효성분들을 따로 분리할 수 있는 진폴린 프로토콜을 응용할 경우 많은 장점들을 가지고 있다. 첫째는 식용이 가능한 물과 주정을 활용한다는 것이다. 두 번째는 인삼의 생리활성 성분들(진토닌, 진세노사이드, 다당체 성분들, 아르기닌 및 기타 성분들)의 손

표 11-4 인삼에 진토닌 프로토콜 적용 결과 얻은 각 분획의 특징들 요약

*조성 지표	진토닌 프로토콜 적용하여 얻은 분획 (GEF, GRF 및 GRF)들 특징
분획별 분자량 크기	GPF > GEF > GRF
분획별 당 성분 함량	GPF > GEF = GRF
분획별 단백질 성분 함량	GEF > GPF = GRF
분획별 지질(LPA 포함) 성분 함량	GEF > GRF > GPF
진세노사이드 함량	GEF > GRF > GPF
생리학적 지표	
세포질내 일시적$[Ca^{2+}]_i$ 증가 유도 기능	GEF > GRF > GPF
면역학적 지표	
NO 생산 능력	GPF > GRF > GEF
항산화 지표	
ABTS$^+$ 제거 능력	GPF > GRF = GEF

*각 특징들은 백삼을 이용하여 진폴린 프로토콜 적용한 후 각 분획별 정성 분석 및 전기영동, TLC 및 정량 성분 분석(HPLC, 당분석, LC-Mass/Mass)을 통하여 얻은 결과임. 홍삼 혹은 홍삼 건더기에 적용할 경우 다르게 나올 수 있음.

실을 최소화한다는 것이다. 세 번째는 적용 방법이 쉽다는 것이다. 홍삼 제품 제조공정에서 응용이 가능하도록 단순 주정 추출 및 물 분획을 통하여 세 가지 분획을 순차적으로 얻을 수 있다. 진폴린 프로토콜은 다양한 인삼 종류(수삼, 백삼 및 홍삼 등) 및 인삼 부산물(백삼 건더기, 홍삼 건더기 및 흑삼 건더기 등)에 모두 적용하여 응용이 가능하다. 끝으로, 필요 용도에 따라 진폴린 프로토콜을 다 포함하는 주정 추출물을 활용하거나 진폴린을 구성하는 진토닌 분획, 다당체 분획 혹은 나머지 분획을 각각 이용하거나, 분획별로 합하여 활용할 수 있다는 점이다. 예를 들면, LPA와 진세노사이드가 많은 분획과 나머지 다당체 성분을 따로 모으고 싶다면, GEF와 GRF를 합치고, 인삼 다당체를 모으고 싶으면 GPF를 따로 모으면 된다.

홍삼 건더기에 진폴린 프로토콜 적용을 통한 생리 활성 신소재인 홍삼 레글리드(Reglid) 발굴 및 분리

백삼이나 홍삼 대신 홍삼 건더기를 이용하여 백삼에서 수행했던 진폴린 프로토콜을 그대로 적용하였다. **그림 11-3**의 순서도(flow chart)를 따라서, 홍삼 물 추출하고 남은 건조한 홍삼 건더기를 알코올(주정)로 전체(total) 추출물을 추출하였다. 홍삼 건더기 주정 추출 후 전체 수율은 약 6~8%로 나왔다(이 수율은 홍삼 건더기 생산 업체마다 다르다). 홍삼 건더기 전체 추출물을 다시 순차적으로 홍삼 건더기 진토닌 분획(GEF), 홍삼 건더기 다당체 분획(GPF) 및 홍삼 건더기 나머지 분획(GRF)을 얻었다. 각 분획별 수율은 GRF > GEF > GPF 순이었다. 전체 수율을 6%로 하고, 3가지 각 분획 별로 수율은 GEF는 38%, GPF는 1.4%, GRF는 52.9%이었다. 백삼과 비교 시 전체 수율은 백삼의 약 1/3 수준이었다(이 수율 역시 홍삼 건더기 생산 업체마다 조금씩 다르다).

홍삼 건더기에서 얻은 GEF, GPF 및 GRF에 함유된 LPA 함유량을 LC-MS/MS 분석을 통하여 정량하였다. 세 분획에 함유된 LPA 함량은 **표 11-5**에 요약되었다. LPA 함유량 순서는 GEF > GRF > GPF 순서였다. 이 분석 결과는 홍삼 건더기에 LPA가 높은 농도로 함유되어 있다는 Chapter 3의 **표 3-18**과 잘 일치한다. **표 3-18**의 LPA 농도는 주정 추출물(total 추출물)이고, **표 11-5**는 주정 total 추출물을 진폴린 프로토콜을 적용하여 분획별로 얻은 LPA 함량이다.

각 분획별 진세노사이드 Rb1, Rg1 및 Rg3 함량을 HPLC를 이용하여 분석하였다. **표 11-6**은 각 분획 별 3가지 진세노사이드 함량을

표 11-5 홍삼 물(열수) 추출 후 남은 홍삼 건더기에 진폴린 프로토콜 적용 후 얻은 3가지 분획에서 LPA 정량 요약

홍삼 건더기 진폴린 프로토콜 실시하여 3분획 획득	LPA $C_{18:2}$ (μg/mg)	LPA $C_{18:2}$ (%)
A사		
GEF	4.173 ± 0.02	0.417 ± 0.02
GPF	2.868 ± 0.05	0.287 ± 0.05
GRF	3.487 ± 0.00	0.349 ± 0.00
B사		
GEF	4.267 ± 0.02	0.427 ± 0.02
GPF	3.673 ± 0.01	0.367 ± 0.01
GRF	4.067 ± 0.02	0.407 ± 0.02

홍삼 열수 추출 건더기는 A라는 회사와 B라는 회사에서 얻었음.

표 11-6 홍삼 물 추출 후 남은 홍삼 건더기와 홍삼 제품에 진폴린 프로토콜 적용 후 두 분획에 함유된 3종류 진세노사이드 함량 요약

		진세노사이드			
홍삼 건더기	분획	Rb1	Rg1	Rg3	합(mg/g)
A사	GEF	6.55	0.33	33.1	39.9
	GPF	N.D.	N.D.	N.D.	0
	GRF	9.28	0.63	36.4	46.3
B사	GEF	0.32	N.D.	41.5	41.8
	GPF	N.D.	N.D.	N.D.	0
	GRF	1.15	N.D.	58.0	59.2
홍삼 제품(홍삼정)					
A사	GEF	11.2	0.37	8.53	20.1
	GRF	8.36	1.4	3.91	13.7

표 11-3에서 보는 바와 같이 GPF 분획은 진세노사이드를 거의 함유하고 있지 않아 분석에서 제외함.
N.D., not detected. A가 홍삼정 제품은 물 추출한 엑기스임.

요약하였다. 흥미로운 것은 홍삼 제품보다 홍삼 건더기에 세 종류의 진세노사이드 합이 홍삼 제품보다 많이 들어있다는 점이다. 특히, 진세노사이드 Rg3는 홍삼 물 추출물보다 더 많이 함유되어 있

다. 또, GRF에 진세노사이드 함량이 GEF보다 높았다. 이 연구 결과는 Chapter 3에 기술된 것과 같이 홍삼 건더기에 여전히 많은 양의 진세노사이드들이 남아 있음을 보여 준 증거이다.

표 11-7은 홍삼 건더기에서 주정 추출 후 얻은 total 추출물을 다시 진폴린 프로토콜을 실시하여 얻은 3분획에서의 유리 지방산(free fatty acids)들의 농도를 정량한 결과이다. 유리 지방산은 3분획에 모두 존재하였다.

홍삼 물 추출 후 남은 건조한 홍삼 건더기를 주정 추출 후 얻은 total 추출물을 얻은 다음, total 추출물을 다시 진폴린 프로토콜을 실시하여 세 가지 분획을 얻었다. 3분획을 다시 전기영동(SDS-PAGE)을 실시한 후, 정성 분석을 위하여 세 가지 주요 성분 즉, 단백질과 당 및 지질 염색을 하였다. 염색 결과 진폴린 프로토콜을 적용하기 전, 주정으로 추출한 홍삼 건더기 전체(total) 추출물(즉, 홍삼 물 추출 후 남은 건조한 홍삼 건더기의 70% 주정 추출물)에서는 단백질은 희미하게 염색되었지만, 당과 지질은 염색되었다(**그림 11-6, T**). 그러나, 진폴린 프로토콜을 실시하여 준비한 세 가지 분

표 11-7 홍삼 물 추출 후 남은 홍삼 건더기에 함유된 3가지 대표적인 유리 지방산(free fatty acds) 조성 및 함량 요약(단위: μg/mg)

지방산 종류	GEF	GPF	GRF
Palmitic acid($C_{16:0}$)	83.08	113.44	74.07
*Linoleic acid($C_{18:2}$)	521.26	642.75	483.01
Oleic acid($C_{18:1}$)	16.91	21.74	15.35
Stearic acid($C_{18:0}$)	3.38	5.31	2.90

*다른 지방산에 비하여 linoleic acid가 3분획 모두에서 가장 많이 함유되어 있음. GPF에 지방산이 의외로 많이 존재하는 것에 대한 것은 추가 분석이 필요함.

획을 각각 염색할 경우, 홍삼 건더기 진토닌 분획(GEF)의 단백질과 당과 지질 염색이 뚜렷하여 당-지질-단백질 복합체(glycolipoprotein complex)로 나타났다(**그림 11-6, E**). 홍삼 건더기 다당체 분획(GPF)은 단백질 염색은 거의 되지 않았다. 그러나, 고(高)분자와 전분 당 염색이 진하게 일어나고, 저(低)분자에서도 염색되었다. 지질은 매우 약하게 염색도 되는 것으로 나타났다(**그림 11-6, P**). 세 번째 나머지 분획(GRF)은 당과 지질 염색은 되지만, 단백질 염색은 거의 없는 것으로 나타났다. 이와같이 GRF는 특유의 당-지질 복합체(glycolipids)를 가지고 있는 것으로 나왔다(**그림 11-6. R**). GRF

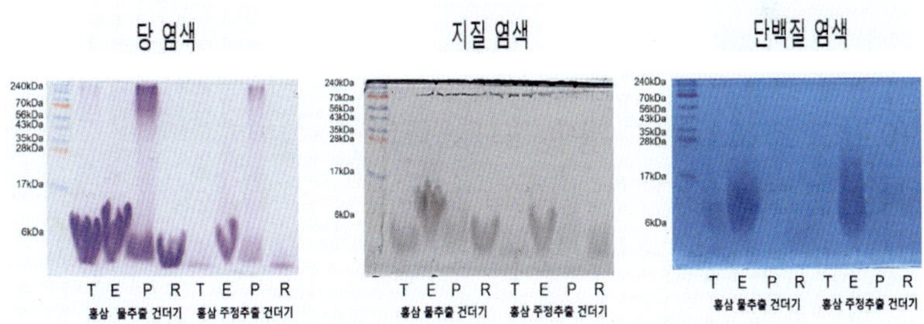

그림 11-6 건조한 홍삼 물 추출 건더기와 건조한 홍삼 주정 추출 건더기를 다시 70% 주정 추출하여 total 추출물을 얻었다. 두 종류의 total 추출물들 다시 진폴린 프로토콜 실시 후 전기영동을 실시한 결과이다. 전기 영동한 겔을 당(왼쪽), 지질(중앙) 및 단백질(오른쪽) 염색 결과, 70% 주정 total 추출물(T); GEF(E); GPF(P); GRF(R). 홍삼 물 혹은 주정 추출 후 얻은 홍삼 건더기를 다시 70% 주정 추출할 경우, 당-지질-단백질 복합체인 GEF(E)는 세 가지 성분이 거의 같은 분자량에서 모두 염색된다. GEF는 당/지질/단백질 복합체이다. 홍삼 물 추출물 건더기에서만 고분자와 저분자 당이 염색된다(P). 또 홍삼 주정 추출 건더기가 아닌 홍삼 물 추출 건더기 GRF에서만 당-지질 복합체가 새롭게 나타난다(R). 이를 홍삼 레글리드(Korean red ginseng Reglid)라고 한다. Periodic acid-Schiff는 당 염색 시약; Sudan black은 지질 염색 시약; Coomassie blue는 단백질 염색 시약. 홍삼 레글리드와 관련된 자세한 추가 내용은 Chapter 15에 기술.

에 존재하는 새로운 당-지질 복합체(glycolipids)를 홍삼 레글리드(Reglid; Korean red ginseng glycolipid)라 명명하였다(Chapter 2). Chapter 15에 더 자세히 기술하겠지만, 홍삼 건더기를 이용한 진폴린 프로토콜을 적용하여 얻은 GRF에 홍삼 건더기 레글리드가 존재하는 것은, 홍삼에 진폴린 프로토콜을 적용하여 얻은 GRF에도 홍삼 레글리드가 존재한다는 것과 잘 일치한다(Chapter 15).

흥미로운 사실은, 3분획에서 염색되는 분자량 크기가 주로 6,000~10,000 Da(6~10 kDa) 이하에서 나타났다. 이런 연구 결과는 홍삼 건더기 주정 추출 후, 진토닌 분획(GEF)을 얻기 위하여 물 침전을 시킬 경우, 당-지질-단백질의 침전이 일어난다. 진토닌 분획 후 남은 상층액에 80% 주정을 첨가하여 당 침전을 유도할 경우 당이 많은 당 복합체(GPF) 침전이 일어나고, 80% 주정에 침전이 되지 않은 나머지 분획 역시 당-지질 복합체(GRF)가 남아 있다는 것을 의미한다. 향후 홍삼 레글리드의 효능에 대한 연구가 필요한 이유이다(**그림 11-3**).

이런 결과는 제품에 직접 이용되는 홍삼 물(열수) 추출물과 차별되는 다른 양상을 보여준다. 앞에서 기술한 바와 같이 시중에서 판매하는 홍삼 추출물 농축 엑기스(홍삼정)를 당, 지질 및 단백질에 염색할 경우 분자량이 매우 큰 다당체(전분)만 염색되고, 지질 및 단백질은 염색이 안 되는 것으로 나타나기 때문이다(**그림 11-1**). 이 정성 분석 실험 결과는 분자량이 큰 홍삼 다당체 성분들은 열수 추출할 때 추출되고, 홍삼 건더기 안에는 다당체가 존재하지만, 분자량이 훨씬 작은 다당체들은 다른 성분들(단백질이나 지질)과 복합체로 남아 있음을 다시 한번 확인한 것이다(**그림 11-1**과 **그림 11-6** 비교).

다음 단계로, 홍삼 주정 추출 후 얻은 홍삼 건더기를 다시 "진폴린 프로토콜"을 적용한 후 수율을 비교하였다. 홍삼을 주정 추출하고 남은 홍삼 건더기를 다시 주정 추출할 경우와 홍삼을 물 추출하고 남은 홍삼 건더기를 주정 추출하여 얻은 수율을 비교하였다. 즉, 그 결과는 **표 11-8**에 요약하였다. 홍삼을 주정 추출하고 남은 홍삼 건더기를 다시 주정 추출할 경우 수율은 홍삼 물 추출 후 남은 홍삼 건더기보다 약 30~40% 낮게 나왔다.

같은 방식으로 두 종류의 홍삼 건더기 주정 추출물을 전기 영동한 다음, 두 가지 사이의 당, 지질 및 단백질 염색을 하였다. 홍삼 건더기 주정 추출한 것과 물 추출한 것 사이에 추출 수율, 당, 지질 및 단백질 염색 패턴은 다른 것으로 나타났다.

즉, 홍삼을 주정 추출물 하고 남은 홍삼 건더기를 다시 주정한 추출물의 경우, 당 염색에서 GEF(E)의 경우 당, 지질 및 단백질 염색이 확실하게 되었다. 그러나, total 추출물, GPF와 GRF의 경우, 당, 지질 및 단백질 염색이 명확하게 구분되지 않은 것으로 나왔고 홍삼 레귤리드도 없는 것으로 나왔다(**그림 11-6**).

홍삼 건더기 물 추출 혹은 주정 추출 후 남은 홍삼 건더기를 다시 주정 추출 후 얻은 결과들의 특징들을 요약하면 다음과 같다. 1) 홍삼 주정 추출 후 남은 홍삼 건더기를 다시 주정 추출할 경우, 수율이 홍

표 11-8 홍삼 물 추출 혹은 주정 추출 후 얻은 홍삼 건더기의 수율 차이 요약

홍삼 건더기 종류	추출방법	수율(g/kg)	수율(%)
홍삼 물(열수) 추출 후 건조한 홍삼 건더기	70% 주정	60~80	6~8
홍삼 주정 추출 후 건조한 홍삼 건더기	70% 주정	40~50	4~5

삼 물 추출 후 남은 홍삼 건더기 주정 추출물보다 30~40% 정도 낮았다. 2) 홍삼 주정 후 남은 홍삼 건더기 주정 추출물과 홍삼 물 추출 후 남은 홍삼 건더기의 주정 추출물은 당 염색에서 차이가 있다. 3) 홍삼 주정 추출 후 남은 홍삼 건더기 주정 추출물과 홍삼 물 추출 후 남은 홍삼 건더기 주정 추출물을 이용하여 지질 염색하면, 홍삼 물 추출 후 남은 건조한 홍삼 건더기 주정 추출물에서는 저분자 지질 염색이 뚜렷하지만, 홍삼 홍삼 주정 추출 후 남은 홍삼 건더기를 다시 주정 추출할 경우 지질 염색이 없는 것으로 나타났다.

결론적으로 홍삼 주정 후 남은 홍삼 건더기를 주정 추출하여 생리 활성 물질을 추출하는 것보다 홍삼 물(열수) 추출 후 남은 홍삼 건더기를 주정으로 추출하여 total 추출물을 얻거나, 진폴린 프로토콜을 실시하여 3가지 분획을 분리하는 것이 홍삼 건더기 레글리드를 포함한 새활용에 유리한 것으로 나왔다.

진폴린 프로토콜 홍삼 건더기 응용: 홍삼 물(열수) 추출 후 건조한 홍삼 건더기에 적용하는 것이 더 적합하다

따라서, 홍삼 열수 추출 후 얻은 홍삼 건더기를 주정 추출하여, 진폴린 프로토콜을 적용할 경우 기존의 진토닌(GEF)(당-지질 및 단백질로 구성됨)외 새로운 두 가지 신소재를 발굴하였다. 하나는 주로 당이 많이 함유된 저분자 다당체 분획(GPF)이고, 또 다른 하나는 사포닌을 포함하는 나머지 분획(GRF)으로서 홍삼 건더기 레글리드인 당-지질 복합체(glycolipid complex)을 포함하고 있다는 것을 확인할 수 있다(**그림 11-6**). 다시 이야기하면, 그동안 사료나 퇴비로 이용하던 홍삼 건더기에 진폴린 프로토콜을 적용하여 분리/염색을 실시할 경우, 새로운 홍삼 신소재 성분들(진토닌, 저분자 다당체와 홍삼 레글리드)을 얻을 수 있다(**표 11-5**와 6, **그림 11-6**).

또 다른 특징은, 홍삼 물 추출후 남은 홍삼 건더기 주정 추출물에서는 진토닌 분획에 LPA 함량이 백삼에 함유된 것만큼 많다는 것과 백삼에 비해 진세노사이드 Rb1 함량이 많이 줄어든 것으로 나타났다. 대신에 진세노사이드 Rg3가 증가한 것을 확인할 수 있다(**표 11-3**과 **표 11-6**). 이는 Chapter 3에 기술한 것과 같이 백삼이 홍삼화를 통하여 홍삼이 되면서 당을 많이 가지고 있는 진세노사이드들이 당이 적은 진세노사이드 Rg3로 전환되는 것을 의미한다.

Chapter

12

인삼 신소재 진토닌은 홍삼 건더기에 다량 들어있어 원가와 효능에 대한 가성비가 높다

홍삼 건더기에 인삼 신소재 진토닌의 기능성 및 지표 성분인 리소포스파티딘산(lysophosphatidic acid, LPA)이 많이 함유되어 있어 경제성이 높다: Korean red ginseng marc-derived gintonin 탄생

Chapter 3에 기술한 바와 같이, 현재 국내에서 판매되는 주요 홍삼 농축 엑기스 제품 생산 방법에는 두 가지가 있다. 하나는 홍삼 열수(뜨거운 물) 추출물을 농축하여 제조한 홍삼 농축 엑기스(홍삼정) 제품이다. 다른 하나는 홍삼 주정(식용 알코올) 추출물을 농축하여 제조한 엑기스(홍삼정) 제품이다. 이들 두 종류 제품에 함유된 진토닌의 기능성 및 지표 성분인 LPA $C_{18:2}$의 함량을 정량 비교하였다. 홍삼 열수 추출물 엑기스에 함유된 LPA $C_{18:2}$의 양은 거의 극미량이 함유되어 있었다(**표 3-18**). 홍삼 주정 추출물 농축 엑기스에 함유된 LPA $C_{18:2}$의 양은 물 추출 엑기스보다 많았지만, 홍삼 건더기에 함유된 LPA $C_{18:2}$에 비하면 훨씬 낮은 것으로 나타났다(**표**

3-18). 홍삼 농축 엑기스에 인삼 진세노사이드는 기능성 식품 식약처 기준 함량에 맞게 함유되어 있어도 진토닌 LPA $C_{18:2}$ 성분은 거의 들어있지 않았다. 홍삼 열수 혹은 주정 추출 농축 엑기스에는 당-지질-단백질 복합체인 진토닌 LPA가 거의 들어있지 않아, 홍삼 농축엑기스(홍삼정) 복용시 진토닌 LPA에 의하여 발휘되는 생리 활성 효과들을 얻을 수 없다.

흥미로운 것은 홍삼 열수 추출물 농축 엑기스(홍삼정)에는 LPA가 거의 들어있지 않았다. 그러나, 홍삼을 열수 추출 후 얻은 건조한 홍삼 건더기를 단순하게 70% 주정 추출하여 분석한 결과, 홍삼 물 추출 농축 엑기스에 함유된 것보다 양으로 계산한다면 LPA가 50배 이상 더 함유되어 있다는 것이 확인되었다(**표 3-18**). 이를 저자는 홍삼 건더기 유래 진토닌 분획(Korean red ginseng marc-derived gintonin)이라고 부른다.

또 다른 흥미로운 사실은 백삼 진토닌(gintonin-enriched fraction, GEF)을 얻기 위하여 활용했던 여러 단계의 분리 및 분획 방법을 사용하지 않아도 된다. 즉, 단순한 홍삼 물(열수) 추출 후 건조한 홍삼 건더기를 70% 주정 추출하여 얻은 추출물 안에 진토닌 LPA $C_{18:2}$의 양이 백삼 GEF만큼 많이 농축되어 있기 때문이다. 백삼에서 분리한 GEF의 LPA $C_{18:2}$의 함량은 평균적으로 LPA $C_{18:2}$ = 2.0 mg/g ± 20%이며, 이를 %로 환산하면 0.2 ± 20%이다. 이와 유사하게, 홍삼 열수 추출 후 얻은 홍삼 건더기에서 유래한 진토닌의 LPA $C_{18:2}$ 함량은 0.2~0.3%인 것으로 나왔다(**표 3-18**과 **표 11-5**). 즉, 백삼 GEF와 LPA $C_{18:2}$ 함량 면에서 차이가 없거나 더 많았다(**표 3-18**, **표 11-2**와 **표 11-5**).

그림 12-1의 A panel에서 보는 바와 같이, 백삼에서 분리한 GEF와 홍삼 건더기에 주정 추출물을 전기영동 후 당, 지질 및 단백질에 대한 각 성분 염색 결과와 비교할 경우, 백삼 GEF와 홍삼 건더기 주정 추출물 사이에 분자량 및 각 성분들의 염색 위치가 거의 같은 당-지질-단백질 복합체로 나타났다. 그러나, 홍삼 건더기를 70% 주정 대신 30% 주정이나 열수(Hot water)로 추출할 경우, 단백질-당-지질 복합체가 추출되지 않고 분자량이 큰 당(전분)만 추출되는 것으로 나타났다(**그림 12-1**, 아래 B panel). 따라서, 홍삼 건더기에서 진토닌이라는 신소재 추출은 뜨거운 물로는 추출안되고, 주정 농도에 의존적임을 보여준다. 이를 뒷받침하는 연구로서, Chapter 11의 **그림 11-6, 그림 12-1**에서 보는 바와 같이, 홍삼 제품으로 판매하는 홍삼 열수 추출 후 얻은 농축 엑기스(홍삼정)에는 단백질 염색을 거의 얻을 수 없었다. 그 이유는 홍삼 뜨거운 물(열수) 추출 과정에서 홍삼에 있는 수용성 성분들만(예, 주로 전분과 수용성 단백질 일부)이 대부분 추출되고, 지용성 성분들(예, 지질)은 홍삼 건더기에 농축되어 남아 있게 된다.

홍삼 물 추출 후 남은 홍삼 건더기가 가지고 있는 다른 특징이면서 장점은, 홍삼 건더기에서 분리한 진토닌을 이용할 경우, 홍삼 자체와 비교 시 경제적으로 활용성이 매우 클 수 있음을 의미한다. 예를 들면, 건조한 백삼의 경우 시중 원재료 가격이 약 100,000원/kg 이상이다. 홍삼 건더기의 경우, 원료가격이 거의 들지 않고 다만 홍삼 건더기를 건조하는 비용과 보관하는 비용만 들 뿐이다. 건조한 홍삼 건더기를 구입하는 경우에도, 그 비용은 건조한 백삼의 수십 분의 일만 부담하면 된다. 홍삼 건더기에 함유된 진토닌 LPA $C_{18:2}$ 함

A. 백삼 진토닌 전기영동(SDS-PAGE)

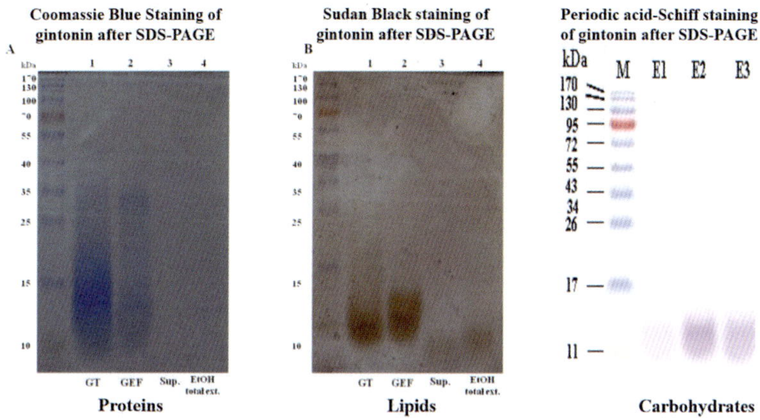

B. 홍삼 건더기 진토닌 전기영동(SDS-PAGE)

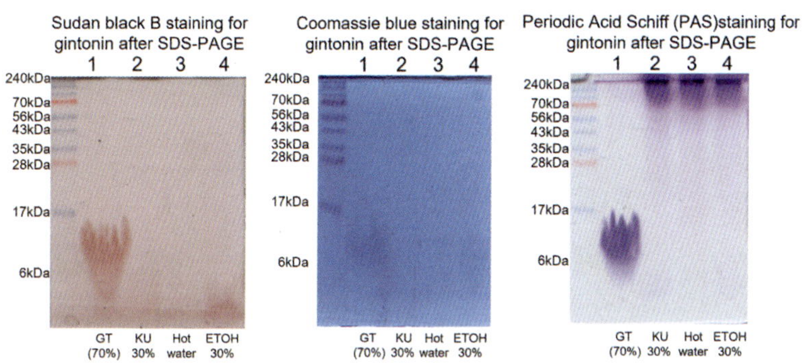

그림 12-1 백삼 GEF의 단백질, 당 및 지질 염색**(A)**과 홍삼 물 추출 후 얻은 건조한 홍삼 건더기를 물(hot water), 30% 혹은 70% 주정 추출물 후 얻은 total 농축물의 전기영동 후, 단백질, 당 및 지질 염색**(B)** 결과. **(A)** GT, 음이온 교환 칼럼(column)을 통하여 분리한 진토닌; GEF, gintonin-enriched fraction; Sup, GEF의 상층액; EtOH total ext, 에탄올 total 추출물. 왼쪽에서 오른쪽으로 단백질 지질 및 당 염색. **(B)** GT, 홍삼 물 추출 후 얻은 홍삼 건더기를 70% 주정으로 추출 후 얻은 total extract; KU, 홍삼 건더기 30% 주정 total 추출물; Hot water, 홍삼 건더기 열수 추출물; ETOH, 홍삼 건더기 30% 합성 알코올 추출물. 왼쪽에서 오른쪽으로 지질, 단백질 및 당 염색. 물이나 30% 주정(알코올) 추출을 할 경우 분자량이 큰 당 성분만 추출(오른쪽 당 염색).

량이 백삼 GEF에 함유된 LPA $C_{18:2}$ 함량과 거의 동등하거나 더 많아 홍삼 건더기의 경제성뿐만 아니라 재활용 및 새활용할 경우 부가가치를 높일 수 있다. 더 자세한 내용은 Chapter 14와 Chapter 17에 기술되어 있다.

사실, 그동안 홍삼 제품이 홍삼 단순 물 추출물 혹은 주정 추출물 농축 엑기스 위주로 되어있는 가장 큰 이유는 홍삼 성분을 분리하여 성분 중심의 홍삼 제품을 개발할 경우 제조원가가 다른 천연물 유래 기능성 식품보다 훨씬 비싸기 때문이다. 그래서 단순 추출물이 아닌 인삼의 기능성 성분을 많이 함유하는 성분 혹은 분획 위주의 제품 개발이 어렵다. 하지만 홍삼 건더기를 이용할 경우 기존의 홍삼 열수 추출 농축 엑기스 중심의 제품 개발에서 탈피하여 홍삼 건더기에서 진토닌 분획을 분리하여 인삼 신소재 기능성 성분 위주의 제품 개발이 가능하다.

또 다른 두 번째 장점은, 홍삼 제품을 만들기 위하여 미리 홍삼을 물(열수) 추출할 때, 자연스럽게 수용성 성분들(주로 전분)이 열수 추출 동안에 홍삼에서 미리 자연스럽게 빠져나가는 과정을 밟게 된다. 따라서, 백삼을 이용한 진토닌 제조방법처럼 홍삼 건더기에서 진토닌의 LPA $C_{18:2}$를 분리하거나, 진토닌이 많이 함유된 GEF를 만들기 위하여 음이온 교환 칼럼을 사용하거나 별도의 분획 과정을 따로 할 필요가 없다. 그래서, 홍삼 열수 추출 후 남은 홍삼 건더기에서 단순 주정 추출을 통하여 진토닌 LPA $C_{18:2}$의 확보는 LPA $C_{18:2}$를 대량 생산하는데 시간 단축과 추가 비용 없이 쉽게 분리 가능하다는 장점이 있다.

홍삼 건더기에는 진토닌 LPA와 LPA 전구체(precursor)인 리소포스파티딜콜린(lysophosphatidylcholine)와 뇌에 들어가서 아세틸콜린을 만드는 기능 외에 다양한 생리활성 효과가 있는 포스파티딜콜린(phosphatidylcholine, PC)이 3% 이상 함유되어 있다

수삼이 홍삼이 되는 홍삼화 과정에서 다양한 물리·화학적 변화가 일어난다고 Chapter 2에서 기술하였다. 또 홍삼제조를 위하여 홍삼 열수 추출 과정에서 물에 녹지 않은 지용성 성분들은 홍삼 건더기에 여전히 남아 있다. 그래서 건조한 홍삼 건더기를 주정 추출할 경우, 남아 있는 지용성 성분들이 추가로 추출된다. 지금까지 연구자들이 관심을 가지고 수행했던 것은 홍삼 건더기 유래 진세노사이드와 관련된 연구들이다(Chapter 3). 홍삼 건더기 안에 함유된 인삼 진세노사이드 외에는 주정으로 추출되는 생리활성 지용성 성분들에 대한 연구는 거의 이루어지지 않았다.

2019년 건국대학교 나승열 교수연구팀은 먼저 백삼을 이용한 연구에서, 백삼에는 진토닌 LPAs 외에 phosphatidic acid(PA), phosphatidylethanolamine(PE), phosphatidylinositol(PI), phosphatidylcholine(PC), phosphatidylglycerol(PG)과 같은 인지질들이 존재하는 것을 확인하였다. 이들 인지질 함량 순서는 PA > PG > PE > PC > PI 순 이었다. 이런 인지질을 구성하는 지방산(fatty acids)들 중 리놀레산(linoleic acid)이 가장 많이 함유되어 있고, 그 다음이 팔미틱산(palmitic acid)과 올레산(oleic acid) 순서로 나타났다. 흥미로운 것은, 홍삼에는 이런 종류의 생리활성 인지질들이 존재하는가와 이런 인지질들이 수삼에서 홍삼화 되면서 어떻게 변화하는가에 대한 분석 연구도 거의 없다. 그동안 단지 백삼 사포닌 혹

은 홍삼 사포닌과 그 효능에만 매달려 온 셈이다. 홍삼에 존재하는 인지질 분석 및 효능 관련 연구는 앞으로 풀어나가야 할 과제이다 (Chapter 13).

홍삼 열수 추출 후 얻은 홍삼 건더기의 주정 추출물에 존재하는 인지질들을 LPAs외 다른 성분들에 대하여 추가 분석한 결과, 놀랍게도 PC과 PC에서 지방산이 하나 떨어져서 생긴 lysophosphatidylcholine(LPC)이 많이 존재하는 것을 확인하였다. 현재 포스파티딜콜린은 다양한 생리학적 기능을 하는 것으로 알려져 있다. 포스파티딜콜린은 기본적으로 세포막 구성성분이다. 혈중 포스파티딜콜린이 뇌로 들어갈 경우, 포스파티딜콜린으로부터 인지기능 향상 작용을 하는 아세틸콜린 전구체인 콜린기(choline group) 성분을 방출시켜 뇌에서 아세틸콜린이 되도록 한다. 즉, 포스파티딜콜린은 뇌 인지기능을 향상시키는 성분으로 알려져 있다. 간(liver)에 포스파티딜콜린이 부족할 경우 간 부전이 발생하는 것으로 알려져 있다. 따라서 포스파티딜콜린은 간 기능 개선에 필수 성분이다. 또한 콜레스테롤을 낮추는 기능이 있어, 성인병 예방에도 좋은 효과가 있는 것으로 알려져 있다.

홍삼 건더기에 존재하는 포스파티딜콜린 성분은 두 종류인 것으로 알려져 있다. 하나는 PC $C_{16:0\text{-}18:2}$이고, 다른 하나는 PC $C_{18:2\text{-}18:2}$이다(**그림 12-2**). 즉 글리세롤 골격(backbone) 구조에 두 가지 다른 지방산이 결합되어 있다. PC $C_{16:0\text{-}18:2}$는 팔미틱산과 리놀레산이 각각 결합되어 있다. 또 다른 하나 PC $C_{18:2\text{-}18:2}$는 리놀레산 두 분자가 결합되어 있는 형태이다. 즉, 이중 결합(double bond) 탄소 분자가 2개 더 많거나 아니면 더 적거나 하는 차이인 것이다. 홍삼 건더기

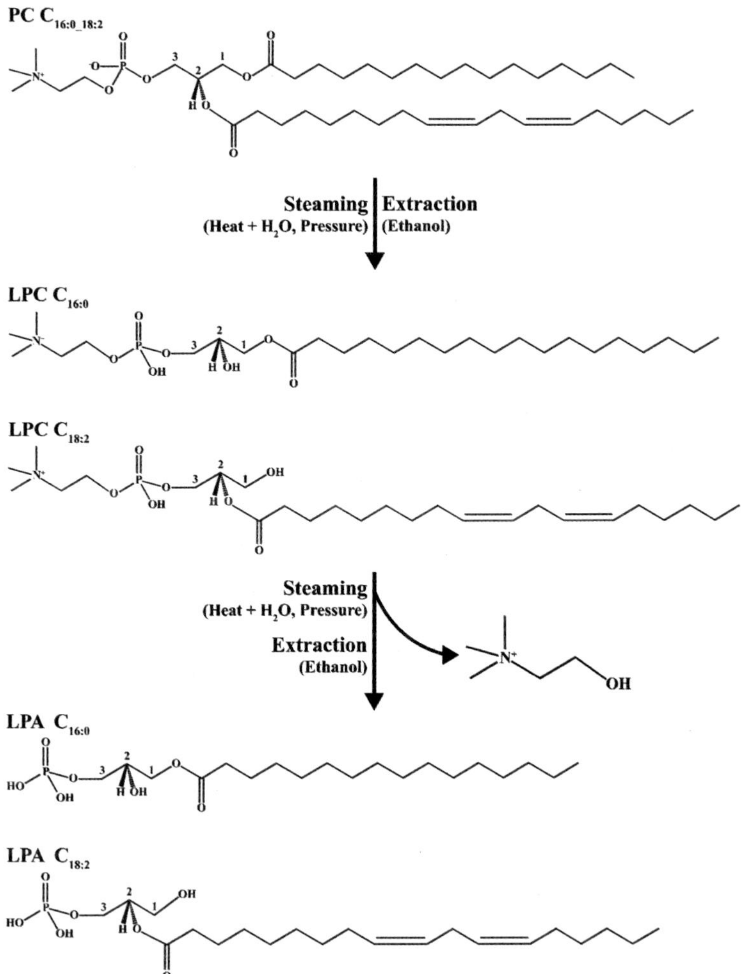

그림 12-2 홍삼 건더기에 존재하는 포스파티딜콜린(phosphatidylcholine, PC)과 리스포스파티딜콜린(lysophosphatidylcholine, LPC). PC와 LPC는 홍삼 건더기에 많이 존재하는 것으로 새롭게 밝혀졌다. 홍삼 건더기에 존재하는 PC는 추출 과정에 가해지는 열이나 압력에 의하여 지방산 한 분자가 떨어져 LPC가 되고, LPC는 다시 콜린기(choline group)이 떨어져 최종 LPA가 된다. 따라서, PC와 LPC는 2종류의 LPA 전구체(precursor) 역할을 한다.

에 들어있는 두 종류의 포스파티딜콜린 함량은 PC $C_{16:0-18:2}$가 PC $C_{18:2-18:2}$보다 더 많은 것으로 나타났다. 이 두 종류의 PC를 합할 경우, 3%가 넘는 것으로 나타났다(**표 3-18**). 홍삼 건더기에 생리활성물질이 LPA 외에 포스파티딜콜린이 덤으로 들어있는 셈이다. 또 PC 외에도 LPC $C_{18:2}$도 존재한다. LPC는 PC의 2개 지방산 중 하나가 떨어지고 하나만 남는 경우이다. 다음 Chapter 13에서 자세히 기술하겠지만, 수삼이 홍삼으로 되는 과정 혹은 홍삼 혹은 홍삼 건더기 추출 과정에서 PC에서 LPC $C_{18:2}$가 되고 LPC $C_{18:2}$가 최종 LPA로 전환될 것으로 예상된다(**그림 12-2**).

백삼 건더기보다 홍삼 건더기에서 LPA라는 생리활성물질이 더 많이 형성된다

백삼과 홍삼의 차이는 무엇일까? 단순히 조상들이 수삼을 그냥 말려서 백삼이 되게 하는 것보다 쪄서(증숙) 말리는 이유는 무엇이었을까? 하는 생각이 든다. Chapter 3에서 기술한 바와 같이 수삼이 홍삼이 되면서 인삼 크기, 조직 및 성분변화와 동시에 성분이 손실되는 부분도 생기는데, 굳이 홍삼을 고집하는 이유가 무엇인지 궁금하였다. 저자도 처음에는 단순히 홍삼이란 것은 수분 함량이 많은 수삼은 부패하기가 쉬워 이를 막고 오랫동안 보관(저장)하기 위한 방법으로만 생각해왔다. 그러나, 홍삼 건더기에 함유된 생리활성물질을 신소재로 분석하면서 생각이 달라졌다. 그 이유는 아래와 같다.

백삼 물 추출 후 남은 백삼 건더기에 함유된 LPA와 홍삼 건더기에 함유된 LPA 함량을 비교 분석하였다. 흥미로운 사실이 발견되었다. **표 3-18**에서 보는 바와 같이 물 추출한 후 남은 백삼 건더기와 홍삼 건더기를 이용하여 단순 주정 추출 후에 LPA 함량을 비교할 경우, 홍삼 건더기에 더 많은 LPA가 함유된 것을 확인하였다. 홍삼 건더기에 함유된 LPA 양을 비교해 보면 백삼 건더기가 아니고, 백삼에서 분리한 LPA 함량과 비슷하거나 더 많이 함유되어 있다는 것을 알 수 있다(**표 3-18**).

홍삼 건더기에서 생리활성 신소재 진토닌 LPA 생성 원리

생체 세포막에 존재하는 인지질들에 작용하는 세포 효소들에 의한 생리활성 인지질들의 전형적인(typical) 변화

홍삼 인지질 성분 혹은 홍삼 건더기에 포함된 인지질이 어떻게 생리활성 진토닌 LPAs로 변화하는지를 살펴보기 전에, 먼저 동물을 포함한 생체 세포막에 존재하는 인지질과 지방산들의 변화와 생리학적·약리학적 기능에 대하여 알아보자. 인지질의 화학적 구조는 **그림 12-3A**에 있다. 인지질은 소수성 꼬리 부분과 친수성 머리 부분으로 나눌 수 있다. 일반적으로, 호르몬이나 신경전달물질들에 의하여 세포막에 존재하는 GTP-단백질 결합 수용체들(GTP-binding protein coupled receptors)의 활성은 신경전달물질이나 호르몬과 같은 세포 외부 정보를 세포 내로 전달(운반)하는 신호전달 경로의 하나이다. 세포 내 정보전달 방법 중 하나는 세포막을 구성하는 인지질 가수분해를 통해 생리활성 발현과 밀접하게 연관되어 있다. 따라서 세포막을 구성하는 인지질들은 4가지 다른 인지질 분해 효소인 포스포라이페이스(phospholipases)라는 효소들에 의해 가수분해될 수 있다(**그림 12-3B**).

포스포라이페이스 A1은 글리세롤(glycerol) 위치 *sn*-1에서 작용하

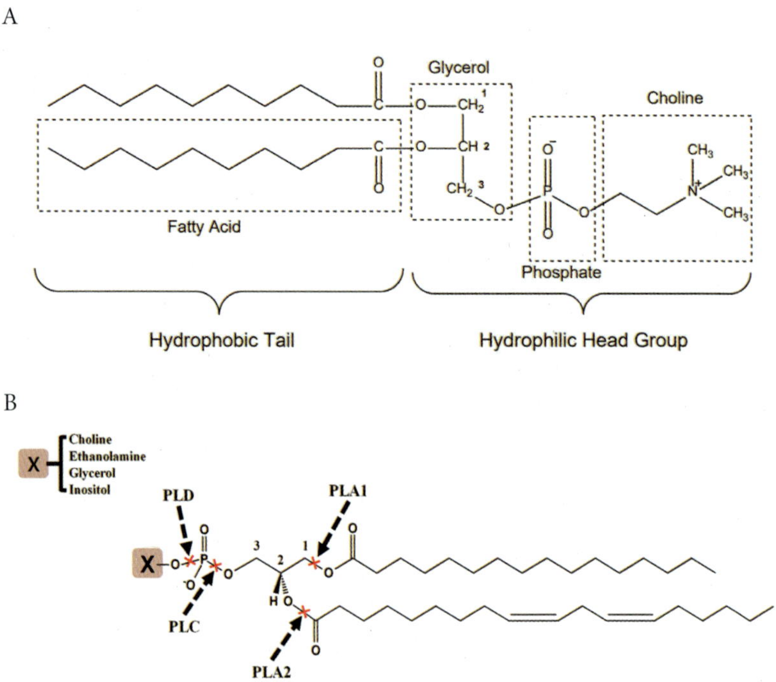

그림 12-3 세포막에 존재하는 인지질의 화학적 구조 특징과 인지질에 작용하는 효소들. **(A)** 포스파티딜콜린의 예로 들은 인지질은 소수성 꼬리(hydrophobic tail)를 구성하는 지방산과 친수성 머리(hydrophilic head) 그룹을 구성하는 glycerol과 인산과 인산기에 결합된 화합물로 구분될 수 있다. **(B)** 인지질에 작용하는 효소들은 4가지가 있다[phospholipase A1(PLA1), A2(PLA2), C(PLC) 및 D(PLD)]. 이들 효소들은 각각 인지질의 다른 위치에 작용하여 생리활성을 지닌 인지질 분해 산물을 만들어낸다.

여 2차 전령 유리 지방산(free fatty acid) 한 분자와 1-리소-2-아실-리소-인지질(1-lyso-2-acyl-lysophospholipid)을 방출한다. 이 물질은 LPA 전구체가 된다. 포스라이페이스 A2는 인지질의 *sn*-2에 작용하여 아라키돈산(arachidonic acid) 및 1-아실-2-리소-인지질(1-acyl-2-lyso-phospholipid)을 생성한다(**그림 12-3B**). 아라키돈산은 생리활성 에이코사노이드(eicosanoids) (프로스타글란딘, 트롬복산 및 류코트리엔)들의 생합성을 위한 전구체(precursor)가 된다. 에이코사노이들은 외부 손상 및 병원체에 대한 방어를 포함하여 다양한 작용을 한다.

포스포라이페이스 C(PLC)는 글리세롤인지질의 포스포릴 머리 그룹(head group)을 제거하여 두 번째 메신저인 이노시톨 포스페이트(inositol phosphates)를 생성한다. 생성된 포스파티딜이노시톨 3-인산은 세포질로 확산되어 소포체에서 포스파티딜이노시톨 3-인산 수용체와 결합하여 일시적으로 세포 내 Ca^{2+} 동원을 유도한다. PLC 작용 결과 생성된 나머지 디아실글리세롤(DAG)(**그림 12-3B**)은 단백질 카이네이스 C(protein kinase C, PKC) 활성화를 유도한다. 칼슘과 PKC는 모두 세포막 수송, 세포증식 및 기나 세포 항상성을 유지하고 조절하는 중요한 역할을 한다.

포스포라이페이스 D(PLD)는 포스파티딜콜린 및 포스파티딜에탄올아민과 같은 막 구조적 인지질에 작용하여 포스파티딘산(phosphatidic acid, PA)을 생성한다. 생성된 PA는 진핵생물에서 세포 활성의 핵심 조절자로 작용한다(예: 동물의 세포골격 재배열, 분비, 세포 내 이입 및 호흡 파열; 식물의 동결, 상처, 병원체 유도, 탈수, 염분). 한편, 혈청 리소-PLD(오토탁신이라고도 부름)는 동물 혈청에 풍부한 혈청 리소포스파티딜콜린에 작용하여 혈장 LPA를 생성한다. 따라서, 리소-PLD를 포함한 5가지 다른 포스포라이페이스들은 세포막에 존재하는 인지질을 가수분해를 통하여 에이코사노이드 합성에 필요한 유리 지방산을 방출하고, LPA 및 수용성 헤드 이노시톨 3-포스페이트(inositol-3-phosphate, IP_3), 콜린, 에탄올아민, 글리세롤 및 세린을 생성한다. 그중 이노시톨 포스페이트와 콜린은 각각 2차 전령과 아세틸콜린 전구체 역할을 한다.

홍삼 혹은 홍삼 건더기에 남은 인삼 세포막 인지질들이 생리활성 신소재인 진토닌 LPAs로 비전형적(atypical) 전환 원리

수삼에 존재하는 인지질들은 홍삼화가 되는 과정에서 가해지는 습기(moisture)의 존재하에 높은 온도와 압력에서 변화할 수 있거나 혹은 홍삼 제품을 만들기 위하여 홍삼에 뜨거운 물(열수)이 더해지는 상태 즉, 가수(加水)하에서 열과 압력에 의하여 추출될 때, 홍삼 건더기가 남아 있는 세포막 인지질 성분들은 진세노사이드들처럼 순차적이면서 비효소적인 변화를 겪을 수 있다. 그러나, 이런 변화된 인지질들은 대부분 지용성이기 때문에, 열수 추출로는 홍삼 밖으로 녹아 나오지 않고 홍삼 건더기에 다른 성분들과 결합한 채 남아 있을 가능성이 높다. 인삼에 존재하는 것으로 알려진 인지질들은 PA, PC, PE, PG, PI 및 PS이 있다. 이에 해당하는 인지질들의 화학적 구조는 **그림 12-4A**에서 보는 바와 같다.

인삼에서도 인지질 분해 효소 작용이 아닌 물리·화학적인 작용에 의해 비효소적 혹은 비전형적인 가수분해(atypical hydrolysis)가 일어날 수 있다. 즉, 인삼 인지질이 LPA로 전환되는 것에 대한 두 가

A

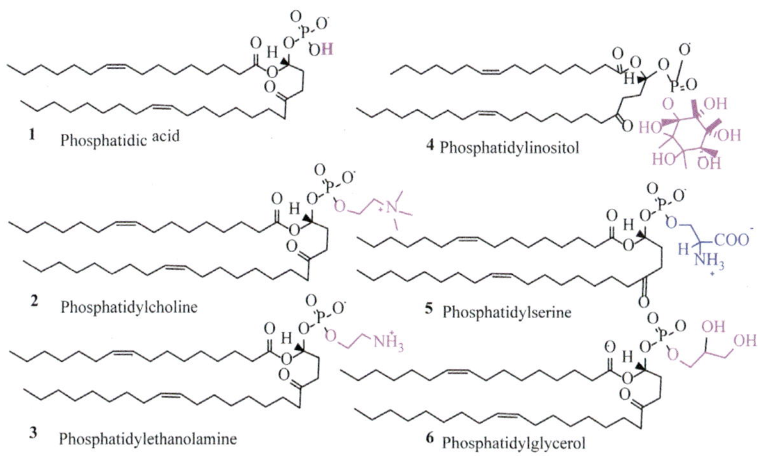

B

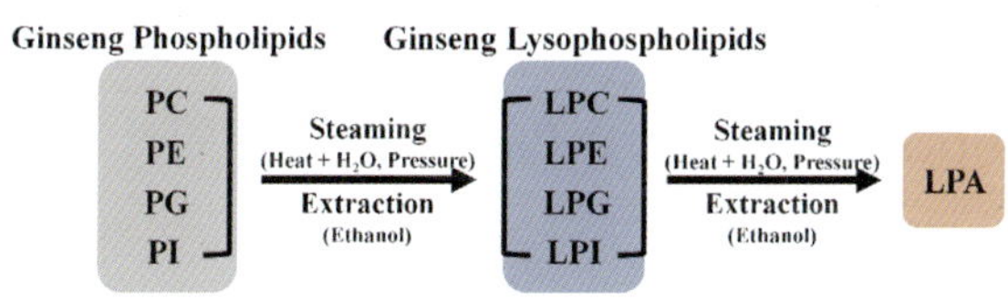

그림 12-4 동물이나 식물 세포막에 존재하는 다양한 인지질들의 화학 구조와 홍삼 건더기에존재하는 인지질들이 LPA로 전환되는 과정. **(A)** 세포막에 존재하는 인지질들의 화학 구조. **(B)** 홍삼 건더기에 존재하는 인지질들은 phospholipases라는 효소 작용 없이, 증숙 및 추출 과정에 가해지는 열, 물(습기) 빛 압력에 노출될 경우 인지질을 구성하는 꼬리 지방산(tail fatty acid) 한 분자가 떨어져 리소리피드(lysophospholipids)가 되고 머리(head) 그룹(콜린, 인노시톨, 세린, 에탄올아민 및 글리세롤)이 떨어질 경우 최종적으로 LPA가 된다.

지 경로가 있을 수 있다. 한 가지 경로는 높은 온도로 인한 열(heat), 습기·H_2O 및 높은 압력으로 포스파티딘산(PA)이 분해된다. 그림 12-4B와 그림 12-5에서 보는 바와 같이, GEF에 많이 함유된 포스파티딘산은 글리세롤 골격(backbone)에 2개의 아실기를 가지고

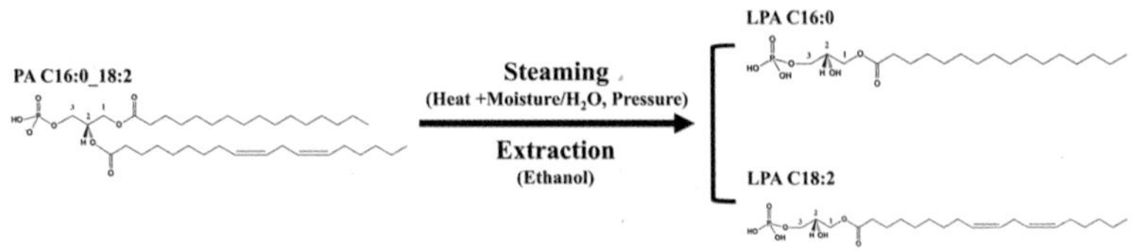

그림 12-5 Phosphatidic acid(PA)가 높은 물이 존재하면 열과 높은 압력에 노출될 때 불안정하는 인지질의 꼬리 지방산 한 분자가 떨어진다. 떨어지는 지방산의 위치에 따라 LPA $C_{16:0}$ 혹은 LPA $C_{18:2}$가 만들어진다.

있다. 리놀레산 및 올레산과 같은 불포화 지방산은 인지질에서 포화 지방산보다 가수분해 및 산화되기 쉬워 쉽게 떨어진다. 즉, 포스파티딘산(PA)의 1 또는 2 위치에서 지방산 중 하나가 유리된 후 리소포스파티딘산이 형성된다. 진토닌이 많이 들어있는 분획(gintonin-enriched fraction)은 PA $C_{18:2\text{-}18:2}$보다 훨씬 많은 PA $C_{16:0\text{-}18:2}$를 함유하고 있다. 열, H_2O·수분 및 압력이 가해질 경우, PA $C_{16:0\text{-}18:2}$는 1-팔미토일-2-리소-글리세롤 3-포스페이트(LPA $C_{16:0}$) 또는 1-리소-2-리놀레오일-글리세롤 3-포스페이트(LPA $C_{18:2}$)가 만들어진다. 그리고, 유리 지방산인 리놀레산 또는 팔미트산이 생성된다(**그림 12-5**). 또한, PA $C_{18:2\text{-}18:2}$의 경우는 1-리놀레오일-2-리소-글리세롤 3-포스페이트(LPA $C_{18:2}$) 또는 1-리소-2-리놀레오일-글리세롤 3-포스페이트(LPA $C_{18:2}$)가 만들어질 수 있다. 따라서 PA $C_{18:2\text{-}18:2}$는 아실 위치가 서로 다른 두 종류의 다른 이성체의 LPA $C_{18:2}$로 변환될 수 있다(**그림 12-6**).

또, 인삼에 함유된 PC, PE 및 PI와 같은 다른 인지질은 먼저 위치 1 또는 2에서 유리 지방산을 유리시킴으로써 리소포스파티딜콜린(lysophosphatidylcholine, LPC), 리소포스파티딜에탄올아민

A

LPA $C_{16:0}$

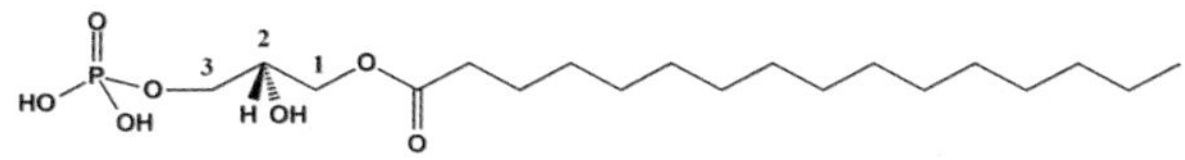

1-palmitoyl-2-hydroxy-*sn*-glycerol-3-phosphate

LPA $C_{18:1}$

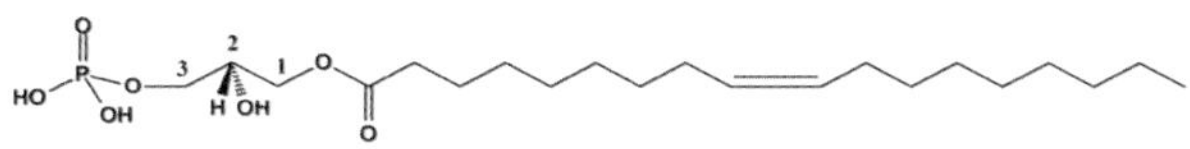

1-oleoyl-2-hydroxy-*sn*-glycerol-3-phosphate

LPA $C_{18:2}$

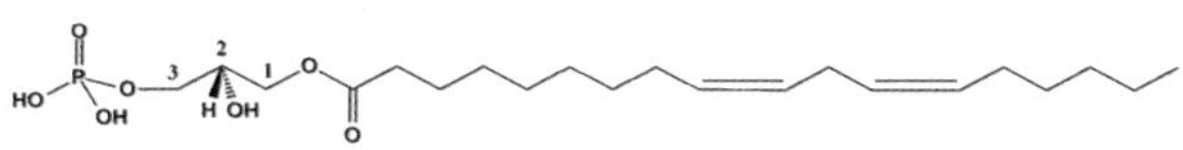

1-linoleoyl-2-hydroxy-*sn*-glycerol-3-phosphate

B

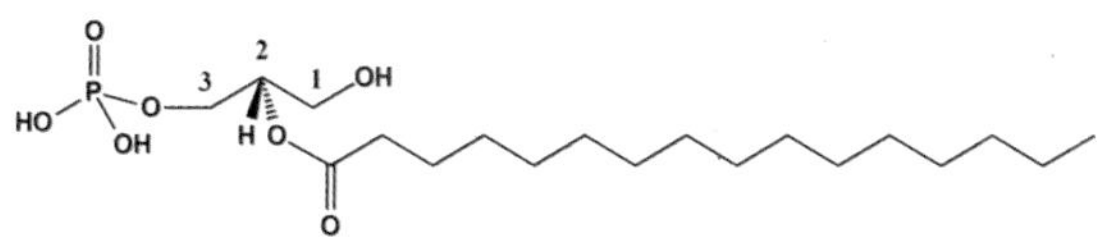

1-hydroxy-2-palmitoyl-*sn*-glycerol-3-phosphate

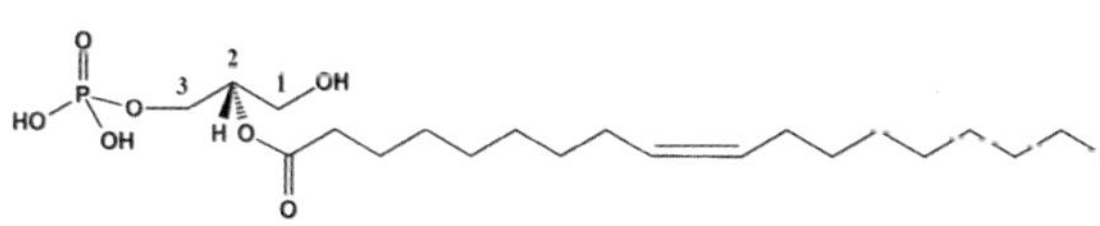

1-hydroxy-2-oleoyl-*sn*-glycerol-3-phosphate

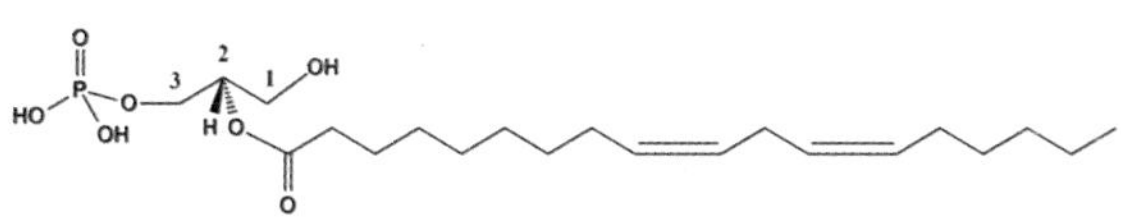

1-hydroxy-2-linoleoyl-*sn*-glycerol-3-phosphate

그림 12-6 LPA는 구성하는 지방산(linoleic acid, oleic acid 및 palmitic acid)들은 glycerol backbone의 1번(**A**) 혹은 2번(**B**) 위치에 결합하는 것에 따라 다양한 종류의 LPA 구조 이성체(structural isomer)가 형성된다.

(lysophosphatidylethanolamine, LPE) 및 리소포스파티딜인노시틸(lysophosphatidylinositol, LPI)와 같은 리소인지질들로 전환된다(**그림 12-2**). 이들 리소인지질들은 1-아실-2-리소-인지질(1-acyl-2-lyso-phospholipids) 또는 1-리소-2-아실-인지질(1-lyso-2-acyl-phospholipids)일 수 있다. 이는 **그림 12-2**에서와 같이 글리세롤 backbone의 1 또는 2 위치에 포화 또는 불포화 지방산의 유형에 의존한다. 추가로 열, 습기 및 압력에 의하여 비전형적으로 콜린, 에탄올아민, 글리세롤과 같은 극성 머리(head) 그룹이 떨어져 나가면, 결국 LPA가 된다(**그림 12-2**). 이렇게 형성된 LPA는 인삼 진세노사이드나 인삼 다당체와는 달리 비특이적(non-specific manner)이 아니고 섭취할 경우 흡수되어, 특이적(specific manner)으로 사람이나 동물 장기(organ)나 장기를 구성하는 세포막 LPA 수용체(receptor)에 결합하여 생리활성 효과를 발휘하게 된다.

아마 우리 조상들이 수삼에서 홍삼을 만드는 과정에서, 그 당시에는 당연히 분석 기술이 발달하지 않아서 인삼에서 일어나는 생리활성 성분변화를 밝힐 수가 없었겠지만, 후손들의 건강을 지키기 위하여 많이 노력해 왔다는 사실은 부인할 수 없다. 다만, 현대에 이르러 홍삼이 대량 생산되고, 홍삼 제품이 대량 제조되는 과정에서 홍삼 건더기의 가치를 모르고 그냥 지나친 것에 대하여 늦은 감은 있다. 앞으로라도 홍삼 건더기에 내재되어 있는 진토닌 LPA와 같은 신소재의 가치를 찾아내어 활용하는 것이 우리 조상들에게 보답하는 길이라고 생각한다.

수삼의 증숙-건조 반복을 많이 하면 진토닌 LPA 함량이 줄어든다

최근에 흑삼에 대한 관심이 높아지고 있다. 흑삼 제품도 시장에 속속 출시되고 있다. 흑삼 제품 제조 시에도 홍삼 제품 제조 때와 마찬가지로 흑삼 건더기가 생산된다. 흑삼 제품을 제조하는 분들에게 전화하여 흑삼 건더기를 가지고 계시면 좀 얻을 수 있을까 하고 문의드렸더니, 흔쾌히 건조한 흑삼 건더기를 보내주셔서 저자는 흑삼에 존재하는 LPA 함량을 정량하였다. **표 3-18**에서 보는 바와 같이 흑삼에 존재하는 LPA 함량은 홍삼 건더기에 존재하는 LPA 함량보다 낮은 것으로 나타났다. 홍삼과 흑삼의 차이는 홍삼의 경우 수삼을 한 번 증숙 후 건조하여 생산하지만, 흑삼의 경우는 구증구포(九蒸九曝)하여 제조하는 것으로 알려져 있다. 식약처에서는 3번 이상 찌고 말리면 흑삼으로 인정하여 준다고 한다. 사실 4번 이상 찌고 말리면 대부분 인삼 형태 유지가 어렵다고 한다.

홍삼 건더기와 흑삼 건더기 사이의 LPA 함량 차이는 증숙 과정에서 높은 온도와 압력에 노출되는데, 이를 반복할 경우 LPA 전구체가 되는 인지질들의 분해 혹은 파괴가 너무 많이 진행되어 LPA 함량이 줄어드는 것으로 예상할 수 있다. 이와 비슷하게 진세노사이드도 홍삼에서 흑삼이 되면서 당이 더 떨어지고, 골격구조도 일부 변화하는 소수의 진세노사이드가 형성되는 것으로 알려져 있다. 흑삼 제조과정에서 많이 반복되는 증숙-건조 과정 역시 진세노사이드와 마찬가지고 LPA 함량이 영향을 미친다는 것을 알 수 있다 (**표 3-11**). 따라서, 인삼 부산물 중, 인삼 신소재인 진토닌 LPA를 최적 조건으로 회수할 수 있는 조건은 홍삼 건더기임을 알 수 있다.

진토닌 LPA의 안정성(stability)에 기여하는 요소들

자연 상태에서 유리(free) LPA는 1-아실-2-리소-글리세롤 3-인산이 1-리소-2-아실-글리세롤 3-인산으로 자발적으로 이동(migration)하여 지방산의 위치가 바뀌는 구조 이성체(steroisomer)가 된다(**그림 12-6**). 이와 더불어, 1-acyl-2-lyso-glycerol 3-phosphate 또는 1-lyso-2-acyl-glycerol 3-phosphate가 진토닌 LPA와 같이 아실 위치에 리놀레산(linoleic acid)와 같은 다가불포화지방산(polyunsaturated fatty acid)을 가지고 있으면 불안정(unstable)하여 쉽게 산화(oxidation)되어 생물학적 활성을 잃어버린다. 그러나, 인삼 유래 진토닌 LPAs 또는 리소인지질들은 GLP151 단백질 및 인삼 탄수화물 및 기타 지질과 같은 인삼 성분들과 함께 복합체로 결합하기 때문에 다른 식물에서 발견되는 유리 LPA 또는 유리 리소인지질과 다른 안정된 특성을 가질 것으로 예상된다. 따라서, LPA $C_{18:2}$가 리소인지질 중 진토닌에 가장 많이 존재할지라도, 진토닌 LPAs은 당-지질-단백질라는 안정한 복합체을 구성한다(**그림 12-7**).

진토닌 LPA가 유리(free) LPA보다 더 안정적이라는 몇 가지 뒷받침되는 증거들이 있다. 1) 이전의 연구보고서에 따르면 진토닌 LPAs는 인삼에서 유리 LPA로 분리되지 않는 대신, 진토닌은 음전하를 띤 성분과 복합체를 형성하기 때문에 에탄올이나 메탄올과 같은 용매 추출 후 음이온 교환 컬럼 크로마토그래피 후에 분리된다(**그림 12-7**). 2) 진토닌의 SDS-PAGE 후 진토닌이 풍부한 분획의 분자량은 약 17 kDa 이하인 반면, 유리 LPA $C_{18:2}$의 분자량은 약 434.5 Da이다. 진토닌을 전기 영동한 겔에 함유된 성분들(당, 지질 및 단백

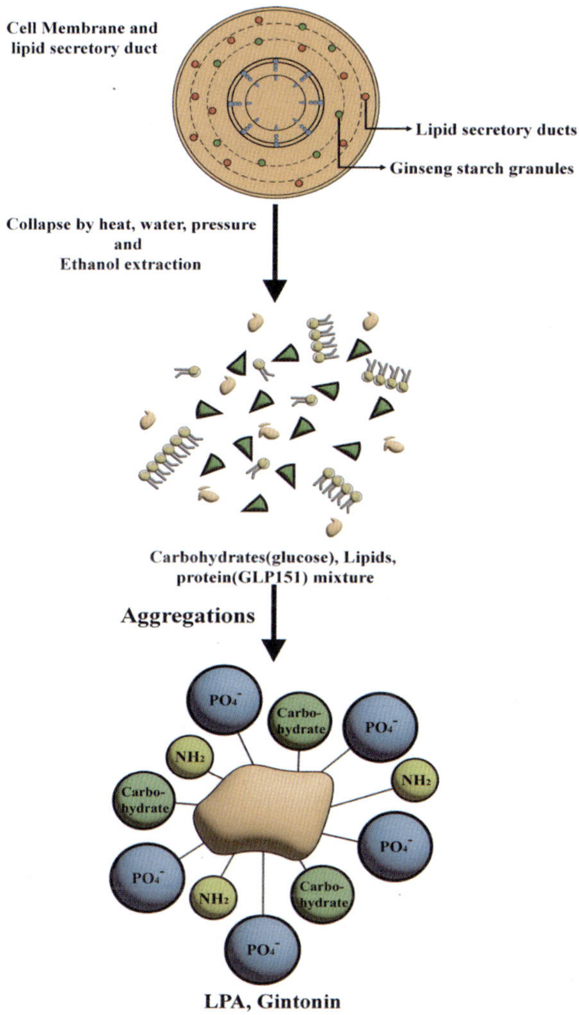

그림 12-7 진토닌 형성 원리. 수삼이 백삼이 되거나 혹은 홍삼이 되면서 인삼 조직의 붕괴되고, 인삼 세포막을 구성하는 지질, 지질 분비 도관, 전분 및 단백질들 역시 변화를 겪는다. 에탄올 추출과정에서 이들 성분들은 미세한 덩어리(aggregation)를 형성하게 된다. 이때 친수성 성분들은 밖으로 향하게 되고, 소수성 성분들은 밖을 향하게 되어 안정된 형태의 진토닌을 구성한다. LPA의 인산기(phosphate group)은 친수성이어서 밖을 향하고 있다. LPA를 포함한 다른 지질들은 메탄올 추출에 의하여 일부 추출된다.

질) 존재를 확인하기 위하여 3가지 시약(Periodic acid-Schiff은 당 염색 시약; Sudan black은 지질 염색 시약; Coomassie blue는 단백질 염색 시약)들을 사용하여 염색할 경우 탄수화물, 지질 및 단백질을 가지고 있는 복합체인 것으로 나타났다(Chapter 11).

이와 같이, 진토닌 LPA는 진토닌을 구성하는 다른 단백질이나 당과 지질 성분들과 밀접하게(tight) 결합되어 있음을 알 수 있다. 진토닌 LPAs 복합체에서 LPAs은 진토닌을 메탄올 추출로 여러 번 실시해도 쉽게 방출되지 않는다. 마지막으로, 용액에서 진토닌 LPAs는 유리(free) LPA보다 *Xenopus* 난모세포(oocytes)에서 Ca^{2+}-activated Cl^{-} 통로(channel)의 활성화에 대해 더 오래 지속되는 효과를 나타내었다. 따라서 LPA 이외의 다른 진토닌 복합체를 구성하는 성분들의 역할은 LPA 운반체(carrier), 저장(storage) 및 높은 친화력(high affinity)으로 표적 LPA 수용체로 전달하는 역할(transporter) 외에도 용액 내에서도 가수분해가 천천히 일어나도록 하여 진토닌 LPA 안정성(stability)에 기여할 수 있다. 진토닌 자체도 항산화 효과(anti-oxidant effect)를 가지고 있다. 따라서 진토닌은 자유 라디칼 제거(소거) 효과가 있어 진토닌 LPA의 안정성을 높이는 데 기여한다. 진토닌 LPA의 이러한 특성은 유리 LPA와 비교하여 생물학적 작용에서 독특한 특성을 보여준다고 할 수 있다.

인삼 진토닌의 당-지질-단백질 복합체 형성에 대한 가정 (hypothesis)

진토닌은 구성하는 다른 성분들(당/지질/단백질)과 복합체를 형성하여 진토닌 LPAs에 안정성을 제공한다. 진토닌 LPAs이 다른 성분들과 복합체를 형성하는 원리는 다음과 같이 가정할 수 있다.

진토닌 복합체를 구성하는 지질들은 LPA, 리소인지질들(lysophospholipids), 인지질, 지방산들 및 다른 지질들을 포함하는 다양한 지질로부터 구성된다. 이런 인지질과 중성 및 산성 지질의 기원(origin)은, 1) 인삼을 구성하는 세포막에서 유래할 수 있고, 2) 인삼에 풍부하게 존재하는 지질 분비관의 분비 생성물에서 유래할 수 있다(**그림 12-7**). 인삼 지질 분비관은 지질 분비를 위해 잘 발달해 있으며, 인삼 연근이 증가함에 따라 그 수도 증가한다. 인삼 지질 분비관은 또한 몇 년에 걸쳐서 인삼 대사를 유지하기 위해 인삼의 다른 성분들도 분비한다. 이러한 인삼 세포막과 인삼 지질 분비관은 수삼이 홍삼이 되는 과정 및 홍삼 추출 과정에서 열, H_2O·수분 및 고압 하에서 홍삼 추출·농축으로 인삼 세포막 지질 및 지질 분비관들이 붕괴하고, 인삼 단백질과 당들이 변성되어 서로 응집하면서 진토닌 복합체를 형성한다(**그림 12-7**).

진토닌 응집체의 지용성(소수성) 성분은 수용액에서 소수성 작용(hydrophobic interaction)에 의하여 진토닌 안쪽(내부)에 모여 있는 반면, 진토닌의 친수성(hydrophilic) 성분인 LPA의 인산($-PO_4^-$)기와 포스파티딘산, 콜린, 에탄올아민, 글리세롤, 이노시톨과 같은 소수의 리소인지질의 헤드기(head group), 아민($-NH_2$)와 단백질의 카르복실기($-COO^-$), 탄수화물 내 포도당의 수산기($-OH$)는 진토닌 외부에 위치하여 마침내 양극성 물질로 존재한다(**그림 12-7**). 이렇게 해서 하나의 당-지질-단백질 복합체를 형성한다(Chapter 11).

홍삼 건더기 유래 진토닌 LPA는 작용 원리에 있어서 홍삼 건더기 유래 진세노사이드나 홍삼 건더기 다당체와는 작용 원리가 다르다

홍삼 건더기에서 분리된 LPAs은 홍삼이나 홍삼 건더기에서 대표적으로 많이 발견되는 진세노사이드 Rg3 및 홍삼 다당체와는 다르다. 그 이유는 위에서 언급한 바와 같이 LPA와는 달리 진세노사이드 Rg3 및 홍삼 다당체들은 그 자신의 고유한 세포막 수용체가 없기 때문이다. 그래서 이들의 생리학적·약리학적 효과 발현을 관찰하려면 상당히 높은 농도(> 100 μM)가 필요하다. 또 농도가 높기 때문에 무작위(non-specific manner)로 작용한다. 그렇지만, LPA의 경우는 1 μg/mL 이하(nM 이하)에서도 그 효과가 크게 발현된다. LPA가 생리활성 효과를 발휘하는 원리는 다음과 같다.

LPA는 GTP-binding protein coupled receptors(GPCRs) 중의 하나인 LPA receptors의 리간드(ligand)로 작용한다. 즉, 홍삼 건더기에서 복합체로 만들어진 LPA는 LPA에 고유한 GTP-binding protein-coupled LPA receptor를 활성시키는 리간드인 셈이다. 그러나, 홍삼 건더기에 존재하는 LPA는 다른 GTP-binding protein-coupled receptors들은 활성시키지 않는다. 홍삼 건더기 LPA가 활성시키는 LPA 수용체들은 현재까지 사람을 포함하여 동물에는 6종류의 LPA receptor subtypes(아형)이 존재한다. 홍삼 건더기 유래 LPA가 동물 세포막 LPA receptors에 결합할 경우, **그림 12-8**에서 요약한 것과 같은 일련의 증폭 반응들이 세포 안에서 일어난다. 즉, 홍삼 건더기 유래 LPA가 동물 세포막 LPA 수용체를 활성시키면, 여러 종류의 GTP-binding proteins 중 $G\alpha_{q/11}$-binding protein이 활성되고, 이 GTP-binding protein의 활성은 effector system 효소 중의 하나인 phospholipase C(PLC)를 활성시킨다. PLC의 기능은 세포막 인지질을 분해하여 diacylglycerol(DAG)와 inositol-3-phosphate(IP_3을)을 만들어 낸다. IP_3는 세포질에 칼슘 저장고인 세포 내 소포체(endoplasmic reticulum)에 있는 IP_3 receptor에 결합하여 세포질 내로 칼슘이 일시적으로 방출되게 한다(**그림 12-8**).

그림 12-8에서 보는 바와 같이 세포질 내 방출된 칼슘은 2nd messenger로서 다양한 기능들을 수행한다. 신경세포 관련해서 예를 들면, 신경세포에서 세포질 내 일시적 칼슘 방출 증가는 신경전달물질(neurotransmitters)이나 신경호르몬(neurohormones)들의 방출을 증가시킨다. 방출된 신경전달물질이나 신경 호르몬들은 다시 이웃해 있는 신경세포(neurons)나 글리아 세포(glial cells)에 존재하는 그들 자신의 수용체와 결합하여 그 효과를 발휘한다. 이렇게 홍삼 건더기 유래 LPA가 자신의 수용체에 결합하여 그 작용을 개시하면 순차적으로 그 효과가 다른 세포에 전달된다. 즉, 그 효과는 증폭(cascadic amplification)되는 성질이 있어 홍삼 건더기 유래 LPA가 한 분자가 작용했더라도, 그 이후에 일어나는 일은 신경전달물질이나 신경호르몬 분비와 연계되어 있고, 또 이들이 작용할 경우 그 효과는 점차 커지기 때문에 아주 크게 확장된다. 세포 수준에서의 이런 증폭 작용은 장기 활동(organ activity)에 영향을 미친다. 장기 활동은 더 나아가 사람이나 동물의 활동, 정신 활동 및 인지기능에 영향을 미치게 된다. 이런 점들이 홍삼 건더기에 함유된 진토닌 LPA는 다른 진세노사이드나 홍삼 다당체 성분과 다른 점들

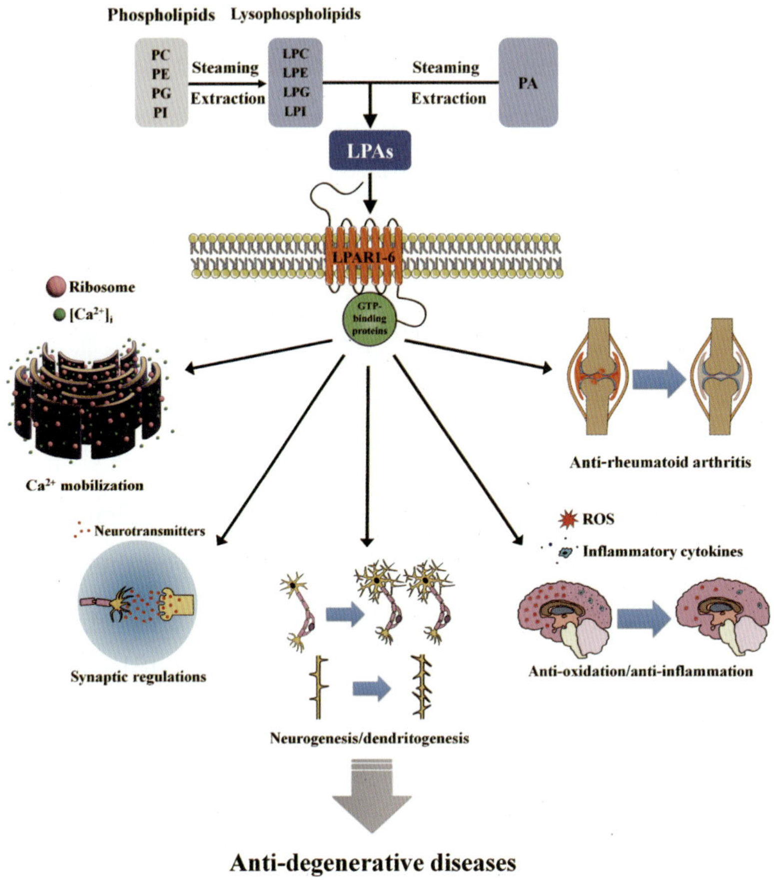

그림 12-8 인삼 신소재 진토닌은 LPA를 기능성 성분으로 하고 있다. 진토닌은 동물 세포막 6종류의 LPA 수용체 활성을 통하여 신경계 및 비신경계에서 퇴행성 질환들에 생리활성 효능을 발휘한다.

이다. 이들 두 성분은 홍삼 건더기 유래 LPA가 나타내는 증폭 작용이 없다.

Chapter

13

수삼, 백삼, 홍삼 및 홍삼 건더기의 리피도믹스 분석을 통한 각 인삼 지질 성분에 대한 후속 규명 필요성

인삼 연구 초창기에 행해진 인삼 성분 연구는 홍삼이 아닌 대부분이 수삼이나 백삼을 이용하여 수행되었다

저자가 인삼 성분에 대한 관심을 가지고 인삼 신소재인 진토닌의 화학적 조성을 연구하면서 가장 놀란 일은 다음과 같다. 첫째, 인삼 효능에 대한 연구는 홍삼을 이용한 연구가 대부분이다. 두 번째, 인삼 지질 성분에 대한 연구는 백삼을 이용한 연구가 대부분이다. 세 번째, 수삼, 백삼 및 홍삼과의 사이에 진세노사이드 외에는 3가지 다른 인삼들 사이에 인삼 성분들에 대한 차이가 무엇인가를 구체적으로 연구한 연구 결과나 보고서가 없다는 것이다. 다시 말하면, 그동안 인삼에 대한 연구가 주로 홍삼의 효능에만 매달려 있었다는 것이다. 인삼(수삼, 백삼 및 홍삼)의 효능을 알아내고 홍삼의 우수성을 홍보하려면, 수삼과 백삼에 비하여 홍삼이 어떤 유효성분을 더 가지고 있는지를 설명해야 한다. 그러나, 진세노사이드 Rg3

를 제외하고는 아직까지도 그것에 대한 제대로 된 기초 연구가 이루어지지 않아 자료가 없다. 어떻게 보면, 진세노사이드만 빼면 인삼 성분에 대한 확보된 기초 지식이 없어서 인(홍)삼의 효능은 언제 무너져 내릴지 모르는 사상누각인 셈이다.

수삼, 백삼, 홍삼과 홍삼 건더기에 대한 리피도믹스(lipidomics) 연구의 필요성

지금까지는 인삼에 함유된 인지질 성분들은 전부 다 합쳐도 1~2%를 넘지 않아 다른 인삼에 함유된 다당체(전분)나 인삼 사포닌에 비하여 많이 존재하지 않을 것으로 예상하여 왔다. 그러나 홍삼을 열수 추출 후 건조한 홍삼 건더기를 70% 주정 추출할 경우, 홍삼 건더기에 함유된 LPA는 0.2%가 넘고, 리소포스파티딜콜린(lysophosphatidylcholine, LPC)이나 포스파티딜콜린(phosphatidylcholine, PC)과 같은 인지질을 다 합하면 3%가 넘는 것으로 나타났다(**표 3-18**). 또 홍삼 건더기에 함유된 지방산을 분석하여 보면, 리놀레산과 팔미틱산과 같은 유리 지방산의 함량이 60%를 넘었다. 그 다음에 당 성분이 42%를 차지하고, 나머지 단백질 성분은 아주 미량이 존재한다.

이런 연구 결과는 홍삼 물 추출 후 남은 홍삼 건더기를 주정 추출할 경우, 홍삼 건더기에 남아 있는 지질(인지질, 트리아실글리세롤, 유리 지방산 등)과 관련 성분들이 추출되어 홍삼 건더기에 지질 성분이 많이 남아 있음을 알 수 있다. 여기서 한 가지 의문이 생긴다. 인삼(수삼과 백삼) 혹은 홍삼에서 지질 함량 비율이 적은데, 홍삼 물 추출 후 남은 홍삼 건더기를 주정 추출할 경우 지질 성분 비율이 높아지는 이유는 무엇인가? 라고 질문할 수 있다. 이에 대한 대답은 가정적이지만, 수삼이 홍삼이 되고, 홍삼을 물 추출하는 과정에서 가해지는 다양한 물리적·화학적 작용과 홍삼을 열수 추출하는 과정에서 전분과 같은 수용성 성분들이 추출되고, 물에 녹지 않은 지용성 성분들이 홍삼 건더기에 남아 농축되어 지질 함량이 높아지는 것에 기인하기 때문이다. 그에 대한 증거는 **표 3-1**과 **표 3-4**에서 홍삼 건더기 지질 함량이 각각 10배 및 4.8배 증가한다.

또 다른 가정은 주정과 같은 추출 용매의 농도가 높을수록 홍삼 건더기의 LPA를 포함한 추출되는 인지질들의 양에 미치는 중요한 요소가 될 수 있다(**그림 12-1**). 그러나, 지금까지 인삼 지질 성분에 대한 부분적 연구는 주로 수삼과 백삼 위주로 수행되어 왔다. 우리나라 고유의 홍삼 및 홍삼 건더기에 함유되어 있는 지질에 대해서 종합적으로 분석한 연구는 없다. 이를 위하여 최신 지질 분석 기술을 이용한 인삼(수삼, 백삼, 홍삼 및 홍삼 건더기)뿐만 아니라 가공방법(수삼에서 백삼으로 전환될 때; 수삼에서 홍삼으로 전환될 때 변화)과 추출 시 사용되는 주정 농도 변화에 따른 신소재 LPA, LPC나 PC와 다른 생리활성 지질 함량 변화에 대한 종합적인 생리활성 지질 분석 맵(ginseng bioactive lipid map) 혹은 수삼, 백삼, 홍삼 및 홍삼 건더기에 대한 종합적인 리피도믹스(lipidomics) 작성이 필요하다.

리피도믹스(lipidomics)에 대한 정의는 "물에 잘 녹지 않는 지질 성분 혹은 지질 대사체에 대한 연구"로 기술되고 있다. 인삼 리피도믹스는 기존에 해왔던 인삼 지질 분석과 무엇이 다른가? 최근 분석

표 13-1 수삼, 백삼, 홍삼 및 홍삼 건더기 리피도믹스 지도 작성의 필요성 요약

인삼 종류	리피도믹스 적용 대상	*비고
수삼	수삼을 구성하는 지질 전체	수삼의 지질 구성 표준화
백삼	백삼을 구성하는 지질 전체	수삼 지질과 지질 구성 비교 및 차이점 확인
홍삼	홍삼을 구성하는 지질 전체	수삼과 백삼 지질과 지질 구성 비교 및 차이점 확인
홍삼 건더기	홍삼 추출 후 남은 홍삼 건더기를 구성하는 지질 전체	홍삼 지질과 지질 구성 비교 및 차이 확인
분석 결과	각 인삼 종류별 및 홍삼 건더기 전체 지질 구성 특징에 대한 리피돔 작성을 통한 지질 유래 혹은 지질과 다른 성분과 복합 신소재 도출 가능	

*지질 추출과정을 표준화를 위한 다양한 종류의 인삼에서 리피도믹스 분석 연구는 수삼에서 다른 인삼 종류로 전환할 때 생리활성 지질 성분 변화를 추적할 수 있음. 단순 세포막 구성이나 에너지 저장 역할의 지질이 아닌, 생리활성 인지질(예, LPA, LPC 및 PC 등)이 인삼 가공 혹은 추출의 어느 단계에서 가장 많이 생성되는가를 검증할 수 있음.

기술의 눈부신 발전으로 인삼에 함유된 미량 시료에서 생리활성 지질 성분들을 분석해 낼 수 있는 mass spectrometry 분석 기술들이 발전하고 있다. 이제는 분석 기술의 발달로 다양한 인삼 종류들(수삼, 백삼, 홍삼, 흑삼 및 홍삼 건더기 포함)의 지질 성분 연구가 가능한 시대에 돌입한 것이다. 웬만한 국·공립 연구소 혹은 지자체 산하 인삼 관련 연구재단들은 최신 분석 기기들을 다 가지고 있다. Mass spectrometry 및 다른 분석 장비들을 이용하여 인삼 지질들의 동정과 특성을 확인하는 연구를 수행할 수 있는 것이다. 더 나아가 학문적으로 인삼에서 지질 대사체와 다른 단백질이나 다당체 분자와의 상호작용, 지질수송과 대사에 대한 생합성 조절, 지질 분해 과정에 대한 경로 연구들도 포함되어야 한다(**표 13-1**).

수삼, 백삼, 홍삼과 홍삼 건더기에서 진토닌 LPA와 다른 생리활성 인지질 및 지질 생성에 대한 종합적인 인삼 리피도믹스 지도(ginseng lipidomics map) 작성이 필요하다

인삼 진세노사이드 외에 다른 비사포닌 성분들에 대한 연구는 반 세기가 지났음에도 불구하고 아주 초보적 단계에 머물고 있다. 예를 들면, 백삼 지질 성분에 대한 연구는 약 40년 전인 1980년대 수행되어 불과 3~4편 정도의 논문으로 발표된 것이 전부다. 더욱이, 홍삼 및 홍삼 건더기에 함유되어 있는 지질에 대한 정성적 및 정량적 함량에 대한 분석은 전혀 이루어지지 않았다. 다만, 건국대학교 나승열 교수연구팀에서 인지질을 중심으로 부분적으로 진행되고 있다. 예전에는 단백질이나 핵산과 달리 지질은 생체에서 세포막 구성성분 및 에너지 대사에 필요한 성분으로만 알려져 와서 다른 생체 성분들에 비하여 많은 관심을 끌지 못한 것이 사실이다. 그러나, 최근에는 생체 외부 정보들(신경전달물 및 호르몬 등)을 세포 안으로 전달하는 신호전달체계에서 지질의 다양한 역할들이 밝혀져 점차 관심의 대상이 되고 있다. 예를 들면, 아라키도닉산(arachidonic acid)에서 시작하는 prostaglandins, leukotrienes, thromboxanes뿐만 아니라 platelet-activating factor들이 다양한 생리활성을 발현하는 것이 밝혀졌다.

또, 다른 약용식물에 비하여 인삼 및 홍삼 건더기에 많이 들어있는 신소재 진토닌 LPA는 생체 외부 정보를 6개의 다른 종류의 GTP-binding protein coupled LPA 수용체 subtypes에 결합하여 세포 내 정보를 전달하는 리간드(ligand)로 밝혀졌다. 이러한 사실들은 인삼 인지질의 하나인 LPA가 뇌에서 신경전달물질이나 호르몬처럼

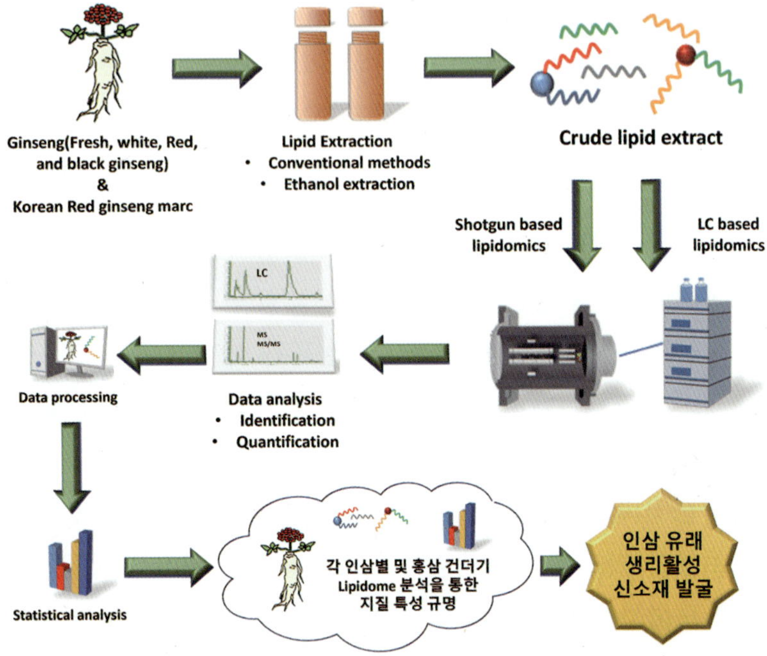

그림 13-1 인삼 리피도믹스 분석 요약도. 수삼과 수삼 가공방법에 따라 다르게 생산된 인삼들(백삼, 홍삼 및 흑삼) 및 홍삼 건더기에 함유된 생리활성 지질 성분들 분포는 각각 다를 것으로 예상된다. 이들 인삼들 및 홍삼 건더기에 대한 리피도믹스를 실시하여, 각 인삼 별 지질 혹은 지질 복합체 생리활성 성분 특성을 밝혀낼 경우, 지질 유래 생리활성 신소재를 새롭게 확보할 수 있는 확률이 높아진다.

세포사이에서 정보전달의 역할을 수행하고 있음을 알 수 있다. 이제는 인삼(수삼, 백삼, 홍삼 및 홍삼 건더기)에 함유되어 있는 지질 성분들을 체계적인 리피도믹스 분석 기법을 이용하여 분석할 차례이다(**그림 13-1**).

수삼이 백삼이 될 때 혹은 수삼이 홍삼이 될 때 가공 단계별 리피도믹스를 통하여 LPA, lysophospholipids 및 다른 생리활성 인지질 함량 변화 검증 가능하다

지질 분석을 통하여 우리가 주의 깊게 관찰할 가공 단계별 내용은, 1) 수삼이 건조한 백삼이 될 때, LPA와 LPA 전구체 역할을 할 수 있는 인지질과 리소인지들(lysophospholipids)을 포함한 인지질 성분들의 변화를 분석 관찰하는 것이 필요하다. 2) 수삼이 홍삼이 될 때, 또한 LPA와 lysophospholipids를 포함한 인지질 성분들의 증감 변화량을 검증하는 것이 필요하다. 3) 홍삼 물 추출 후 건조한 홍삼 건더기 안에 남아 있는 LPA와 lysophospholipids를 포함한 다른 인지질이나 다른 지질 성분들의 변화를 검증하는 것이 필요하다. 이럴 경우 인삼 가공 단계에 따른 LPA, lysophospholipids, 인지질 함량이 어떻게 변화하는지를 알 수 있다.

수삼, 백삼, 홍삼 및 홍삼 건더기에서 지질 추출 방법에 따른 LPA, lysophospholipids 및 인지질 함량 변화 검증

천연물에서 일반적으로 지질을 추출하는 방법들 중의 하나는 Bligh & Dyer 방법이다. 이 방법은 실온에서 수삼, 백삼, 홍삼 및 홍삼 건더기에서 지질을 추출하여 LPA, lysophospholipids, 인지질 함량이 어떻게 변화하는지를 검증할 수 있다. 또 다른 방법은 식용 홍삼을 추출할 때 많이 사용하는 방법인 70% 에탄올(주정) 추출 방법과 병행하여, 온도는 80℃을 유지하면서 추출하는 방법을 이용하여 인삼 가공 추출 단계에 따른 LPA, lysophospholipids, 인지질 함량이 어떻게 변화하는지를 알 수 있다. 이럴 경우, 사용한 용매와 추출하는 과정에서 가열하는 온도 차이에 의하여 LPA 형성 및 다른 인지질 함량 변화에 어떤 영향을 미치는지 알 수 있다. 이 분석 방법은 지질 추출 방법에 따른 인삼 신소재의 함량에 영향을 미칠 수 있는지 여부를 검증할 수 있다. 지질 추출에 대한 전통적인 방법과 인삼에 적합한 다른 변형 방법들(modified methods)을 이용하여 지질을 추출할 경우, 진토닌 외에 다른 신소재가 검출될 수 있는 가능성이 있다.

홍삼 건더기의 LPA 함량은 홍삼 건더기 생산 지역별 차이가 있다

다음 단계로 우리나라 지역별 생산된 몇 가지 홍삼 추출 후 건조한 홍삼 건더기의 70% 알코올 추출로 얻은 조 진토닌에 함유되어 있는 인삼의 대표 LPA인 LPA $C_{18:2}$의 함량을 LC-MS/MS 분석 방법을 이용하여 정량하였다. 백삼에서 분리한 진토닌이 많이 함유된 분획(gintonin-enriched fraction, GEF)에 함유된 LPA $C_{18:2}$를 기준으로 하였다. 분석 결과, 다양한 지역에서 생산된 홍삼 물 추출 후 건조한 홍삼 건더기를 다시 70% 알코올 추출로 얻은 조 진토닌의 경우 LPA $C_{18:2}$의 양은 백삼에서 분리한 GEF의 LPA $C_{18:2}$ 양과 더 적거나, 비슷하거나, 더 많은 것으로 나타남을 검증하였다. 이러한 차이는 아마도, 지역에 따라 홍삼 몸통만 홍삼 건더기로 사용하는 곳과 홍삼 몸통과 홍미삼에서 유래한 건더기를 일정 비율로 같이 섞어서 홍삼 건더기를 제조하는 방법의 차이에 기인하는 것으로 생각된다.

다만, 홍삼을 주정 추출한 후 건조한 홍삼 건더기를 다시 70% 주정 추출물의 경우 함유된 LPA $C_{18:2}$의 양은 물 추출 후 건조한 홍삼 건더기에 함유된 LPA $C_{18:2}$에 비하여 그 양이 1/3 수준으로 낮아진 것을 확인하였다(**표 3-18**). 홍삼 몸통이 아닌 홍삼 잔뿌리(홍미삼)에서 물 추출 후 생산된 홍미삼 건더기에 존재하는 LPA $C_{18:2}$ 양 역시 홍삼 몸통에서 유래한 홍삼 건더기에 존재하는 LPA $C_{18:2}$ 양의 1/3 정도인 것으로 나타났다. 이 분석 결과는 홍삼 건더기에서 분리 정제한 LPA $C_{18:2}$는 홍삼 주정 추출 후 남은 LPA $C_{18:2}$보다 홍삼 물 추출 후 남은 홍삼 건더기에 더 많이 함유되어 있음을 확인·검증한 것이다. 또 **홍미삼에서 유래한 홍미삼 건더기보다 홍삼 몸통에서 유래한 홍삼 건더기에 LPA $C_{18:2}$가 더 많이 남아 있음을 의미한다. 이 결과는 일반적으로 홍미삼에 진세노사이드 함량이 높다는 것과 반대된다.**

다른 가공 방법에 따라 생산된 다양한 인삼들 및 홍삼 건더기에 많은 양의 진토닌 LPA 생성 원인에 대한 리피돔 정보 필요

지질은 단백질, 당 및 핵산과 함께 세포를 구성하는 3대 생물학적 유기 화합물 중 하나에 속한다. 리피돔은 세포에 있는 지질 전체를 나타낸다. 리피돔은 기존의 일반적인 실험실 기반 방법뿐만 아니라 질량 분석 및 생물 정보학을 포함한 다양한 분석·연구 기법을 사용하여 연구한다. 수삼, 백삼, 홍삼 및 홍삼 건더기의 리피도믹스 분석 후 그 결과를 각 인삼 종류 및 홍삼 건더기에 적용하여 인삼 리피돔을 작성할 경우 흥미로운 결과를 얻을 것으로 예상된다. 예를 들면, 인삼은 수삼 → 백삼, 수삼 → 홍삼 또는 수삼 → 흑삼과 같은 이용 목적에 따라 여러 방법들이 동원된다. 이때 지질 성분들의 조성 및 양은 고정된 것이 아니고 변화한다.

즉, 세포막을 구성하는 지질은 지방산과 글리세롤을 기본으로 만들어진다. 여기에, 인산기가 붙으면 인지질이 되어 세포막의 구성성분이 된다. 식물에서 LPA는 인지질 합성과 인지질 분해 경로의 중간 대사산물이다. LPA는 수삼이 다른 인삼으로 가공 과정 및 추출과정에서 각종 인삼에게 가해지는 높은 온도/습기 및 압력에 의한 인삼 조직 변화 → 세포벽 및 세포막 붕괴 → 세포막 및 세포질 내 (인)지질 성분 변화 → 가수분해를 포함하는 인지질들(phosphatidylcholine, phosphatidylethanolamine, phosphatidylglycerol, phosphatidylinositol 및 phosphatidylserine 등) 변화 → 인지질을 구성하는 지방산 한 분자(주로 리놀레산 혹은 팔미틱산) 제거 → lysophospholipids(lysophosphatidylcholine, lysophosphatidylethanolamine, lysophosphatidylglycerol, lysophosphatidylinositol 및 lysophosphatidylserine 등) 형성 → 라이소리피드(lysophospholipids)를 구성하는 head group(choline, ethanolamine, glycerol, inositol 및 serine 등) 탈락 → 최종적으로 LPA 형성 과정을 통하여 LPA가 증가할 것으로 예상된다(**그림 12-4**와 **그림 12-5**). 이런 변화 과정들이 수삼, 백삼, 홍삼 및 홍삼 건더기에서 종합적으로 어떤 변화가 일어나는가를 리피돔으로 표현할 필요가 있다.

요약

수삼, 백삼, 홍삼 및 홍삼 건더기에 존재하는 지질 성분들에 대한 분석은 그 동안 관심이 적었다. 최근에 인삼에서 생리활성 신소재인 진토닌의 LPA가 주요 생리활성물질로 밝혀졌다. 각기 다른 인삼 종류의 지질들 분석에서 특히, 인지질(phospholipids), 리소인지질(lysophospholipids) 및 LPAs가 조성과 양이 어떻게 변화하는가에 대한 리피도믹스 정보가 필요하다. 이를 통하여 진토닌 LPA와 더불어 인삼의 다른 지질에 대한 자세한 규명은 인삼 리피돔을 포함한 리피도믹스 분석을 통하여 밝혀낼 필요가 있다.

Chapter

14

홍삼 건더기 새활용의 경제적 중요성

현재 홍삼 관련 많은 회사들은 홍삼 제품 생산을 위하여 홍삼 물 추출 후 남은 대부분의 홍삼 건더기를 퇴비나 가축 사료로 쓰고 있다(**그림 14-1**). 앞 Chapter들에서 기술한 바와 같이 홍삼 건더기는 홍삼 못지않은 가치를 가지고 있다. 저자는 본 저서를 통하여 홍삼 물 추출(제1차 추출) 후 남은 홍삼 건더기를 건조 후 추가 주정 추출(제2차 추출)을 통하여 홍삼 건더기에 남아 있는 홍삼 생리활성 성

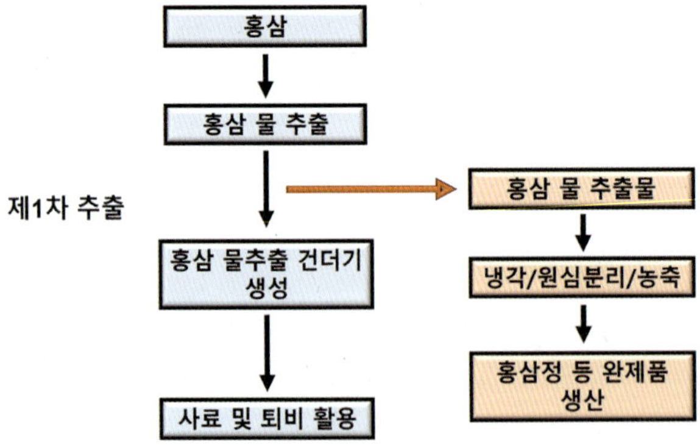

그림 14-1 현재 인삼 산업체에서 홍삼을 이용한 홍삼 제품 생산과 홍삼 건더기 생성 과정 flow-chart 도식도. 홍삼 물 추출(혹은 주정) 후 남은 홍삼 건더기는 사료나 퇴비로 활용된다. 홍삼 건더기를 활용하지 않은 현 과정을 제 1차 추출이라고 한다.

분들을 추가 추출하여 연속 공정을 실시할 경우, 1) 홍삼 생리활성 중심의 신제품 개발과, 2) 홍삼 제품 가격 인하를 통한 홍삼 경쟁력 강화 효과, 3) 홍삼 자원 절약과 생물자원 새활용(upcycling)이 가능하리라고 확신한다. 더 자세한 내용은 아래에 기술하였다.

현재 홍삼 제품 제조 시 홍삼 낭비 요소가 너무 많다: 홍삼 건더기는 버려야 하는 찌꺼기가 아니다. 국민 인식의 전환과 관련 법 규정 개정이 필요하다

우리나라 국민 소득이 선진국 수준인 $35,000/년 이상이 되면서 국민들은 지나칠 만큼 건강에 신경을 많이 쓴다. 어떤 사람들은 건강을 위하여 지나칠 만큼 과도한 운동을 하는 사람들도 있다. 특히 젊은 세대들은 식품에 표시되어 있는 유통기한을 반드시 지켜야 하는 철칙으로 여겨 유통 기간이 불과 며칠 밖에 안 지난 잘 포장된 음식을 아깝다는 생각 없이 쓰레기통에 버린다. 식품의 겉표지에 적힌 유통기한의 정확한 의미는 좀 다른데도 말이다.

또 다른 예로는 우리나라 사람들은 음식이든, 기호식품이든 혹은 기능성 식품이든 건더기 혹은 찌꺼기를 활용하여 만들어졌다고 하면 민감하게 반응하며 정색을 한다. 내가 왜 비싼 돈을 주고 샀는데, 찌꺼기 유래 제품을 먹어야 하느냐고 화를 내고 제품을 생산한 회사에 항의를 할 것이다. 아마도 원료가 비싼 제품일수록 이런 현상이 더 증가할 것이다. 아마 이런 이유들로 우리나라 식품회사들은 식품 제조 후 분명히 활용 가치가 충분히 있음에도 불구하고 회사 이미지 관리와 괜한 구설수에 오를 경우 매출 감소로 이어지는 것을 방지하는 차원에서 원재료를 가공하고 남은 부분을 재활용 및 새활용하는 것을 꺼리는 것 같다. 소비자나 소비자 단체에 한 번이라도 잘못 인식이 되면 회사 제품 매출에 큰 영향을 미치고, 잘못하면 회사가 존폐 기로에 설 수도 있기 때문이다.

저자가 서문과 Chapter 17에 기술한 바와 같이, 홍삼 건더기(홍삼박)는 제품 공정 후 찌꺼기가 생산되는 다른 농산물들과 다르다. 우리 국민들이 잘 알다시피 인삼은 자본 집약적이고, 다년간 재배해야 하기 때문에 자본 회전율이 낮은 천연물 유래 전통 기능성 식품이자, 한약재이면서 의약품이다. 그 결과; 다른 천연물 유래 약용식물들과는 달리 g당 시장에서 홍삼 원재료 가격이 적게는 5배, 많게는 10배 이상 비싸다. 이렇게 비싼 홍삼을 여러 번 추출하고 버리는 것은 너무 아깝고 국가적 낭비다. 단순히 홍삼을 추출하고 남은 건더기에 찌꺼기(박)란 이름을 붙여서 다시 활용한다면, 소비자들은 왜 버려야 하는 홍삼 찌꺼기로 생산한 제품을 판매하냐고, 소비자들을 속인다고 항의할 것이다.

Chapter 2의 **그림 2-1** 사진에서 보는 바와 같이 홍삼 물 추출 후 남은 홍삼 건더기를 건조할 경우, 추출 전의 홍삼과 외관 비교 시 갈색이 진해지고, 좀 가늘어지고 작아지면서 표면이 좀 쭈글쭈글해진 것을 제외하고는 모양이 온전히 남아 있어 아무런 차이가 없다. 또한 Chapter 3에서 기술한 바와 같이 홍삼 건더기에는 홍삼이 가지고 있는 인삼 진세노사이드와 진토닌 LPA들을 비롯하여 홍삼 못지않은 다양한 생리활성 성분들을 가지고 있다. 그 양은 홍삼 관련 식약처 기능성 식품 함량 기준을 대부분 충족시킨다. 홍삼 추출은 GMP 시설에서 이루어지기 때문에 홍삼 건더기 생산도 매우 위생적이다. 고온에서 여러 번 추출하니, 건조만 잘하면 미생물 오염은 걱정을 안 해도 되고, 잔류 농약 문제도 없다. 이와 같이 많은 장점에도 불구하고, 단지 찌꺼기라는 소비자들의 선입감 때문에 재활용과 새활용이 잘 이루어지지 않는 것이다. 우선 이것부터 해결해야 한다.

홍삼의 경우 찌꺼기라는 말이 어울리지 않는다. 그에 대한 근거로 홍삼 건더기는 다른 농산물에서 생산되는 찌꺼기와는 차원이 다르다. 홍삼 건더기는 그 형태에 있어서 맥주 찌꺼기(박), 커피 찌꺼기, 콩깻묵, 면실박 및 콩비지와는 완연하게 다르다. 다른 농산물들의 찌꺼기는 대부분 짜고 남은 껍질에서 유래하지만, 홍삼 건더기는 그렇지 않다(**그림 14-2**). 홍삼 건더기와는 달리 대부분의 다른 농산물이나 기호식품 찌꺼기는 원래 농산물이 가지고 있던 형태와 전

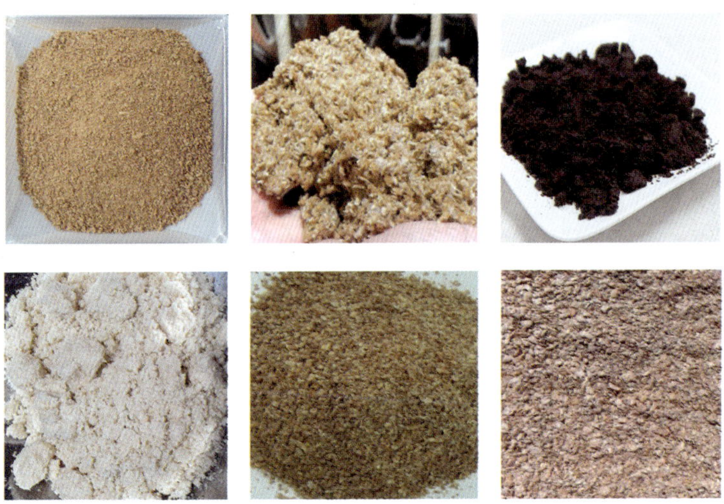

그림 14-2 홍삼 건더기와 다른 건더기 비교 사진들. 왼쪽 상단부터 오른쪽으로 순서는 홍삼 건더기 분말, 맥주 찌꺼기, 커피 찌꺼기, 콩비지, 면실박 및 콩깻묵을 보여주고 있다.

혀 다른 형태로 생산된다. 이런 농산물들에서 생긴 찌꺼기는 원재료 가격도 홍삼만큼 비싸지 않고, 찌꺼기도 원래 형태와 다르기 때문에 홍삼 건더기와 비교할 수 없다.

저자가 본 서적을 준비하면서 한 가지 흥미로운 사실을 발견하였다. 많은 홍삼이나 흑삼 제조회사들은 얼마나 많은 양인지 알려주지는 않았지만, 무슨 이유인지는 몰라도 홍(흑)삼 건더기를 건조한 상태에서 보관하고 있다는 사실이다. 이런 회사들도 홍(흑)삼 건더기를 무작정 사료나 퇴비 혹은 폐기물로 버리기에는 너무 아깝다고들 한다. 마치 누군가가 홍(흑)삼 건더기를 활용할 수 있는 방법을 개발하기를 기다리고 있다는 듯 말한다. 실제로 홍삼 건더기를 얻기 위하여 회사에 전화를 하면, 홍삼 건더기를 무료로 주거나 혹은 건조 비용만 받고 팔 수 있으니까 홍삼 건더기를 활용할 수 있는 방법을 찾아달라고 부탁하면서 택배로 보내주기도 한다. 또 한 가지 부정적인 이야기는 홍삼 제품을 생산하는 사업체에서 처리 못하는 홍삼 건더기를 농가에게 사료로 쓰라고 공짜로 주기도 한다는 것이다. 처음에는 잘 가져다 쓰다가, 건조하지 않은 것을 받을 경우, 특히 여름에는 잘 썩기 때문에 보관이 어려워 건조를 해야 되는데, 농가 입장에서는 건조라는 새로운 작업을 해야 하기 때문에 처음에는 갖다 쓰다가 나중에는 원하지 않는다고 한다.

홍삼 건더기를 활용하지 않아서 생기는 경제적 손실이 어마어마하며 국가적인 손실이다

더군다나 이런 온전한 형태의 홍삼 건더기가 홍삼 물 추출 후 약 40~50% 가량 생산되고 있다. 다르게 이야기하면 홍삼 제품을 만든다고 홍삼 40~50%를 버리는 꼴이 된다. 돈으로 환산하면 건조한 홍삼 평균 가격이 100,000원/kg이라고 가정하면, 앉아서 40,000~50,000원을 버리는 셈이다. 국내 인삼 산업에 있어서 경제학적으로 엄청난 손실을 보고 있는 것이다. 우리나라 전체적으로 1년에 홍삼 건더기가 8,000톤 정도 생산된다면(Chapter 1), 홍삼 건더기를 새활용하지 못하여 손실되는 홍삼 건더기 가치를 최소 40,000원/kg이라고 가정하면, 40,000원/kg × 8,000톤 × 1,000 kg = 3천 200억 원이 된다. 약 3억 달러를 매년 잃어버린 꼴이 된다. 1990년대부터 2020년도 지금까지 약 30년간 홍삼 건더기를 활용하지 못했다고 가정하면, 90억 달러 원화로 9조원이 날아간 것이다. 아무리 적게 잡아도 5조원 이상 낭비한 셈이다. 우리가 생각을 바꾸지 않은 이상 홍삼 건더기를 새활용하지 않을 경우, 알면서도 가용 자원을 낭비하는 것이며, 그 손실은 눈덩이처럼 늘어날 것이다.

만약에 그 동안 홍삼 건더기를 부가가치가 낮은 사료나 퇴비로 사용하거나 폐기물로 버리지 않고 홍삼 건더기 새활용과 생리활성 유효성분을 추출하여 활용을 해왔다면 어떻게 되었을까? 예를 들어, 건조한 홍삼 건더기 1 kg에서 최소 가치가 10,000원이 되는 생리활성물질을 생산했다면, 10,000원/kg × 8,000톤/년 × 1,000 kg = 80,000,000,000원 즉, 800억 원이 된다. 어떻게 보면 홍삼 건더기를 활용하지 못해서 버리는 손실이 매년 3천 2백억 원에 홍삼 건더기에서 생리활성물질을 활용하지 못하고 포기해서 생기는 기회비용(opporpunity cost)이 800억 원이라면, 홍삼 건더기를 활용하지 못해서 생기는 손실은 매년 4,000억 원이다. 아무리 작게 잡아도 천억 원 이상 손실이 생기는데, 우리는 아직도 그것을 느끼지 못하고 있다. 그렇지만 그 손실은 고스란히 고가의 홍삼 제품으로 소비자들이 부담하게 된다(**표 14-1**).

홍삼 건더기를 새활용하지 못해서 생기는 아쉬운 점은 다양한 홍삼 성분을 활용한 신제품 개발이 어렵다는 것이다. 홍삼 원가가 최소 100,000원/kg이 넘어가는데, 홍삼 성분을 이용한 제품 다양화는 꿈꿀 수가 없다. 이렇다 보니 홍삼 제품의 대부분은 건조한 원삼이나, 홍삼 추출 농축 엑기스를 기본으로 하는 홍삼 파우치 혹은 스틱 제품들이다. 이들 제품 모두 홍삼 전체 추출물(total extract)이 들어 있는 제품들인 것이다. 값비싼 홍삼 몸통 사용량을 조금이라도 줄이기 위하여 좀 더 가격이 싼 홍미삼(잔뿌리)을 섞은 후 추출하여 제품을 만든다. 이 모든 것이 홍삼 추출 후 남은 홍삼 건더기를 제대로 활용하지 않은 결과이다. 홍삼 원재료 가격이 비싼 홍삼 제품은 팔아야 하고, 홍삼 건더기를 활용하지 못하니 회사들이 이윤을 남기기 위하여 홍삼 성분이 아닌 것을 섞어 불량품을 만들거나, 가격이나 질이 떨어지는 다른 나라 수입 인삼을 국산 홍삼으로 둔갑하여 제품을 제조하는 회사들이 생길 수도 있는 것이다.

표 14-1 홍삼 건더기를 활용할 경우 발생 가능한 경제적 이익 산출 요약

홍삼 건더기 활용 여부	부가가치 산출액
홍삼 건더기 미활용 시	단순 축산 사료나 퇴비로 활용하거나 폐기물로 처리할 경우 홍삼 건더기 부가가치 발생 없음
홍삼 건더기 활용 시 (*생리활성 신소재 분리)	10,000원/kg × 8,000톤/년 × 1,000 kg = 80,000,000,000원(800억 원)
*생리활성 신소재는 원료로서 다양한 용도(화장품 원료, 건식, 건강식품 첨가물 등)에 활용 가능	

본 표는 홍삼 건더기를 활용하여 생리활성 신소재를 분리할 경우 신소재 원료 가치가 10,000원/kg이라고 가정할 때, 연간 발생할 수 있는 경제적 이익을 예측한 것임. 홍삼 건더기에서 분리된 신소재 원재료가 특정 효능에 대한 인체 적용시험에서 식약처 개별인증형 원료로 효능을 인정받아 제품 생산에 활용될 경우, 파생되는 부가가치는 훨씬 더 클 것으로 예상됨.

홍삼 건더기는 찌꺼기이기 때문에 퇴비나 사료 용도 외에 유효한 생물자원(bioresource)으로 활용이 불가능하다는 선입견 제거와 식약처 홍삼박(건더기) 활용 관련 법 규정을 바꾸는 것이 홍삼 건더기 새활용(upcycling)을 위한 전단계이다

현재는 홍삼 열수 추출 후 남은 홍삼 건더기를 바로 사료나 퇴비로 쓰거나, 적은 양이지만 건조하여 화장품 원료나 반려동물 사료에 들어가는 원료 용도로 활용한다. 그러나, 홍삼 건더기 대부분은 폐기물로 처리되는 것으로 알려져 있다. Chapter 5~Chapter 9에서 기술한 바와 같이 건조한 홍삼 건더기를 활용할 목적으로 빵이나 케익, 떡 혹은 한과를 만드는데 섞어서 사용하는 경우와, 수율은 낮지만 홍삼 건더기 오일을 추출하여 나온 오일을 화장품 원료로 재활용하는 경우가 있다. 또한 홍삼 건더기가 포함된 반려동물 사료들이 제조 판매되고 있다. 이런 연구들은 대부분 홍삼 건더기 안에 함유되어 있는 생리활성물질을 추출 분리하거나 분획하지 않고 그냥 분말화하여 사용하기 때문에 홍삼 건더기 안의 생리활성 성분들의 효과를 최대로 얻을 수 없다. 또 이런 연구들은 대부분 홍삼이 가지고 있는 고유의 특성들(예, 홍삼 쓴맛이나 흙냄새 등) 때문에, 원재료의 특성에 영향을 미치지 않을 정도로만 첨가해야 한다. 따라서 이런 연구들이 성공하여 실용화할지라도 사용량이 적어서 대규모 홍삼 건더기 수요 창출은 어려울 것이다.

그림 14-3에서 보는 바와 같이 저자는 홍삼 건더기의 충분한 활용을 위하여 아래와 같이 제안하고자 한다. 전통적인 홍삼 물(열수)

추출 방법을 통한 수용성 성분들을 추출하는 방법과 물 추출 시 추출되지 않은 비수용성 물질들을 추출하기 위한 주정 추출 방법을 병행하는 것이다. 먼저 홍삼 열수 추출 공정을 통하여 나온 추출액(상층액)을 제1차 추출물로 한다. 제1차 추출 횟수 및 방법은 회사 방침에 따라 다르지만, 대부분 적게는 4~7번 추출하는 것으로 알

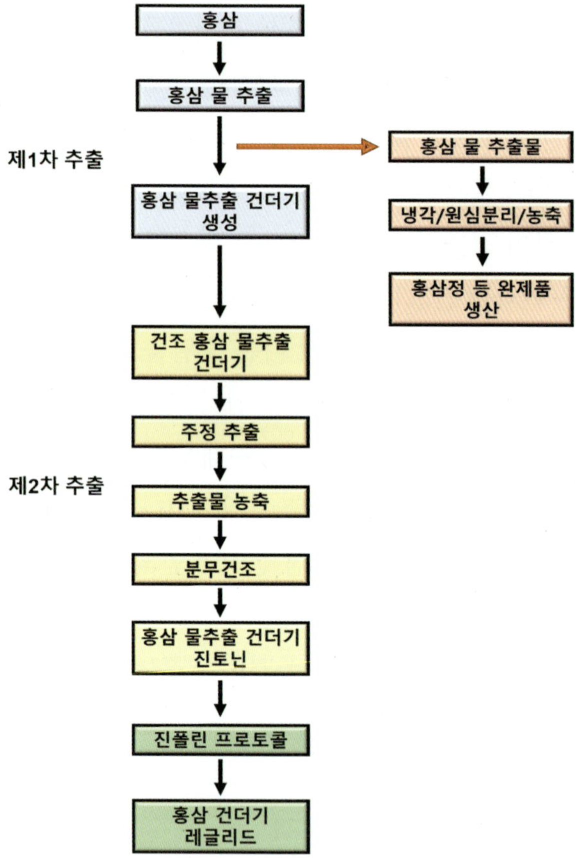

그림 14-3 홍삼 1차 추출시 나오는 홍삼 건더기를 제 2차 추출 과정을 진행할 경우 홍삼 건더기 진토닌과 홍삼 건더기 레글리드라는 2종류의 생리활성 신소재를 얻을 수 있다.

려져 있다. 제1차 추출물에는 주로 분자량이 큰 홍삼 다당체 성분과 인삼 사포닌과 그 외 물에 잘 녹는 성분들이 함유되어 있다. 이를 농축시키면 필요한 홍삼 제품 생산에 활용할 수 있다. 이어서 홍삼 열수 추출 후 나온 홍삼 건더기를 건조한 후 주정을 이용하여 홍삼 2차 추출물을 생산할 수 있다.

제2차 추출에서는 제1차 홍삼 열수 추출 단계에서 추출되지 않은 지질을 포함한 유효한 생리활성 물질을 주정으로 추가로 추출하는 단계를 포함한다. 제2차 추출에서는 제1차 물 추출에서 추출되지 않은 인삼 진토닌의 유효성분인 LPAs와 LPC나 PC와 같은 다른 인지질 및 저분자량의 홍삼 다당체와 당-지질 복합체, 당-지질-단백질 복합체 및 인지질들이 추출된다. 제1차 추출에서 나오지만 추가로 추출되는 홍삼 페놀 성분 및 아르기닌(arginine)들도 같이 추가로 추출된다. 지질 성분 외에 추가로 진세노사이드 Rg3를 중심으로 하는 인삼 진세노사이드도 추가로 포함된다(**표 3-18**, **표 11-5**와 **표 11-6**).

홍삼을 추출하는 제조회사들은 추가로 홍삼 건더기를 건조할 수 있는 건조 시설과 건조한 홍삼 주정 추출을 위한 시설만 추가로 제작하면 될 것이다. 이미 홍삼 주정 추출을 시행하고 있는 회사는 홍삼 건더기 건조 시설만 추가로 설치하면 된다. 아마 대부분의 홍삼 제조회사들은 이런 시설들을 갖추고 있어서 홍삼 건더기 활용 방법만 제공한다면, 홍삼 건더기를 이용한 제품 생산은 어렵지 않을 것이다. 다만 문제가 될 수 있는 것은 홍삼 추출물 후에 홍삼 건더기 추출물을 활용할 경우 홍삼 찌꺼기를 사용해서 홍삼 제품을 만들었다는 선입견을 줄이고, 식약청 홍삼박 사용 관련 규정을 개정하는 작업이 필요하다.

그러나, 기존의 선입견을 없애는 것은 큰 문제가 되지 않을 것으로 예상된다. 물론 식약처와 같은 국가 관계부처와 관련 회사들과의 사전 논의가 필요하겠지만, 제1차 물 추출 시에 홍삼에서 추출되어 나오지 않은 새로운 생리활성물질을 제2차 추출을 통하여 제품 개발에 활용하는데 문제가 없을 것이다. 대표적인 예로 진토닌을 들 수 있다. 진토닌의 경우 제1차 물 추출에는 추출되지 않는다. 제2차 주정 추출 시에는 많은 양의 진토닌이 추출된다(Chapter 3). 제2차 추출을 통하여 홍삼 건더기에서 진토닌이 많이 추출된다는 사실은 진토닌의 기능성 성분인 LPA 함량이 백삼에서 분리된 진토닌 LPA 양 만큼 많다는 것이다(Chapter 3). 제 1차 추출에서 진토닌과 같은 성분 추출이 빠진 것을 제 2차 추출을 통하여 보완하는데 문제가 되지 않을 것이다. 진토닌이 제1차 물 추출에서는 나오지 않고 제2차 추출할 때만 나오는 것을 다음 내용에서도 증명할 수 있다. 당연히, 홍삼 건더기에서 진토닌 외에 다른 생리활성물질이 분리된다면 거기에도 바로 적용할 수 있다.

홍삼 건더기에 진토닌 성분이 많이 함유되어 있음을 진토닌에 대한 단클론 항체를 이용하여 증명하다

2012년 건국대학교 나승열 교수연구팀은 처음으로 Chapter 11에서 기술한 바와 같이 백삼에서 진세노사이드도 아니고 인삼 다당체도 아닌, 새로운 신소재인 진토닌(gintonin)을 분리 동정하는데 성공하였다. 진토닌은 앞에서 기술한 바와 같이 당-지질-인삼 단백질로 구성된 복합체(glycolipoprotein complex)로 알려져 있다. 그리고 진토닌의 생리활성 성분들은 지질이고, 진토닌에 포함된 지질 중에 진토닌의 생리활성 효과를 발휘하는 지질은 LPAs임을 확인하였다. 그 동안 SCI(E)급 국제 저명 학술지에 진토닌 관련 연구 논문들을 80여 편 이상을 발표하였고, 이들은 pubmed에 올라와 있다.

다른 한편, 진토닌을 상업적으로 이용하려면 인삼, 홍삼 혹은 다른 인(홍)삼 제품에 함유된 진토닌 양을 쉽게 확인하는 방법의 개발이 필요한 것을 느끼게 되었다. 그리하여 진토닌에 대한 단클론 항체(monoclonal antibody) 개발을 수행하였다. 진토닌에 대한 단클론항체을 대량으로 준비하기 위하여 진토닌에 대한 단클론 항체를 생산하는 세포를 여러 단계를 거쳐서 분리한 뒤, 그 세포들을 마우스 복강에 주입하여 복수에 함유된 단클론 항체들을 분리하는데 성공하였다.

마우스 복강에서 분리된 진토닌에 대한 단클론 항체가 인(홍)삼 성분 혹은 홍삼 건더기와 교차 반응을 하는가를 분석하였다. **그림 14-4**에서 보는 바와 같이 ELISA 분석에서 진토닌에 대한 단클론 항체와 진토닌과의 반응 양을 증가시킬수록 ELISA plate에 코팅되어 있는 진토닌과 결합하는 능력이 줄어드는 것으로 나타났다. 쉽게 이야기하면, 단클론 항체는 진토닌에 잘 결합하는 항체임을 증명한 것이다.

다음 단계로 진토닌에 대한 단클론 항체가 인삼 성분들인 진세노사이드와 결합 여부 검증, 열수 추출한 홍삼 제품에 진토닌이 함유되어 있는가에 대한 여부 및 홍삼 건더기에 진토닌이 함유되어 있는가를 검증하는 실험을 실시하였다. **그림 14-4**에서 보는 바와 같이 진토닌에 대한 단클론 항체는 인삼 진세노사이드(Ra, Rb1, Rb2, Rc, Rd, Re, Rf 및 Rg3)들과는 결합하지 않았다. 또 진토닌에 대한 단클론 항체는 LPAs들과도 결합하지 않은 것으로 나타났다. 진토닌에 대한 단클론 항체는 열수 추출한 홍삼 제품의 성분들과도 결합하지 않은 것으로 나타났다. 이 연구 결과는 열수 추출한 홍삼 제품에는 진토닌 성분이 함유되어 있지 않다는 것을 의미한다. 흥미로운 것은, 진토닌에 대한 단클론 항체는 홍삼 건더기 성분과 잘 결합하여 홍삼 건더기에 진토닌이 많이 존재한다는 것을 의미한다. 또, 이 결과는 **그림 12-1**에서 보는 바와 같이 백삼 진토닌과 홍삼 건더기 진토닌 전기영동 분석 결과 단백질-당-지질 복합체가 거의 비슷한 분자량을 가지고 있다는 것과 잘 일치한다.

다시 이야기하면, 홍삼을 열수 추출한 홍삼 제품에는 진토닌 성분을 함유하고 있지 않지만, 홍삼 건더기 안에는 진토닌 성분을 함유하고 있음을 증명한 것이다. 즉. 홍삼을 열수 추출할 경우 진토닌이 추출 안 되고 홍삼 건더기 안에 남아 있음을 의미한다. 이는 홍삼 건더기 안에 진토닌이라는 새로운 생리활성 신소재가 많이 들어있음을 의미한다.

홍삼 건더기 새활용(upcycling)을 통한 신제품 개발의 장점

홍삼 건더기 새활용 혹은 upcycling이란 업그레이드(upgrade)와 리사이클링(recycling)의 합성어이다. 버려지는 홍삼 건더기의 단

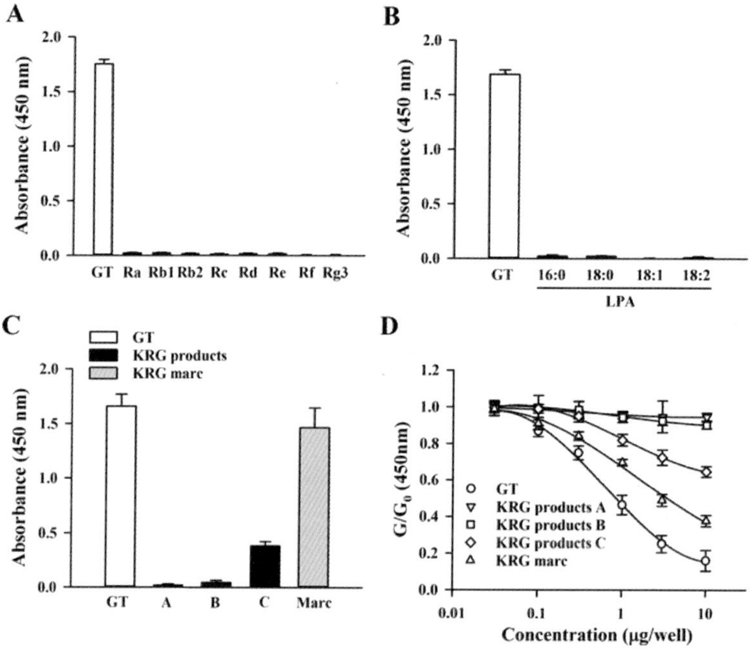

그림 14-4 진토닌에 대한 모노크론날 항체(monoclonal antibody)의 특징. **(A)** 진토닌에 대한 모노크론날 항체는 진토닌(GT)에만 특이하게 반응하지만, 다양한 종류의 진세노사이드에는 반응하지 않은 것으로 나타난다. **(B)** 진토닌은 LPAs들과도 반응하지 않는다. **(C)** 진토닌에 대한 모노크론날 항체는 진토닌(GT)와 홍삼 건더기에서 분리한 진토닌(marc)는 반응하지만, 홍삼 제품들(A, B 및 C)에는 반응하지 않은 것으로 나타난다. 시판중인 홍삼 제품들(홍삼정)에는 진토난이 존재하지 않는다. **(D)** 진토닌에 대한 모노크론날 항체와 경쟁 반응에서 진토닌(GT)와 홍삼 건더기(marc)과는 경쟁한다.

순한 재활용보다 더 가치 있는 신소재를 분리하여 홍삼 신제품 생산과 연계되는 과정을 '홍삼 건더기 새활용'이라고 말하겠다. 이런 홍삼 건더기 새활용은 많은 장점을 제공한다.

첫 번째, 원재료 가격이 비싼 홍삼 활용의 극대화가 가능하다. 지금까지는 홍삼을 40~50%만 활용했다면, 이제는 100% 가까이 활용이 가능한 셈이다. 두 번째, 홍삼 제품 제조 단가가 낮아지므로 야금야금 홍삼 시장을 잠식하고 있는 다른 기능성 식품들과 진세노사이드가 아닌 새로운 기능성 성분으로 가격 측면에서 경쟁력을 가질 수 있다. 예전과 달리 요즈음은 건강 지킴이 역할을 하는 수없이 많은 기능성 식품들이 저렴한 가격으로 시장에 출시되고 있다. 이들이 모두 잠정적인 홍삼 제품 경쟁자들인 것이다. 이런 제품들이 기능성과 가격경쟁력만 갖춘다면 홍삼 제품의 지분을 잠식할 수 있다. 반대로 홍삼 제품의 가격이 지금처럼 높은 수준으로 계속 유지된다면, 가격경쟁력에서 뒤처질 수밖에 없다. 세 번째, 홍삼 건더기를 이용하여 새활용을 할 경우 그 동안 버려지던 홍삼 건더기에서 많은 부가가치 창출이 가능하다. 예를 들면, 홍삼 건더기 1 kg에서 최소한 10,000원 가치의 새활용을 위한 기능성 원료가 만들어진다면, 연간 800억 원의 부가가치가 창출된다. 네 번째, 홍삼 건더기를 이용하여 가격경쟁력이 생기면, 현재의 원형 홍삼 혹은 추출물 농축 엑기스나 스틱 위주의 제품보다 더 다양한 성분 혹은 분획 위주의 제품 생산이 가능하다. 다섯 번째, 제2차 추출 후에 남은 홍삼 건더기는 제1차 추출 후보다 그 양이 줄어들 것이다. 이로써 산업 폐기물 생산이 감소하여 환경 보호 효과를 얻을 수 있다. 여섯 번째, 국내 가격경쟁력이 있는 홍삼 성분 위주의 제품 생산, 효능 발견 및 작용 원리 규명은 새로운 천연물 의약품 개발과 연계되어 있다. 마지막으로, 국제 인삼 산업 경쟁력 강화를 위한 지름길이 될 수 있다. 지금까지 이어져 온 홍삼 낭비 요소를 줄이고, 하루빨리 홍삼 건더기를 재활용을 넘어 새활용하는 기틀을 마련해야 한다(**표 14-2**).

표 14-2 홍삼 건더기 새활용(upcycling)에 대한 장·단점과 단점 극복방법 요약

장점	단점
○ 진폴린 프로토콜 적용을 통한 단순 홍삼 추출물 중심에서 다양한 성분 혹은 분획 중심 홍삼 프리미움 제품 개발 가능 ○ 홍삼 생리활성 성분 혹은 생리활성 분획 중심 제품 개발을 통한 타깃 설정 가능 ○ 홍삼 제품 원가 절감을 통한 가격 경쟁력 우위 선점 ○ 홍삼 활용 극대화를 통한 추가 새로운 부가가치 창출 가능 ○ 홍삼 건더기 단순 재활용을 넘어 새활용으로 ESG 정책 부합 (Chapter 19) ○ 홍삼 산업의 외형적 성장에서 지속 가능한 성장 산업으로 전환 가능 ○ 홍삼과 서양삼과 차별화할 수 있는 신소재 성분 발굴 (Chapter 15) 및 활용 ○ 국내 및 국제 인삼 산업 경쟁력 회복 가능	○ 홍삼 건더기 함유 홍삼 제품에 대한 법적 규제 존재 ○ 홍삼 건더기(찌꺼기) 활용에 대한 정서적 거부감 ○ 홍삼 건더기 새활용을 위한 추가 공정 비용 발생 ○ 귀하고 비싸다는 홍삼에 대한 부정적인 이미지 우려
단점 극복 방법	
○ 홍삼 건더기 활용에 대한 법적인 근거 마련과 홍삼 건더기 함유 홍삼 제품에 대한 법적 규정 개정 ○ 홍삼 건더기 재활용/새활용 유용성/정당성에 대한 국민 홍보나 캠페인 활용 ○ 홍삼 건더기에 인삼 신소재 함유 증명과 홍삼 건더기 함유 신소재 효능 연구 및 제품 개발을 통한 건강 유익성 증명 ○ 홍삼 물 추출-홍삼 건더기 건조-홍삼 건더기 주정 추출 연속 추출 공정 개발을 통하여 추가 비용 최소화 가능 ○ 홍삼 제품 가격하락 유도 효과 및 부가가치 발생	

ESG; environmental, social, governence.

Chapter

15

홍삼 및 홍삼 건더기에 존재하는 홍삼 레글리드(Reglid) 신소재를 이용한 서양삼과의 차별화

고려인삼(Panax *ginseng*)과 서양삼(Panax *quinquefolium*)

그 동안 국내 많은 연구자들이 홍삼과 서양삼(미국인삼)과의 차이점이 무엇인가 혹은 차별화할 수 있는 요소는 어떤 것이 있는가를 찾아내기 위한 노력과 연구를 많이 수행하여왔다. 그 이유는 미국삼을 주로 재배하는 미국이나 캐나다 및 중국 등의 나라에서는 우리나라와는 상대가 안 될 정도의 넓은 밭, 구릉지, 혹은 낮은 산지에서 서양삼(재배삼 및 산양삼) 재배 및 자연 산삼을 채취하기 때문이다. 인삼 생산량에서 우리나라보다 훨씬 많다. 이와 같이 서양삼은 대량생산되기 때문에 가격이 당연히 우리나라 홍삼보다 저렴하다.

우리나라 인삼 재배는 소규모 노동 및 자본 집약적인 형태를 띠기 때문에 미국삼과 비교할 때 고려인삼의 가격경쟁력이 떨어질 수밖에 없다. 단지, 홍삼 효능이 서양삼보다 우수하다 하여 비싼 가격에 팔리고 있다. 그러나, 홍삼이 어떤 면에서 서양삼보다 우수하다는 객관적이고 학문적인 증거는 아직 없다. 현재 우리 스스로 인삼 종주국이라고 자부하고 있다. 그러나, 솔직히 말하면 인삼 산업 국제 경쟁력에서 미국이나 캐나다에서 재배된 서양삼 및 중국삼에 밀리고 있는 것이 현실이다. 2026년부터 FTA 협정에 의하여 홍삼을 포함한 해외(미국) 인삼 수입에 대한 관세가 줄어들고 2029년도에 철폐된다. 서양삼이 가격경쟁력 우위를 점한 상태에서 청정지역에서 재배되었다고 홍보하면서 국내에 들어 올 경우, 국산 인(홍)삼 시장의 잠식 피해는 예상하는 것보다 클 수도 있다.

인(홍)삼과 서양삼 사이의 진세노사이드 성분 차이

고려인(홍)삼이 서양삼과 경쟁력에서 극복할 수 있다고 처음 선택한 방법들 중의 하나로 진세노사이드 성분들의 종류가 많고 혹은 그 성분이 가지고 있는 고유 효능이 서양삼보다 더 우수하다는 것을 최대한 부각시켜 왔다. 이를 증명하기 위하여 그동안 진세노사이드 성분과 효능이 서양삼보다 우수하다는 것을 강조하기 위한 많은 민·관 및 산·학·연에서 많은 투자와 연구를 수행하여왔다.

연구 결과, 인삼 진세노사이드만 가지고는 서양삼과의 차별화가 힘들다는 것이 밝혀졌다. 왜냐하면, 서양삼에 함유된 전체(total) 진세노사이드 함량은 홍삼보다 더 많이 들어있는 것으로 밝혀졌기 때문이다. 예를 들면, 홍삼의 경우 진세노사이드 Rb1 함유되어 있는데, 서양삼에는 진세노사이드 Rb1이 홍삼보다 더 많이 들어 있다. 그리고 진세노사이드 종류는 홍삼이 많을지라도 Chapter 3에서 기술한 바와 같이 사실 인삼 진세노사이드가 종류가 많은 것도 인삼 자체의 자연 발생적으로 많은 것이 아니라 수삼에서 홍삼화가 되면서 가해지는 물리·화학적인 변화를 겪으면서 일부 진세노사이드에서 당이 떨어지면서 생기는 미량의 진세노사이드들이 대부분이다. 그러니 처음 수삼에 많이 들어있던 진세노사이드 양이 줄어 들 수밖에 없다. 대표적인 예가 진세노사이드 Rb1이다. 수삼이나 백삼에는 다른 진세노사이드들보다 많지만, 홍삼에서는 그 함량이 많이 줄어든다. 홍삼에서 새로운 진세노사이드들이 생겼다 하더라도 그 양들은 극미량이다. 이제는 전반적으로 진세노사이드 전체 함량을 근거로 서양삼보다 홍삼이 더 우수하다고 주장할 수 없다.

또, 홍삼에는 진세노사이드 Rf가 함유되어 있다. 종(species)이 다른 서양삼에는 진세노사이드 Rf가 함유되어 있지 않다. 진세노사이드 Rf의 차이를 가지고 홍삼과 서양삼과의 차별성을 주장하기에는 그 의미가 크지 않다. 진세노사이드 Rf의 기능은 다른 인삼 진세노사이드들과 비교해 볼 때 동물 실험에서 항통증(anti-nociception) 혹은 진통 작용이 있음을 저자가 처음으로 밝혀내었다. 그러나 진세노사이드 Rf의 원료가격도 비싸기 때문에, 현재 시중에서 판매되고 있는 진통제보다 가격 및 효능 경쟁력에서 눈에 띄게 월등한 효과를 발휘하지 않았다. 따라서, 인삼 진세노사이드 함량이나 진세노사이드 종류 및 효능만으로는 서양삼과 고려인(홍)삼을 차별화하기는 쉽지 않다.

홍삼과 서양삼과의 효능 차이를 주장하려면 홍삼과 서양삼 성분 차이를 먼저 찾아야 한다

그 나마 6년근 홍삼을 내세워 홍삼이 미국 인삼보다 효능 면에서 우수하다고 하여 서양삼보다는 비싸게 팔리고 있다. 그러나, 서양삼과 차별되는 홍삼 특유의 성분이나 효능 없이 언제까지 이런 선전이 지속될지 모른다. 또, 홍콩이나 동남아시아 인삼 시장에서는 홍삼을 섭취할 경우 열이 나고(乘熱), 서양삼을 먹을 경우 열을 내린다는(淸熱) 소문이 널리 퍼져 있었다. 이런 잘못된 인식을 불식시키기 위하여 많은 국가 연구기관이나 홍삼 관련 회사에서 출연한 연구비로 내국인은 물론이고 중국 및 동남아시아 사람들을 대상으로 홍삼과 서양삼을 섭취하게 하고, 체온 변화를 비교 측정하는 연구가 여러 차례 수행되었다. 이와 더불어, 국내 일부 한의사들도 열이 많은 사람들은 홍삼을 복용하면 안된다고 주장하고 있다. 과학자들이 볼 때 일종의 해프닝(happening)과 같은 연구들이다. 물론, 인체 적용시험 결과 홍삼과 서양삼을 섭취할 경우 체온의 차이가 없다는 것은 밝혀졌다. 저자가 볼 때는 인삼을 복용할 때 나타나는 얼굴이 화끈거리는 것(flushing)과 같은 이상 현상들은 열을 올리는 것이 아니고, 일종의 알러지(allergy) 반응으로 볼 수 있다. 많은 사람들이 특정 음식이나 약물에 알러지 반응이 있듯이, 인삼도 일부 사람들에서 일종의 알러지 반응으로 생각하면 된다. 우리나라 한의학에서도 인(홍)삼도 극히 일부 알러지 반응이 있다는 것을 받아 들였으면 좋겠다.

고려인삼 제품을 수출하는 산업체에서 "홍삼은 열을 올리고 서양삼이 열을 내린다는 것" 때문에 해외 고려인삼 수출이 준다는 민원을 해소하는 데 민·관이 많은 연구 투자와 에너지를 소모한 탓인지, 아니면 지쳐서 포기해서 그런지, 최근에는 고려인삼과 서양삼과의 차별화에 대한 관심은 슬그머니 뒷전이 되었다. 더 이상 홍삼과 서양삼의 성분이나 효능 차이를 찾아내려는 노력은 중지된 상태이다. 인(홍)삼이 서양삼보다 효능 면에서 우수해서 비쌀 수밖에 없다고 주장하지만, 왜 우수한지 아직 정확한 이유와 합리적이고 객관적인 증거들을 아직 보여주지 못하고 있다.

저자는 홍삼을 서양삼과 비교했을 때, 생리활성 성분에서 차이가 있다고 주장하고, 그것을 찾아내면, 그 성분의 작용으로 인하여 효능 차이가 분명히 있을 것으로 예상한다. 또, 고려인삼과 서양삼의 종이 다르기 때문에, 인삼 진세노사이드 외 다른 성분에서 차이가 있을 것으로 예상한다. 또 홍삼과 서양삼 사이에 진세노사이드의 차이가 없다면, 홍삼과 서양삼 사이에 다른 비사포닌 성분 차이를 찾으면 된다. 거듭 이야기하지만, 이유는 아직 명확하지 않지만, 우리나라에서 서양삼과 그나마 경쟁력이 있는 인삼은 홍삼이다. 그 동안, 홍삼에 함유되어 있는 진세노사이드를 가지고 서양삼 사이의 함량 비교 연구는 많이 이루어져 왔다. 그러나, 진세노사이드를 가지고는 홍삼과 서양삼 사이를 크게 차별화할 수 없다. 그래서 진세노사이드 외 저자가 발견한 비사포닌 신소재인 진토닌 및 다른 신소재 함유 여부를 진폴린 프로토콜(ginpolin protocol) 활용을 통하여 비교하였다. 먼저, 백삼, 백삼 물 추출물 건더기와 홍삼과의 차이를 확인하고, 이어서 홍삼과 서양삼 사이의 비사포닌 성분 차이를 아래에 자세히 기술하였다.

홍삼은 비사포닌 성분인 홍삼 레글리드(Korean red ginseng Reglid)에서 백삼과 성분 차이가 있다

백삼을 주정 추출하고 물 분획을 할 경우, 진토닌(gintonin-enriched fraction, GEF)이 분리된다. GEF를 가지고 전기영동을 실시 후 당, 지질 혹은 단백질 염색을 할 경우, 분자량이 작은(17 kDa 이하) 단백질 염색은 존재하는 양이 적어서 희미하지만, 지질 부분과 당 부분들은 동시에 같은 크기의 분자량에서 염색(co-staining)이 되는 것으로 나온다. 즉, 세 가지 성분들이 같이 섞여 있다는 뜻이다. 백삼의 진토닌 성분이 당-지질-단백질로 구성된 복합체(glycolipoprotein complex)라는 것을 의미한다. 여기 복합체의 지질 성분 중 LPAs이 기능성 및 지표 성분(functional and/or marker component)으로 작용한다는 것은 저자가 발표한 많은 논문들을 통하여 증명해왔다(Chapter 11 참조 및 **그림 15-1**).

백삼 물 추출 후 남은, 건조한 백삼 물 추출물 건더기를 다시 70% 주정한 후 얻은 건조한 total 추출물을 얻었다. 백삼 물 추출물 건더기를 진폴린 프로토콜을 적용하여 GEF, GPF 및 GRF로 3분획을 분리한 후, 전기영동(SDS-PAGE)을 실시하였다(진폴린 프로토콜애 대한 자세한 내용은 Chapter 11 참조). 건조한 백삼 건더기 total 추출물을 포함하여 4가지 추출물을 당-지질-단백질 염색 결과를 백삼 추출물과 비교하였다. 그 결과 GEF에서만 분자량이 같은 위치에서 당-지질-단백질 복합체 염색이 백삼주정에서 관찰된 것처럼 나왔다(**그림 15-2**). 그러나, total 추출물, GPF 및 GRF에서는 당, 지질 및 단백질 염색이 되지 않았다(**그림 15-2**). 이 결과는 지질 성분 분석을 해보아야 하겠지만, 백삼 물 추출 후 남은 건조한 백삼 건더

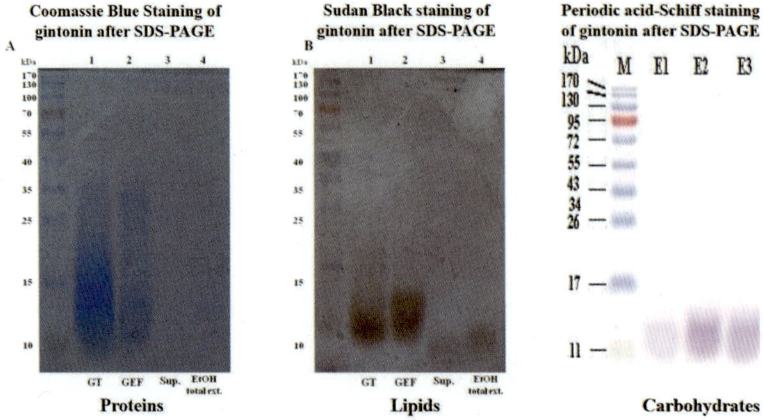

그림 15-1 백삼에서 진토닌(GT) 및 진토닌이 많이 들어 있는 분획(GEF), GEF를 만들기 위한 물 침전 상층액(Sup.)과 70% 주정 total 추출물(EtOH total ext.)을 전기영동한 다음 당, 지질 및 단백질 염색 결과. 진토닌(GT)과 GEF는 단백질-지질-당 복합체임을 알 수 있다.

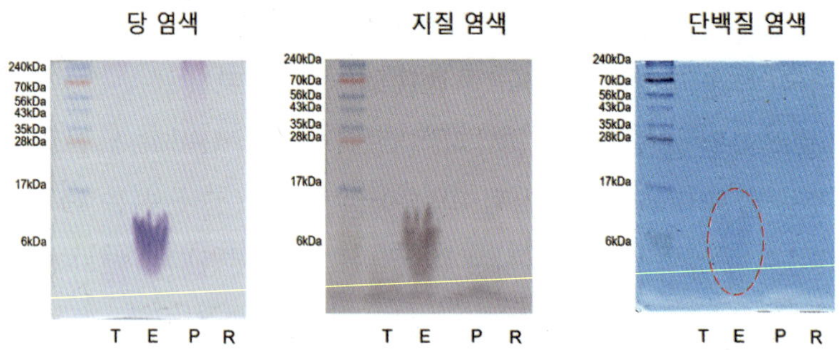

그림 15-2 백삼 물 추출 후 남은 건조한 백삼 건더기를 다시 70% 주정으로 total 추출물(T)을 얻었다. GEF, Total 추출물을 다시 진폴린 프로토콜을 적용하여 GEF, GPF 및 GRF 분리 후 당, 지질 및 단백질 염색을 각각 실시할 경우, GEF(E)에서만, 당/지질/단백질이 염색되고 다른 두 분획들 GPF(P)와 GRF(R)에서는 당/지질/단백질 염색이 안되는 것으로 나온다.

기 70% 주정 추출물은 GEF만 여전히 함유하고 있음을 보여준다 (**표 15-1**).

홍삼에도 백삼과 같은 진토닌(glycolipoprotein complex)이 존재하는가를 홍삼 물 추출 및 홍삼 70% 주정 추출을 통하여 확인하기 위하여, 먼저 물 추출 혹은 주정 추출 total 추출물을 각각 얻었다. 다음 단계로, 진폴린 프로토콜을 실시하여 GEF, GPF 및 GRF를 3분

표 15-1 백삼과 홍삼을 진폴린 프로토콜 적용 후 단백질, 당 및 지질의 정성 분석(qualitative analysis) 결과 요약

	백삼 70% 주정 추출	**백삼 물 추출 건더기	홍삼 70% 주정 추출
진폴린 프로토콜 적용 후 얻은 분획	단백질 염색		
Total extract	x	x	x
GEF	o (17 kDa 이하)	o (17 kDa 이하)	o (17 kDa 이하)
GPF	x	x	x
GRF	x	x	x
	당 염색		
Total extract	x	x	x
GEF	o (17 kDa 이하)	o (17 kDa 이하)	o (17 kDa 이하)
GPF	x*	x	x
GRF	x	x	***o (6 kDa 이하)
	지질 염색		
Total extract	x	x	x
GEF	o (17 kDa 이하)	o (17 kDa 이하)	o (17 kDa 이하)
GPF	x	x	x
GRF	x	x	***o (6 kDa 이하)

*양이 적어 희미하게 염색되는 고분자 형태임.
**백삼을 물(열수) 추출 후 남은 건더기를 다시 70% 주정으로 추출하고 남은 백삼 건더기를 활용함.
***홍삼 주정 추출물은 백삼 주정 추출물이 가지고 있지 않은 6 kDa 이하의 당-지질 복합체(즉, 홍삼 레글리드)을 함유하고 있는 것으로 나타나, 이것이 백삼과 구별되는 비사포닌 홍삼 고유 성분으로 예상됨.

획을 추가로 얻었다. 건조한 total 추출물을 포함하여 4가지 분획을 얻었다. 4가지 분획을 전기영동(SDS-PAGE) 실시하여, 단백질, 당 및 지질 염색을 실시하였다. 그 결과, 흥미로운 사실을 발견하였다. 홍삼 물 추출을 통하여 얻은 4가지 분획을 단백질, 당 및 지질 염색을 실시할 경우, 단백질 및 지질 염색은 4분획에서 염색이 거의 안 되었다. 이 결과는 홍삼을 물 추출 할 경우 단백질/지질이 추출되지 않는다는 뜻이다. 그러나, 당 염색에서는 GRF를 제외하고는 세 분획[total extract(T), GEF(E) 및 GPF(P)] 모두에서 고분자 당 성분이 많이 염색되었다(**그림 15-3**). 즉, 홍삼 물 추출을 실시할 경우, 홍삼 단백질과 지질이 아닌, 주로 분자량이 큰 고분자 당 성분들이 추출됨을 알 수 있다. Chapter 11에 기술한 바와 같이, 사실 시중에서 팔고 있는 홍삼 물 추출 홍삼 농축 엑기스(홍삼정, Pr)와 잘 일치하는 결과다(**그림 15-3**과 **그림 15-3**, Pr).

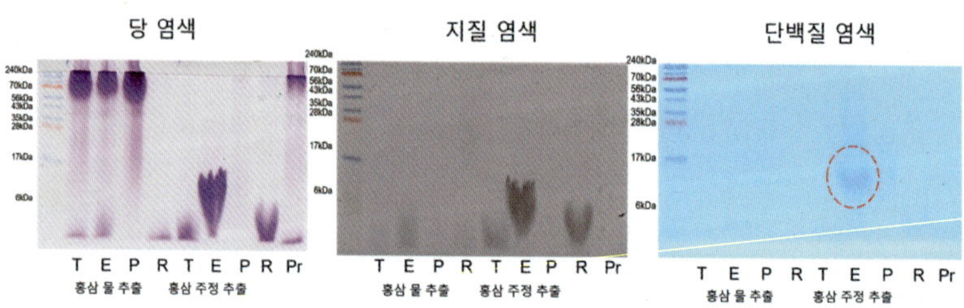

그림 15-3 홍삼 물(열수) 추출과 홍삼 70% 주정 추출 후 진폴린 프로토콜 실시 후 당, 지질, 및 단백질 염색 결과. 홍삼 물 추출할 경우 당 염색에서만 고분자 당들이 염색되는 것으로 나오고 지질이나 단백질 염색이 안된다. 홍삼을 주정 추출할 경우 GEF(E)에서 당-지질-단백질이 염색되고, GRF(R)에서는 당-지질 성분이 같은 크기의 위치에서 염색되는 것으로 나온다. 이 당-지질 복합체는 홍삼에만 존재하는 새로운 신소재인 홍삼 레글리드이다. T, total extract; E, GEF; P, GPF; R, GRF; Pr, 시중에 판매중인 홍삼 농축액 엑기스(홍삼정) 제품은 고분자 당만 염색된다.

그러나, 홍삼 70% 주정 추출물에서는 홍삼 물 추출물과는 다른 패턴을 보여주었다. 즉, 단백질 염색을 실시할 경우 분자량이 17 kDa 이하인 GEF(E)에서만 단백질(red circle), 당 및 지질이 염색이 되었다. GRF(R)에서는 홍삼 건더기에서와 같이 당과 지질이 분자량이 6 kDa 이하에서 염색되었다. 그러나, GPF에서는 단백질-당-지질이 염색되지 않았다. 이 결과는 홍삼을 물 추출이 아닌 주정 추출할 경우, 백삼에서와 같은 당-지질-단백질 복합체인 진토닌(GEF)이 추출됨을 알 수 있다. 또 다른 특징으로, 백삼에서 관찰되지 않은 홍삼 고유 성분이 GRF에 존재한다. 분자량이 6 kDa 이하인 당과 지질이 같은 분자량 위치에서 동시에 염색되었다. 홍삼에 홍삼 레글리드(Korean red ginseng reglid, 당-지질 복합체)가 홍삼에서 새롭게 존재함을 확인할 수 있다. 이 성분은 수삼이 홍삼화되면서 백삼 및 백삼 건더기에는 없는 새롭게 형성된 신소재이다(**그림 15-3**과 **표 15-1**).

홍삼은 서양삼이 가지고 있지 않은 홍삼 레글리드(당-지질 복합체) 신소재를 가지고 있다: 홍삼 레글리드 신소재 발견 및 탄생

서양삼은 고려인삼과 종(species)이 다르고, 건조한 서양삼 모양도 다르다(**그림 15-4**). 서양삼에도 백삼이나 홍삼과 같은 진토닌(당-지질-단백질로 구성된 복합체, glycolipoprotein)이 존재하는가를 서양삼 물 추출 및 서양삼 70% 주정 추출을 실시하여, 두 종류의 total 추출물(extract)을 얻었다. 두 종류의 total extract를 다시 진폴린 프로토콜 실시하여 GEF, GPF 및 GRF로 나누어 3가지 분획을 추가로 얻었다. 건조한 서양삼 물 혹은 주정 total 추출물을 포함하여, 4가

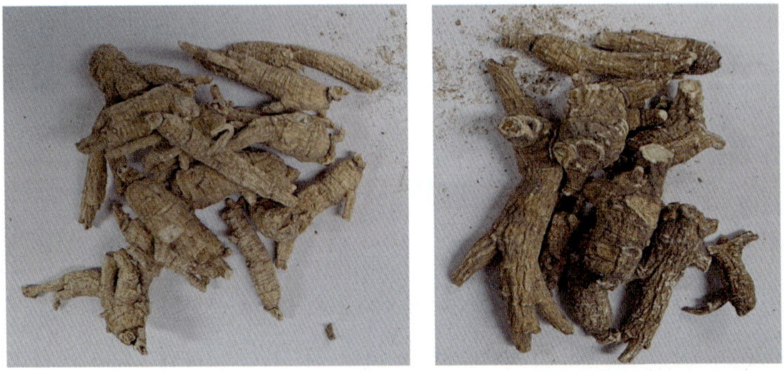

그림 15-4 서양삼 사진. 건조한 서양삼은 홍삼과 달리 크기가 작고 뭉툭하다.

지 분획을 전기영동(SDS-PAGE)을 실시하였다. 이어서 단백질, 당 및 지질 염색을 실시하고 홍삼의 4가지 분획과 비교하였다.

그 결과, 흥미로운 사실을 발견하였다. 서양삼 물 추출을 통하여 얻은 4가지 분획을 단백질, 당 및 지질 염색을 실시할 경우, 홍삼 물 추출에서처럼 단백질 및 지질 염색은 4분획에서 염색이 안 되었다. 그러나 당 염색에서는, 4가지 분획 모두에서 분자량이 큰 당 성분이 염색되었다. 염색 정도는 홍삼 물 추출 후 얻은 GPF의 당 염색보다 적었다. 홍삼에 주로 분자량이 큰 고분자 당 성분들은 서양삼에 비하여 많이 추출됨을 알 수 있다(**그림 15-3**과 **그림 15-5** 비교).

서양삼 70% 주정 추출물에서는 홍삼 70% 주정 추출과는 다른 패턴을 보여주었다. 즉, 다른 분획에서는 나타나지 않지만, GEF를 단백질 염색을 실시할 경우 분자량이 홍삼 단백질보다 큰 위치(28과 42 kDa, red circle, E)에서 단백질이 염색되었다. 그리고, 서양삼의 GEF에서만 6 kDa 이하의 지질과 당만 염색되었다. 그러나, 다른 분획들(total 추출물, GPF 및 GRF)에서는 지질 염색이 되지 않았다. 대신에 분자량이 큰 당 성분들은 GPF(P)일부와 분자량이 작은 total 추출물에서 일부 염색되었다(**그림 15-5**). 이 결과는 70% 주정 추출할 경우, 서양삼과 홍삼과의 당 및 지질 성분에 차이가 있음을 알 수 있다. 홍삼을 주정 추출할 경우 당-지질-단백질 복합체인 진토닌(GEF) 외에 GRF에 당-지질 복합체인 홍삼 레글리드(Reglid)가 추가로 존재하는 것으로 나온다. 그러나 서양삼을 주정 추출하더라도, 당-지질 복합체가 GRF(R)에 존재하지 않음을 알수 있다(**그림 15-5**와 **표 15-2**).

요약하면, 비사포닌 성분 분석에 있어서, 홍삼을 물 추출할 경우, 서양삼과의 성분 차이를 확인하기가 어렵다. 그러나, 홍삼 70% 주정 추출한 추출물을 진폴린 프로토콜을 적용할 경우, 홍삼과 서양삼 사이에 분획별로 확연하게 차이가 있음을 알 수 있다. 홍삼의 특징은 당-지질-단백질(17 kDa 이하)과 당-지질(6 kDa 이하) 복합체가

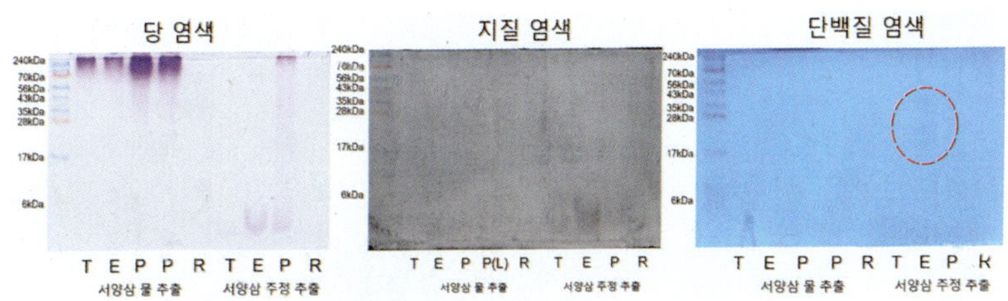

그림 15-5 서양 물 추출과 서양삼 주정 추출 후 진폴린 프로토콜 실시하여, 당-지질-단백질 염색 결과. 서양삼 물 추출할 경우 홍삼 물 추출물에서처럼 당 염색에서만 고분자 당들이 염색되는 것으로 나온다. 서양삼을 주정 추출할 경우 GEF에서 당, 지질, 단백질(red circle)이 염색된다. 그러나, 단백질의 경우 분자량이 백삼이나 홍삼보다 더 큰 위치에서 단백질 염색이 되는 것으로 나타난다. 서양삼에서는 홍삼에서 관찰되었던 GRF에서는 당-지질 복합 성분이 같은 크기의 위치에서 염색되는 성분이 존재하지 않은 것으로 나온다. 이 홍삼 레글리드(당-지질 복합체)는 홍삼에만 존재하는 새로운 신소재로 나타난다. T, total extract; E, GEF; P, GPF; R, GRF.

단백질, 당 및 지질 염색이 같은 분자량 크기로 공통으로 나타난다. 그러나, 서양삼은 비록 단백질(28 및 42 kDa)이 존재하더라도 홍삼처럼 당(고분자)이나 지질(6 kDa 이하)과 같은 분자량의 위치에서 공통으로 염색되는 것이 아니고, 개별적으로 염색된다. 즉, 홍삼처럼 복합체 형성을 하지 않는다. 비록 정성 분석(qualitative analysis)일지라도 홍삼에는 진토닌(GEF)외에 신소재인 당-지질 복합체(홍삼 레글리드)가 존재하지만, 서양삼에는 존재하지 않음을 알 수 있다(**그림 15-5**). 그러나, 홍삼 레글리드 정량 분석을 통한 추가 검증이 필요하다.

표 15-2 홍삼과 서양삼을 진폴린 프로토콜 적용 후 단백질, 당 및 지질의 정성 분석(qualitative analysis) 결과 요약

	홍삼 물 추출	홍삼 70% 주정 추출	서양삼 물 추출	서양삼 70% 주정 추출
진폴린 프로토콜 적용 후 얻은 분획	**단백질 염색**			
Total extract	x	x	x	x
GEF	x	o (17 kDa 이하)	x	o (17 kDa보다 분자량이 커서 28과 42 kDa 정도)
GPF	x	x	x	x
GRF	x	x	x	x
	당 염색			
Total extract	고분자 당	o (저분자)	x	x
GEF	o (고분자 당)	o (17 kDa 이하)	x	o (6 kDa 이하)
GPF	고분자 당	x	고분자	o (고분자 당)
GRF	x	o (6 kDa 이하)	고분자	x
	지질 염색			
Total extract	x	x	x	x
GEF	x	o (17 kDa 이하)	x	o (6 kDa 이하)
GPF	x	x	x	x
GRF	x	o (6 kDa 이하)	x	x

Sephadex G25 resin을 이용한 홍삼 GRF에서 홍삼 레글리드 분리

홍삼 주정 추출물에서 진폴린 프로토콜을 적용하여 얻은 GRF(100 mg/mL)을 PBS에 녹인 다음 Sephadex G25 컬럼(column)에 적용한 후 중력에 따라 유출(gravity elution)되는 용액을 1 mL씩 받아서 총 10개의 유출 분획(eluted fraction)을 모았다. 참고로 Sephadex G25 resin은 물질을 분자량 크기에 따라 분리할 수 있는 gel filtration 용도로 많이 사용되는 레진이다. 10개의 유출 용액을 동결 건조시킨 다음, 얻은 분말을 가지고 전기영동을 실시하였다. 전기영동 후 당과 지질 염색을 실시할 경우 elution number 4와 5에 레글리드가 유출되는 것을 확인하였다. 다른 나머지 분획에서는 홍삼 레글리드가 염색되지 않았다. 서영삼에서 분리한 GRF를 홍삼 GRF와 같은 방식으로 분리하여 당-지질을 염색한 결과 홍삼 레글리드가 존재하지 않음을 확인하였다(**그림 15-6**).

홍삼 레글리드(Korean red ginseng Reglid)의 특징

홍삼 레글리드와 관련된 한 가지 흥미로운 사실이 있다. 홍삼 주정 추출물을 진폴린 프로토콜을 적용하여 먼저 물 침전을 통하여 GEF를 얻고, 다음에 주정 침전을 실시하여 GPF를 얻고 남은 나머지 분획이 GRF이다. GRF에 있는 홍삼 레글리드는 GEF를 얻기 위한 물 침전에도 동반 침전되지 않고, 상층에 존재하며(즉, 지질과 다른 수용성 혹은 친수성 성질), 당 침전물(GPF) 얻기 위한 80% 주정 침전에도 동반 침전되지 않는 성질(즉, 순수한 당만 있는 다당체와는 다른 성

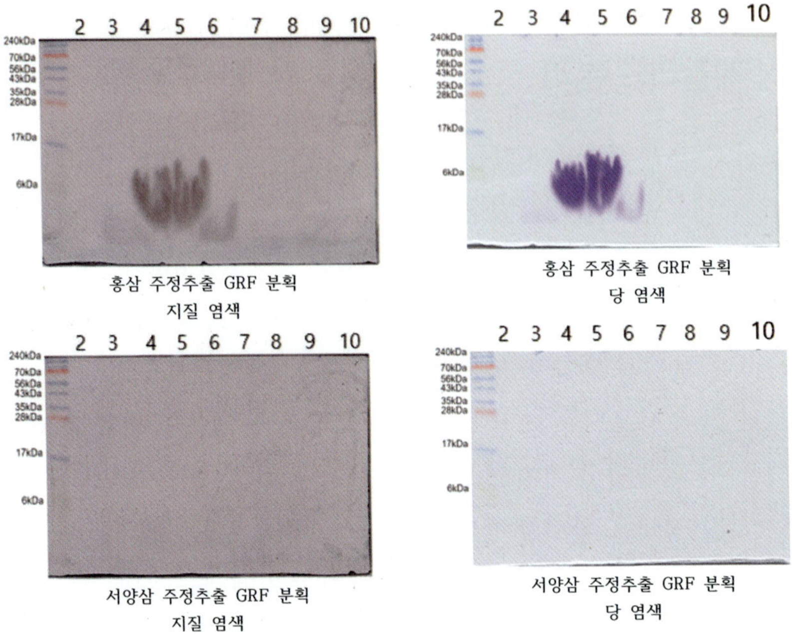

그림 15-6 Sephadex G25 resin을 이용한 홍삼 레글리드(당-지질 복합체) 분리. 홍삼 주정 추출물에서 얻은 GRF (100 mg/mL)을 PBS에 녹이고, Sephadex G25 컬럼(column)에 적용한 후 1 mL씩 받을 경우 신소재 홍삼 레글리드(Reglid)가 4과 5번째에서 나오는 것을 당과 지질 염색을 통하여 확인할 수 있다(위 패널). 서양삼 GRF 분획을 홍삼과 똑 같은 방법으로 Sephadex G25 컬럼에 적용할 경우, 당과 지질 염색이 되지 않은 것으로 보아 서양삼에는 홍삼 레글리드가 존재하지 않은 것으로 나타났다(아래 패널).

질)이 있다. GRF에 있는 홍삼 레글리드 진토닌(GEF)와 같이 전기영동(SDS-PAGE)을 실시할 경우 분자량에서 차이가 있다. 즉, GEF의 전기영동 실시 후 나타나는 분자량 크기는 17 kDa 이하에서 나타나지만, 홍삼 레글리드과 홍삼 물 추출 후 남은 홍삼 건더기 레글리는 같으며, 분자량은 GEF보다 더 작은 것으로 나타났다(**그림 11-6, 그림 15-7**과 **표 15-3**).

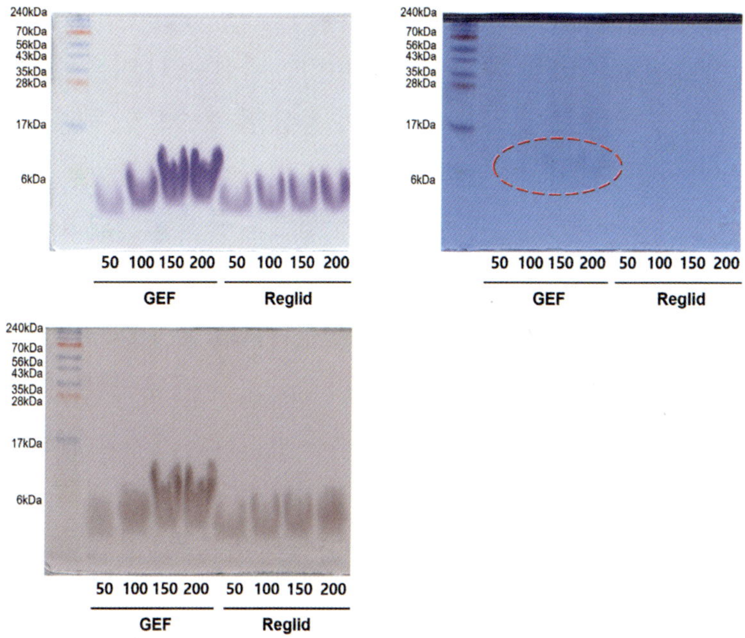

그림 15-7 홍삼에서 분리된 GEF와 홍삼 레글리드는 분자량(크기)에서 다르다. 홍삼에서 얻은 GEF와 GRF를 Sephadex G25 gel filtration을 통하여 얻은 분획을 여러 다른 농도로 전기영동한 뒤 당(왼쪽 상단), 단백질(상단 오른쪽) 및 지질(하단 왼쪽) 염색을 할 경우, 홍삼 GEF는 당, 지질 및 단백질(red circle)에서 염색이 된다. 그러나, GRF에 함유된 홍삼 레글리드(Korean red ginseng Reglid)는 GEF와 분자량에서 차이가 있을 뿐만아니라, 당과 지질은 염색이 되나, 단백질 염색은 되지 않는다. 비록, 정성적인 분석이지만, 홍삼 레글리드는 당-지질 복합체임을 알 수 있다.

홍삼과 서양삼 사이에 차별화할 수 있는 생리활성 신소재 성분은 홍삼의 특정 분획 속에 숨어 있었다

만약에 주정 추출한 홍삼에서 진폴린 프로토콜을 통하여 분리된 GRF의 전기영동 결과에서 본 것같이 당-지질 복합체가 홍삼과 홍삼 건더기에만 존재하고 서양삼 에는 존재하지 않는다는 것이 사실이라면, 이는 다음과 같은 매우 큰 의미를 가진다. 1) 미국 인삼과 차별화할 수 있는 생리활성 성분들이 홍삼 물 추출로는 분리되지 않는다는 새로운 사실을 밝혀낸 것이다. 2) 홍삼이 서양삼과 구별할 수 있는 신소재 홍삼 레글리드라는 새로운 물질을 가지고 있다는 것은 홍삼 고유의 생리활성물질 분리 방법 개발과 활용에 대한 적극적 논의가 필요함을 의미한다. 3) 우리 조상들이 왜 수삼에서 홍삼을 만들었고, 왜 홍삼이 다른 나라 인삼보다 더 우수한가에 대한 우리 조상들이 오랫동안 공들여서 숨겨둔 수수께끼를 밝힐 수 있는 근거를 제공할 것이다. 4) 우스운 이야기지만 홍삼의 우수성을 그 동안 모르고 지나쳐 왔다는 것이다. 그걸 발굴하지 못하고 몇십 년 동안 엄청나게 많은 연구비를 진세노사이드 분석에 집중해 왔다는 것이다. 5) 지금까지는 홍삼의 생리활성 성분을 언급할 때 일본 과학자들이 처음 발견한 진세노사이드를 가지고 먹고 살았지

표 15-3 진토닌(GEF)과 홍삼 레글리드(Reglid)의 특징 차이점 요약

	진토닌(GEF)	홍삼 레글리드(Reglid)
추출 방법	주정 추출	주정 추출
SDS-PAGE에서의 분자량	17 kDa 이하	6 kDa 이하
정성적인 물리·화학적 성분 조성	당-지질-단백질 복합체	당-지질 복합체
존재하는 인삼	백삼, 홍삼, 및 서양삼	홍삼 및 홍삼 물 추출 건더기
발견되는 분획	GEF	GRF
생리활성 역할*	LPA receptors 리간드로 작용하여 세포막 신호전달 경유	세포증식 효과 관찰됨. 다른 생리활성 효능은 연구 진행중
홍삼 레글리드 특징: 진폴린 프로토콜 실시할 경우, GRF 수율은 다른 분획들(GEF와 GPF)에 비하여 비율이 50% 이상 차지하여, 홍삼 레글리드 함유량이 많음을 알수 있음		

*홍삼 레글리드의 화학적 조성 및 생리활성은 현재 연구중 임.

만, 지금부터는 우리나라 과학자가 독자적으로 발견한 홍삼의 생리활성 신소재를 가지고 홍삼의 미래를 논할 때이다. 마지막으로 홍삼과 더불어 홍삼 건더기가 신소재를 가지고 있어 홍삼 건더기 새활용(upcycling)을 통하여 부가가치를 높일 수 있는 가능성을 제공한다. 하지만, 이에 대한 추가 정성 및 정량 연구와 홍삼에만 존재하는 당-지질 복합체의 생리활성 성분, 원리 및 효능에 대한 후속 연구도 필요하다.

홍삼에만 존재하는 홍삼 레글리드는 기존의 동물 세포막에 존재하는 당-지질하고 다른 독특(unique)한 형태이다

일반적으로 당-지질(glycolipids)은 지질에 여러 개의 당들이 공유결합(covalent bond)하여 생성된다. 동물 세포막에 존재하는 당-지질들의 역할은 세포막을 안정시키는 역할과 면역 반응이 일어날 때, 다른 세포를 잘 인식하도록 도와주는 역할을 하는 것으로 알려져 있다. 대표적인 예를 들면, 사람을 포함하는 동물 적혈구(RBC) 세포막에 당-지질 복합체가 존재한다. 이들 적혈구의 세포막에 존재하는 당-지질 중의 당 조성은 사람의 혈액형마다 달라서 사람의 혈액형을 결정하는 요소로 작용한다. 세포막에 존재하는 또 다른 당-지질 복합체는 세포 안으로 침입하는 병원성 세균이나 바이러스를 인식하는 위치로도 알려져 있다. 현재 알려져 있는 동물 세포막에 존재하는 대표적인 당-지질 성분으로는 갱글리오시드(gangliosides)와 세레브로시드(cerebrosides)이 알려져 있다.

그러면, 홍삼에만 존재하는 분리된 홍삼 레글리드는 동물 세포막에서 발견된 당-지질은 물리·화학적 성질이 다를 것으로 예상된다. 그 이유는 다음과 같다. 첫 번째, 현재 알려진 세포막에 존재하는 갱글리오시드(gangliosides)와 세레브로시드(cerebrosides)와 같은 대부분의 당-지질들은 진토닌(GEF)에서 발견되는 당-지질-단백질보다 분자량이 작다. 진토닌(당-지질-단백질 복합체)의 분자량을 아직까지 정확하게 분자량을 계산할 수 없지만(gel filtration으로 계산했을 때 약 67 kDa로 나타남), 전기영동 결과를 볼 때 약 17 kDa보다 약간 작은 것으로 나타났다. 이런 분자량 크기의 차이는 우리가 이미 알고 있는 동물에서 발견되는 그러나, 홍삼 레글리드는 6 kDa보다 작어서 GEF와는 크기가 다르다는 것을 알 수 있다(**표 15-3**). 또한 아직 밝혀지지는 않았지만 생리학적 역할도 다를 수 있는 가능성을 보여준다. 두 번째, 홍삼 레글리드 역시 당-지질 복합체 화학 조성이 동물의 당-지질 복합체와 다를 수 있다. 위에서 언급한 바와 같이 동물에서 발견되는 당-지질은 보통 동물 세포막 지질에 당이 결합하여 만들어진다. 따라서, 홍삼에서 발견되는 홍삼 레글리드(당-지질 복합체)는 동물 세포막에 존재하는 것과 다르다. 끝으로 갱글리오시드(gangliosides)이나 세레브로시드(cerebrosides)와 같은 화합물들은 인(홍)삼에 존재하지 않는다.

우리가 활용하지 않고 사료나 퇴비로 사용하는 홍삼 건더기도 서양삼에 없는 신소재 홍삼 레글리드(Korean red ginseng Reglids)를 가지고 있다

백삼 혹은 홍삼을 주정 추출 후 추출물을 다시 진폴린 프로토콜을 적용할 경우, GEF, 다당체가 많이 함유된 분획(ginseng polysaccharide fraction, GPF) 및 나머지 인삼 사포닌이 포함된 나머지 분획(ginseng residual fraction, GRF)을 얻을 수 있다. 이들 분획을 전기영동하여 단백질(proteins), 당(carbohydrates) 및 지질(lipids) 염색을 실시한 결과, 홍삼 GRF에는 있지만, 백삼에는 없는 당-지질 복합체가 존재함을 확인하였다. 따라서, 홍삼은 백삼 및 서양삼에는 없는 새로운 당-지질 복합체 성분 신소재(레글리드, Reglid)를 가지고 있음을 확인하였다(**그림 11-6**). 그러나, 홍삼을 주정 추출하여 얻은 건조한 홍삼 건더기를 다시 주정 추출한 후, 전기 영동한 다음 GRF를 당과 지질 염색을 할 경우 당-지질 복합체가 존재하지 않음을 알 수 있다(**그림 11-6**). 이는 홍삼 물 추출이 아닌, 주정 추출할 경우 대부분의 홍삼 레글리드가 소멸되어 주정 추출한 홍삼 건더기에 남아 있지 않기 때문이다(**그림 11-6**과 **그림 15-3** 비교).

요약

홍삼 특유의 당-지질 복합체인 홍삼 레글리드는 수삼이 홍삼화(Korean red ginsenglization)되면서 새롭게 만들어진다. 홍삼 레글리드는 물 추출이 아닌 주정 추출을 통하여서만 얻을 수 있다. 그 동안 감춰져 있던 홍삼 레글리드는 인삼을 성분별로 분리할 수 있는 진폴린 프로토콜을 통하여 처음으로 세상에 등장하게 되었다. 비록 후속 연구를 통하여 더 검증해야 겠지만, 홍삼의 서양삼과의 차별성 즉, 홍삼의 우수성은 그 동안 소홀히 해온 비사포닌 성분에 존재한다는 증거다. 따라서, 홍삼 비사포닌 성분인 홍삼 레글리드의 기능성 성분이 무엇인가를 밝혀내고, 이에 대한 생리학적/약리학적 작용을 이해하는 후속 연구가 필요하다. 이를 근거로 홍삼과 서양삼 사이의 성분과 효능에 대한 차별적 기능을 논할 수는 있다.

Chapter

16

미발견 신소재의 존재 가능성과 효능 재현성을 위한 R&D 투자 필요

홍삼 및 홍삼 건더기에 함유된 진토닌과 홍삼 레글리드 외의 아직 발견이 안 된 신소재의 존재 가능성이 높으며, 이를 찾아 표준화와 효능 재현성을 위한 R & D 투자가 필요하다

글로벌 바이오산업 발전의 한계

전 세계적으로 산업이 발전하고 삶의 질이 향상되면서, 인간의 건강(질병 예방, 치료 및 노화 지연 등), 식품 등과 관련된 국제 바이오산업은 빠르게 성장하여 2014년에는 시장규모가 3,231억 달러에 도달하였다. 국내 바이오산업 시장은 2014년도의 9조3천억 원에서 2020년도에는 17조 5천억 원이고, 2025년도에는 27조 원으로 성장할 것으로 전망하고 있다. 생물 소재의 하나인 천연물 신약은 동·식물과 광물 및 기타물질에서 유효성분을 추출해 개발한 의약품을 의미한다. 세계보건기구(WHO)가 2023년에는 전 세계시장이 400조 원대 규모로 성장할 것으로 전망하고 있다. 그러나 2018

년 나고야 의정서가 발효되면서 세계 각국에서 자생하는 천연물에 대한 권리가 점점 강화되고 있다. 나고야 의정서는 천연물을 이용하여 상업적 이익이 생길 경우, 원래 자생국가와 공유하는 것을 골자로 하고 있다. 즉 나고야 의정서 협약 이후 점차 천연물 유래 신소재 발굴이 제한을 받고, 신약 개발이 성공한다 하더라도 자생국가와 혜택(이익)을 공유해야 한다는 것이다. 이것은 예전처럼 다른 나라의 천연물을 공짜로 활용하는 시대의 종식을 의미한다.

현재 전 세계는 미래 바이오산업 먹거리를 선점하기 위한 천연물 신소재 확보 전쟁 중이다

영국에서 시작된 산업혁명 이후 선진국에서는 진화론의 창시자인 다윈(Darwin)의 생물 종에 대한 다양성과 특정 식물에서 추출한 성분들이 천연물 유래 의약품으로 유용한 응용이 가능함을 보여주었다. 이를 근거로, 이미 1900년도 초반부터 유럽이나 미국 및 일본은 지금까지 전 세계에서 채취한 천연물에 함유된 성분 연구를 통하여 이미 많이 확보하였다. 그 결과 실제로 그것들을 토대로 현대 의약품으로 활용하고 있다(예, 해열 진통제 아스피린, 말라리아 치료제 키니네/아르테미시닌, 진통제 모르핀 등). 이런 이유로 후발 주자들이 남아 있는 천연 약용식물들에서 생합성이 쉬우면서 단일 성분인 신소재 화합물을 찾는 것은 쉽지 않다. 그나마 선진국 학자들과 경쟁할 수 있는 것은 천연물 소재로 확보할 수 있는 분자량(500달톤 이하)이 작은 단일 성분이 아니면서 분자량이 크거나, 복합체 형태의 신소재를 발견하는 것은 해 볼만 하다. 우리나라 정부 및 산업체들에서도 새로운 바이오 소재 개발을 위하여 많은 투자를 하고 있다. 많은 BT 관련 과학자들이 예부터 국내 한의서나 중국 한의서에 효능이 명시된 한약재들을 참고로 하여 한약재에 함유된 기존 성분들의 새로운 효능을 찾거나, 기존에 알려지지 않은 새로운 신소재 존재 가능성 및 그 효능에 대하여 많은 연구가 진행 중이다.

그러나, 천연물 소재에서 신소재가 발견되어 그 효과가 뛰어나더라도 국내외적으로 인정을 받기 위해서는 반듯이 두 가지 검증이 필요하다. 첫 번째 필요조건은 "소재 규격화"이다. 천연물의 경우 재배 산지나 수확 계절 및 가공방법 등 여러 조건에 따라 신소재의 화합조성이나 함량이 모두 다를 수 있다. 심지어 이름까지도 지역마다 나라마다 다를 수 있다. 따라서 이를 극복하는 방법은 표준화 혹은 규격화할 수 있는 방법을 동시에 가지고 있어야 한다. 천연물 신소재를 용도 지정이 가능한 기능성 식품이나 천연물 의약품화하기 위한 규격화 외에 두 번째 중요한 요소는 새로 확보한 신소재 효능에 대한 객관성과 "효능 재현성"이다. 반복 실험을 했을 때, 객관적으로 신소재 효과가 반복 재현될 수 있어야 한다. 따라서 신소재 표준화 혹은 규격화와 이들 효과의 재현성을 확보해야 한다.

우리나라 대표 천연물 의약 소재는 인삼이다. 그동안 국가나 민간 기업에서 인삼에 대한 투자 및 연구(R&D)는 주로 인(홍)삼 성분 중심이 아닌 단순 홍삼 추출물을 이용한 효능 분야에서 많이 이루어져 왔다. 인(홍)삼은 순수 천연물 소재임에도 불구하고 진세노사이드(인삼 사포닌)가 인삼의 지표 성분이라는 것 외에는 아직 세계적으로 내세울 만한 새로운 신소재/효능이 없다. 당연히, 인삼 신소재를 이용한 제품은 개발되지 않고 있다. 현재 인삼 관련 국가 연구기관이나 인삼 관련 대기업에서 인삼 신소재 발굴과 표준화와 관련된 R&D 투자는 좀 느린 편이다. 미래에도 지금과 같은 상황이 지속된다면, 고려 인삼의 미래는 낙관적이지만은 않다.

수삼의 홍삼화를 통한 홍삼의 성분 변화는 장·단점을 가지고 있다: 홍삼이 잃는 것과 얻는 것

수삼의 홍삼화를 통한 홍삼의 성분 변화

수삼이 홍삼이 되면서 수삼 성분들에 있어서 많은 변화가 일어난다는 것은 많이 알려져 있다. 인삼 성분 변화에 대해 처음으로 알려진 것은 인삼 진세노사이드의 변화이다(Chapter 2). 원래 수삼에는 말로닐-진세노사이드 Rb1과 진세노사이드 Rb1이 많이 존재하고, 진세노사이드 Rg3는 거의 존재하지 않는다. 그러나 수삼이 홍삼으로 전환되면서 진세노사이드의 당에 부착된 말로닐기(malonyl group)가 떨어져 나가고, 진세노사이드 Rb1에 부착된 당들이 여러 시간 동안 수삼에 가해지는 열과 습기 및 압력에 의하여 당 일부가 떨어져 나가 분자량이 작은 수삼에 존재하지 않은 소수의 진세노사이드가 형성된다.

또한 수삼이 홍삼이 되면서 고온 고압에 있을 때, 갈색 반응(Maillard 반응)이 일어난다. 이때 인삼의 유리 아미노산인 아르기닌과 페놀 성분 혹은 당 성분들이 반응하여 화합물들이 만들어진다. 앞에서 언급한 두 가지 반응들은 이미 오래전에 수삼이 홍삼으로 전환될 때 홍삼 내부에서 일어나는 반응들이다. 또 수삼이 홍삼으로 전환될 때 수삼 다당체들이 변화하면서 홍삼 특유의 다당체가 만들어진다. 수삼 혹은 홍삼 다당체들은 구조가 복잡하여 현재 기술로는 명확하게 그 구조를 다 밝힐 수는 없다. 이들 화합물들 모두 대부분은 항산화 및 항염증 효과를 보여준다. 그러나 이들 화합물들은 진세노사이드와 마찬가지로 세포막 수용체에 타깃 단백질을 가지고 있지 않다(Chapter 2).

아이러니하게 수삼의 홍삼화에 따른 가공방법의 차이 때문에 해외 인삼 제품인 진사나(ginsana)와 같이 표준화된 4% 진세노사이드를 함유하는 제품 개발은 쉽지 않다

국내 인삼 산업발전을 주장하는 분들이 항상 우리나라 홍삼 제품과 비교하는 한 회사와 제품이 있다. 즉, 인삼 한 뿌리 나지 않는 외국계 B사는 백삼(*Panax* ginseng)을 이용하여 진세노사이드 함량을 4% 이상 표준화하여 G115라는 이름으로 세계 특허를 취득한 뒤, '진사나(Ginsana)'라는 브랜드로 연간 많은 액수의 인삼 제품을 수출하고 있다. 우리나라 인(홍)삼 회사들은 인삼제품 종류도 많이 생산하고 B사보다 역사도 길고 인삼 제품 생산량도 많은데, 왜 표준화한 인(홍)삼 제품을 만들지 못하는가에 대해 의아해 하는 분들이 많을 것으로 예상된다.

어떻게 보면 우리나라가 홍삼에만 중점을 두는 바람에 인삼 성분을 표준화하는데 해외 기업보다 한발 늦은 것으로 생각된다. B사가 자사 제품을 선전할 때 사용하는 가장 대표적인 홍보 문구는 "표준화된 제품을 생산한다"라는 것이다. 그 회사 제품을 이용한 동물실험 및 인체 적용 시험에서 얻은 연구 결과도 "표준화된 시료를 이용하여 얻은 연구 결과다"라고 Pubmed에 등재된 논문 제목(title)에 기술한다. 이런 선전은 제품 성분에 대한 해외 소비자 신뢰도를 높이기 때문에 해외 시장에서 잘 먹혀들어 가고 있다. 그런 반면에, 우리나라 홍삼 제품들은 솔직히 국제용이 아닌 국내 내수용이다. 두 말할 것도 없이 해외 선진국에서 인정을 받으려면 먼저 성분 규격화와 효능 재현이 이루어져야 한다. 우리나라도 진사나처럼 성분 규격화가 필요하다. 이런 사실을 알면서도 국내 홍삼 제조회사들은 홍삼 성분 표준화와 표준화된 제품 개발을 하지 못하고, 홍삼 표준화는 왜 지금까지도 이루어지지 않을까?

인삼 연구를 오랫동안 한 저자도 이점이 매우 궁금하였다. 왜 국내에서는 고려인삼을 이용하여 4% 이상 진세노사이드를 함유하는 표준화한 제품을 만들 수 없을까 하고 고민하게 되었다. 다행히 많은 생각 끝에 다른 이유(들)도 있겠지만, 한 가지 중요한 원인을 찾

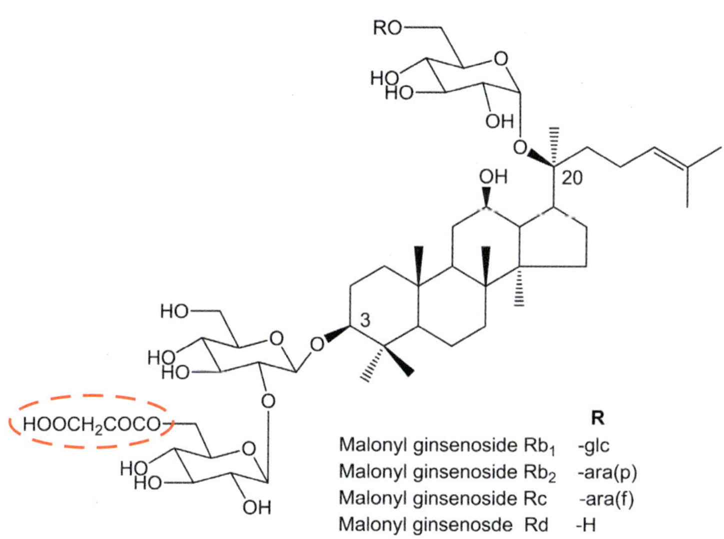

그림 16-1 말로닐 진세노사이드 구조. 붉은 타원형은 말로닐기를 의미한다.

았다. 그 답은 수삼, 백삼과 홍삼에 존재하는 진세노사이드의 차이에 있었다. 수삼에 존재하는 진세노사이드들 중 당(carbohydrate) 성분에 말로닐기(malonyl group)가 부착된 진세노사이드들이 다수 존재한다. 예를 들면, 말로닐기가 부착 안 된 진세노사이드 Rb1, 진세노사이드 Rb2, 진세노사이드 Rc 및 진세노사이드 Rd 등이 있지만, 말로닐 진세노사이드 Rb1, 말로닐 진세노사이드 Rb2, 말로닐 진세노사이드 Rc 및 말로닐 진세노사이드 Rd들도 많이 존재한다. 이들은 주로 protopanaxadiol 계통의 진세노사이드들로 protopanaxatriol 진세노사이드들보다 더 많이 인삼에 존재한다(**그림 16-1**). 이들 말로닐기의 존재는 없을 때보다 진세노사이드 독성이 더 강하다는 주장들이 있다. 흥미로운 것은 말로닐기는 불안정(unstable)해서 약간의 열을 가하거나 압력을 가할 경우 말로닐기가 쉽게 떨어져 나가 말로닐기가 없는 진세노사이드 Rb1, 진세노사이드 Rb2, 진세노사이드 Rc 및 진세노사이드 Rd들로 전환된다. 즉, 수삼이 백삼이 될 때는 진세노사이드에 부착된 당들이나 진세노사이드의 골격(back bone) 구조는 거의 영향을 받지 않지만, 말로닐기는 90% 이상 떨어진다.

즉, 수삼을 건조하여 백삼(white ginseng)을 만들 때, 열(예시, 55℃에서 약 5일 동안 건조)을 올리거나 혹은 자연건조 과정에서 말로닐기가 떨어진다. 이렇게 되면 자연히 백삼 진세노사이드 Rb1, 진세노사이드 Rb2, 진세노사이드 Rc 및 진세노사이드 Rd의 함량이 더 많아진다. 여기에 진세노사이드가 잘 추출되는 적당한 농도의 식용 주정을 이용하여 백삼을 추출할 경우, 고농도의 인삼 진세노사이드를 함유하는 분획을 제조할 수 있다. 저자는 진토닌을 제조하는 과정에서 진세노사이드 Rb1 함량이 5% 이상 되게 만들 수 있다는 가능성을 확인하였다. 여기에 다른 종류의 진세노사이드들을 더 합치면 10% 가까이 되는 훨씬 높은 농도의 진세노사이드를 함유하는 제품 개발이 가능하다는 것을 확인하였다. 백삼을 주원료로 진사나를 제조하는 파마톤이라는 회사는 아마 이런 특성을 이용하여 고농도의 진세노사이드를 함유하는 것을 확인했을 것이다. 조금만 농축하더라도 판매가격을 높이지 않은 수준에서 표준화와 대량 생산이 가능함을 검증했을 것으로 예상된다. 그러나 인삼 원재료비 및 다른 여러 가지 제품 생산과 판매에 알맞은 제품 개발을 고려할 경우, 4% 진세노사이드를 함유하는 제품이 제일 경제적일 것으로 예상된다.

그러면, 우리나라에서 대부분 소비되는 홍삼의 경우 진세노사이드 변화는 어떠한가? 수삼이 백삼이 될 때와 수삼이 홍삼이 될 때 차이가 있다. 홍삼을 제조할 때는 수삼을 증숙기에 넣고 열(예시, 90℃ 이상에서 약 4시간 동안 증숙시키고, 55℃에서 약 5일 동안 건조)을 가하여 제조한다. 이럴 경우, 수삼에 함유되어 있는 말로닐 진세노사이드들의 말로닐기들은 떨어지고, 또 말로닐기가 없는 protopanaxadiol 진세노사이드들에 부착된 당 및 골격(backbone)들도 일부 영향을 받아 당이 떨어지는 현상이 발생한다. 진세노사이드들의 골격 구조(backbone structure)들도 일부 변화하여 다른 종류의 소수(minor)의 진세노사이드들(진세노사이드 Rg3, Rg5, Rk1 등)이 형성되거나 아예 없어(소실)진다. 또는 protopanaxadiol 혹은 진세노사이드 Rg1와 같은 protopanaxatriol 진세노사이드들이 일부 없어져 줄거나 잃어버리기도 한다. 만약에 흑삼을 제조할 경우, 흑삼은 홍삼제조 방법을 최소한 3번 반복하기 때문에 원래 수삼에 있는 대표적 진세노사이드들이 더 없어지고 변형되어 매우 적은 양의 극소수(minor) 진세노사이드들이 더 만들어지기도 한다.

일부 과학자들은 기존의 수삼이나 백삼에 존재하지 않은 새로운 진세노사이드가 홍삼이나 흑삼에 존재한다고 좋아한다. 그것들이 새로운 기능을 할 수 있다고 주장할 수 있겠지만, 어떻게 보면 수삼에 물이 존재하는 상태에서 높은 온도와 압력을 가하거나 여러 번 이런 절차를 반복할 경우 기존의 진세노사이드들을 더 많이 잃어버릴 수도 있다. 따라서 현재 우리나라에서 선호하는 홍삼 혹은 흑삼 제조 시 인삼 진세노사이드들의 가짓수(종류)는 서양삼보다 늘어날 수 있다. 그러나, 홍삼이나 흑삼에 함유된 진세노사이드의 절대 전체 함량은 당연히 줄어들게 된다. 이런 이유로 진사나와 같은 4%라는 높은 농도의 인삼 진세노사이드를 함유하는 표준화된 제품 개발이 어려울 수 있다. 아마 이런 점이 홍삼 진세노사이드 표준화가 이루어지지 않은 이유들 중의 하나라고 생각된다.

인삼 성분 표준화 경우도 인삼 진세노사이드의 가짓수가 적고 그들의 함량이 높을 때 표준화가 쉽다. 예를 들면, 백삼이나 서양삼에 더 많이 들어있는 진세노사이드 Rb1이나 진세노사이드 Rc, 진세노사이드 Rd나 진세노사이드 Re와 같은 몇 가지 진세노사이드들을 중심으로 할 경우 어렵지 않게 달성할 수 있다. 진사나의 경우 적어도 8종류의 진세노사이드를 이용하여 표준화를 하였다. 우리나라에서는 서양과 달리 백삼이 주가 아니고 홍삼이 주요 인삼 제품 제조를 위한 품목으로 인식되어 왔다. 홍삼에 함유된 30여 가지의 적지만 다양한 진세노사이드들을 이용하여 진사나처럼 높은 농도의 진세노사이드들을 표준화하는 것은 어려울 것으로 예상된다. 그래서, 국내 홍삼의 경우 식약처 건강기능 식품 기준이 단순히 진세노사이드 Rb1, Rg1과 Rg3 세 종류의 진세노사이드만 지정하고 있다. 그 양도 두리뭉실하게 하한선과 상한선만 지정하고 있다(Chapter 2). 이를 표준화한 진사나처럼 %로 환산하면 0.25~3.4%이다. 진세노사이드 함량만 보면, 진사나는 가격은 저렴하면서도 진세노사이드 함량은 많게는 16배, 적게는 1.176배 많다. 그렇다고, 50년 이상 이어져 온 홍삼 중심의 제품 생산과 홍삼 중심의 R&D 투자를 갑자기 백삼으로 바꾼다는 것은 현시점에서는 어려울 것이다. 다시 말하지만, 아직도 서양삼과 경쟁력이 있다고 믿는 것이 홍삼이기 때문이다.

수삼의 홍삼화 장점: 수삼의 홍삼화는 비사포닌 성분 변화도 유발하여 서양삼과 차별화된 신소재를 만들어 낸다

예전에 비하여 현재는 국내 인(홍)삼 산업은 6년근 홍삼이라는 진퇴양난의 거대 담론(discourse)에 묻혀 있다고 생각된다. 그 이유는 국·내외적으로 홍삼 산업에 있어서 인삼 재배부터 홍삼 제품 판매까지 모든 여건들이 예전에 비하여 호의적으로 돌아가고 있지 않기 때문이다. 그러면, 해외 B사의 표준화된 높은 농도의 진세노사이드를 함유하는 진사나와 직접적인 경쟁은 아닐지라도, 홍삼과 경쟁 관계에 있는 해외 인삼 제조회사나 서양삼과의 국제 경쟁에서 이기기 위하여 우리가 무엇을 해야 할 것인가? 바로 백삼이나 서양삼이 가지고 있지 않은 홍삼에서 신소재를 찾아내는 것이다(Chapter 15).

우리 조상들은 희귀하고 어렵게 수확한 수삼이 쉽게 썩는 것을 방지하고, 그 효능을 유지하면서 장기 보존을 위하여 많은 노력, 희생과 지혜로 홍삼을 발명하였다. 그 당시에는 과학이 발달하지 않아 홍삼을 개발한 조상들은 밭에서 수확한 수삼과 홍삼과의 성분 차이를 알 리가 없었다. 인삼 성분 구조 분석에 대하여 미국, 러시아, 유럽의 일부 나라 및 일본 과학자들이 경쟁적으로 연구하였지만, 제일 먼저 일본 과학자들이 인삼 특유의 성분인 진세노사이드를 인삼에서 분리하였다. 또한 후속 연구를 통하여 진세노사이드 구조를 완전하게 밝혀내었다. 또, 일본 과학자들은 인삼에 존재하는 폴리아세틸렌(polyacetylenes) 및 산성 다당체들을 발견하였다(Chapter 2).

1970년대부터 한국인삼연초연구원(현 한국인삼연구원 전신)을 중심으로 국내 연구자들은 인(홍)삼 효능 연구를 시작하였다. 일본 과학자들과 교류를 통하여 홍삼 성분에 대한 분석 연구도 인삼 진세노사이드를 중심으로 수행되었다. 일본 과학자들이 밝힌 인삼 진세노사이드 분리 방법을 우리나라 과학자들이 도입하여 자체적으로 분리하는 방법 및 구조를 규명하게 되었다. 일본 과학자들이 밝혀낸 인삼 진세노사이드 외에 다른 소수(minor)의 진세노사이드들의 구조를 국내 과학자들이 밝혀내기도 하였다. 그러나 진세노사이드가 인삼 특유의 성분일지라도 인삼 진세노사이드만 가지고 인삼 효능을 모두 설명하는 것은 불가능하다. 그 이유는 진세노사이드는 동물에는 존재하지 않은 사포닌의 일종이기 때문이다.

일반적으로 식물에서만 발견되는 대부분의 식물 사포닌의 특징은 동물 체내에 진세노사이드가 존재하지 않는다. 진세노사이드는 동물의 적혈구를 용혈시키는 작용이 있기 때문에 동물이 많이 섭취할 경우 독성을 발휘한다. 물론 진세노사이드는 적혈구 용혈 작용이 다른 식물에서 발견되는 사포닌들보다는 작다. 또 진세노사이드는 사포닌의 일종이기 때문에 동물 세포막 수용체를 가지고 있지 않다. 많은 양을 세포에게 처리할 경우 세포막 인지질에 끼어서 세포 형태를 변형·용혈시키는 것으로 알려져 있다. 또, 흡수된 진세노사이드는 생체내에서 이물(foreign matter)로 인식되어 너무 빨리 대사되어 오줌(urine)이나 대변(stool)으로 배설된다. 따라서, 진세노사이드기 효능 발현을 위한 사람 타겟 장기에 영향을 미칠 정도의 충분한 혈중 농도(양)이 오랫동안 도달하지 않는다. 따라서 인삼 진세노사이드는 인삼의 지표 성분이 될 수는 있어도 기능성 성분으로서 진세노사이드 한 가지만 가지고는 인삼의 효능 모두를 설명하는 것은 불가능하다.

그러나 한 가지 흥미로운 사실은, 지금까지 인삼을 연구하는 과학자들이나 인(홍)삼을 제조 및 생산 판매하는 사업가들 모두가 인삼 진세노사이드 효능에만 매달려 왔다는 것이다. 지금은 국내 인삼 산업의 발전과 생존 및 지속 성장을 위하여 변화가 필요한 때다. 거의 50년 이상 인삼 진세노사이드를 중심으로 하여 연구한 결과 과연 우리가 얻은 것이 무엇인가를 객관적으로 평가하여 볼 때다. 인삼 진세노사이드의 효능을 콕 찍어서 "진세노사이드의 효능은 이것이다"라고 생리학적·약리학적 효과가 무엇인지 인삼의 효능을 자신 있게 대답할 연구자는, 저자를 포함해서 없을 것이다. 그동안 수많은 R&D를 인(홍)삼 추출물과 진세노사이드 효능에 집중하여 왔지만, 다른 천연물 생리활성 소재와 비교했을 때 아직은 명확하게 '이것이 인삼 진세노사이드 특유의 효능이다'라고 말할 수 없다. 모두 두리뭉실하게만 설명한다. 일부 있더라도 기존 다른 의역품에 비하여 그 효과가 떨어진다. 그래서 그런지, 과거 인삼 연구의 선도적인 역할을 했던 일본 과학자들에 의한 최근 인삼 효능 연구는 거의 이루어지지 않고 있다. 대신에 중국 과학자들이 그 자리를 메꾸고 있다.

홍삼 건더기에서 생리활성 신소재를 찾아내는 방법

2012년 건국대학교 나승열 교수연구팀은 인삼 조사포닌 분획에서 신소재인 진토닌을 찾아내었다. 즉, 인(홍)삼 조사포닌 분획에 들어있는 미지의 성분이 세포질내 칼슘을 증가시키고, 그에 빠르게 반응하는 이온 통로를 모델로 하여 칼슘 의존 염소 이온 통로(Ca^{2+}-activated Cl^- channel) 활성이라는 현상을 발견하였다. 이것을 기반 모델로 미지의 성분 분석 시스템을 개발하여 진토닌을 분리 동정하는데 성공하였다. 진토닌의 기능성 및 지표 성분은 lysophosphatidic acids(LPAs)로서 LPA는 동물 세포막 타깃 단백질인 LPA 수용체에 결합하여 생리활성 효과를 발휘하는 것을 확인하였다.

두 번째 예는 Chapter 11에서 기술되어 있다. 홍삼 건더기에 진폴린 프로토콜 적용 후 얻은 GRF를 전기영동 후 당과 지질 염색을 실시할 경우 다른 분획들(GEF와 GPF)에는 존재하지 않은 홍삼 건더기 특유의 당-지질 복합체, 즉 홍삼 건더기 레글리드(Reglid)가 있다는 것을 확인하였다(**그림 11-6**). 홍삼 건더기 레글리드 존재하는 당연히 홍삼에도 홍삼 레글리드가 존재할 것이라는 가능성을 의미한다. 후속 연구에서 홍삼에만 존재하고, 백삼이나 서양삼에 존재하지 않은 당-지질 복합체인 홍삼 레글리드가 존재함을 정성 분석을 통하여 확인하였다. 추가로 홍삼 건더기에서 신소재를 찾아내는 지름길로 진폴린(ginpolin) 프로토콜(protocol)을 활용하는 것도 한 가지 방법 및 예가 될 수 있다.

진폴린 프로토콜은 홍삼 건더기를 주정 추출한 후 농축물(concentrated extract)을 다시 진토닌이 많이 함유된 분획(gintonin-enriched fraction, GEF), 인삼 다당체가 많이 함유된 분획(ginseng polysaccharides fraction, GPF)과 나머지 인삼 사포닌 성분이 포함된 분획(ginseng residual fraction, GRF)을 얻을 수 있다. 진폴린 프로토콜을 홍삼 건더기 외에 인삼 혹은 홍삼에도 적용할 수 있다. 이 프로토콜은 그 나마 주정 추출을 통하여 인삼의 수용성 및 비수용성 물질을 그 특성에 따라 분리할 수 있는 방법이기 때문이다. 각각의 분획을 구성하는 성분들을 많이 모은 다음 glycomics, lipidomics 및 proteomics를 실시하고, 그에 적합한 *in vitro* 및 *in vivo* 바이오마커(biomarker) 설정과 성분 분석 기술이 동반될 경우 홍삼 건더기에서 신소재를 찾아내는 것은 어려운 일이 아닐 것으로 예상한다.

이와 같이, 홍삼 건더기에서 미지 성분을 분리 혹은 분획화하고 그 성분들의 특징들을 밝혀내는 분석 시스템과 분리된 물질 혹은 분획한 물질들의 생리활성을 검증할 수 있는 *in vitro* 및 *in vivo* 분석(assay) 시스템을 갖추고 있으면 된다. 홍삼 건더기를 포함한 천연물에서 신소재를 분리 동정할 수 있는 기기 장비들과 분석 장비 활용 결과 나온 물질이나 분획물들의 효과를 검증할 수 있는 세포나 동물 분석 시스템을 갖출 필요가 있다. 즉, 제일 먼저 새로운 신소재(new material)를 찾기 위한 신소재 분석(assay)을 위한 *in vitro* 모델 시스템 개발이 필요하다. 또 그 모델 시스템에 맞는 바이오마커 확보도 필요하다. 진토닌의 경우 바이오마커는 일시적 세포질 내 칼슘 증가다.

요약

1960년대 인삼 진세노사이드가 처음 발견된 이래 50년이 지난 지금까지 진세노사이드와 관련된 많은 연구들이 진행되어 왔다. 그러나, 진세노사이드를 근거로 눈에 띄는 효능을 근거로 한 제품은 개발된 바 없다. 우리는 이제 진세노사이드가 가지고 있는 한계(예, 홍삼에서 표준화와 효능 재현성의 어려움, 빠른 체내대사, 동물 세포막 고유 타겟 수용체 부재로 인한 높은 농도 요구등)를 인식해야 할 때가 온 것이다. 대신에 동물 세포막에 고유 타겟 단백질을 통하여 생리활성을 발휘하는 비사포닌 성분들을 주목할 필요가 있다. 저자는 인(홍)삼 신소재인 진토닌과 Chapter 11과 15에서 홍삼 고유의 레글리드라는 신소재 존재 증거들을 보여주었다. 본 Chapter 에서는 인삼, 홍삼 혹은 홍삼 건더기에서 신소재를 발견하기 위한 한 가지 방법을 제시했다. 인삼 연구를 수행하는 연구자들이 인삼에서 신소재를 찾기 위한 자기 자신만의 독특한 방법(물질 분리 및 그 물질의 효능 분석)이 있다면, 그것을 인(홍)삼에 적용해서 찾아내는 것도 좋은 방법이다.

Chapter

17

홍삼 건더기 새활용의 미래

Chapter 14에서 홍삼 건더기를 활용하지 않아서 생기는 경제적 손실에 대하여 언급하였다. 또한, Chapter 15에서 홍삼에 진토닌(당-지질-단백질 복합체) 및 홍삼 레글리드(당-지질 복합체)라는 신소재 성분이 존재할 가능성을 확인하였다. 당-지질 성분은 서양삼에는 존재하지 않고, 홍삼에만 존재하는 유일(unique)한 성분일 가능성을 정성 분석을 통하여 확인하였다. 또, 서양삼과 국내·외의 다양한 건강 기능성 식품들과의 경쟁력 확보를 위해서는 홍삼 혹은 홍삼 건더기 성분 표준화와 효능 재현성이 필수요건임을 기술하였다. 본 Chapter에서는 홍삼 건더기를 활용해야 하는 경제적 이유와 이를 근거로 국제인삼 산업 경쟁력 확보 가능성에 대하여 살펴보겠다. 먼저, 홍삼 건더기를 활용해야 하는 이유를 홍삼처럼 부산물을 만드는 다른 농작물들이나 커피와 비교하여 알아보겠다.

홍삼 물 추출 후 남은 홍삼 건더기를 활용하지 않는 것은 앉아서 재화를 버리는 것과 같다

홍삼 원재료 시중 소매가격이 얼마나 비싼가를 홍삼처럼 찌꺼기가 생산되는 다른 기호식품 및 농산물들과 비교해 보자. 소매로 판매되는 6년근 홍삼(양삼 기준) 평균 가격이 낮게 잡아서 200,000~300,000원/kg이라고 가정하면, 커피 찌꺼기가 나오는 커피는 20,000원/kg이며, 콩기름을 짜고 남은 콩깻묵이 나오는 대두(콩)는 5,000원/kg이며, 들기름 혹은 참기름을 짜고 남은 깻묵이 나오는 들깨나 참깨는 10,000원/kg이다. 맥주 원료인 맥주보리는 약 1,000원/kg이다. 결과적으로 홍삼 건더기는 제품 혹은 식용이 가능한 부산물로 나오는 다른 농산물에 비하여 원재료 가격이 적게는 약 10배, 크게는 약 200배나 비싸다.

따라서 국내 홍삼 산업체에서 홍삼을 추출하고 남은 홍삼 건더기를 추가로 활용하지 않는다면, 홍삼 건더기가 홍삼 추출 후 40~50% 나오기 때문에 그냥 앉아서 평균적으로 100,000~150,000원/kg을 버리는 셈이다(**표 17-1**). 이런 이유로 홍삼 제품 자체가 비싸고 인삼 성분 혹은 유효성분이 많이 함유된 분획 중심의 신제품이 나올 수 없다. 그 이유는 홍삼 제품의 원재료 가격이 높아서(제품의 80% 차지) 추출 공정 변화를 통하여 특정 성분이 많이 함유된 분획을 만들 경우 소비자 가격이 치솟을 수밖에 없다. 그러다 보니 국내 홍삼 산업체에서는 신제품 개발을 포기할 수밖에 없고, 옛날 방식 그대로 추출 농축액(홍삼정)이나 원형삼 위주로 갈 수밖에 없다. 흥미로운 것은 우리나라에서만 유일하게 홍삼 건더기가 많이 생산된다. 이런 사실들을 다 알면서도 홍삼 제품을 취급하는 국내 대형 회사들은 홍삼 건더기를 이용한 제품 개발에 소극적이다. 왜냐하면, 만약에 자기 회사에서 홍삼 건더기를 이용하여 제품을 만들었다고 소비자들에게 소문이 난다든지, 경쟁사들이 자사 제품 판매를 위하여 나쁜 소문을 퍼뜨릴 경우, 이미지 손상으로 홍삼 제품 매출 감소로 이어질까 봐 꺼리기 때문이다. 이제는 공개적으로 국내 인삼 산업발

표 17-1 홍삼 원재료 가격과 찌꺼기를 생산하는 4가지 대표적인 농산물들과 비교 요약

*건더기(찌꺼기)가 생산되는 농산물, 건강 및 기호식품 종류	**가격(원)/kg	찌꺼기 이름	***현재 주요 활용 용도
홍삼	200,000~300,000	홍삼건더기(홍삼박)	사료나 퇴비
대두(콩)	5,000	콩깻묵	사료
맥주보리	1,000	맥주박	사료
참깨나 들깨	10,000	깻묵	사료나 퇴비
커피	20,000	커피 찌꺼기	다양한 활용(예, 탈취)

*연간 찌꺼기 생산량: 콩깻묵 > 맥주박 > 커피 찌꺼기 > 깻묵 > 홍삼 건더기 순서인데, 찌꺼기 가치로는 홍삼 건더기가 가장 높음.

**가공 후 건더기를 생산하는 다른 농산물이나 커피에 비하여 홍삼 시중 소매 가격은 적게는 15배 많게는 300배 비싸다. 홍삼 가격은 양삼을 기준으로 함. 등외품(等外品) 홍삼 동체와 홍미삼을 섞을 경우 가격은 더 내려갈 수 있음. 이런 이유로 홍삼 건더기를 새활용하지 않은 것은 어렵게 장기간 재배하여 준비한 홍삼을 낭비하는 꼴임.

***홍삼 건더기를 제외한 다른 찌꺼기들에 대한 재활용 혹은 새활용 논의가 활발함

전과 국제인삼 산업 경쟁력 확보를 위해서라도 홍삼 건더기를 활용해야 하는 당위성을 소비자들에게 설득해야 한다. 그렇게 해서라도 홍삼 건더기를 바라보는 관점을 바꾸어야 한다. 그 대신 소재 규격화와 효능 재현성이 확보되어야 한다.

홍삼 건더기(찌꺼기)에 대한 고정 관념을 극복해야 하는 이유

홍삼 열수 추출하고 남은 홍삼 건더기에 진토닌이라는 신소재 유효성분이 많이 남아 있다는 것은 이미 앞의 여러 Chapter들에서 기술하였다. 그럼에도 불구하고, 홍삼 건더기를 활용하자고 제안하면 아마도 반대하는 인삼 산업 관련 종사자들이 나올 수 있다. 무

엇보다 현재도 홍삼 소비가 줄어서 국내 굴지의 홍삼 회사 창고에 쌓인 홍삼 재고가 1조원을 넘고 있다. 홍삼 건더기를 추가로 사용할 경우 즉, 홍삼 건더기를 사용하여 제품을 추가 생산할 경우 다른 기존의 홍삼 수요가 그만큼 줄어 인(홍)삼 재고가 더 쌓일 수 있다는 이유에서다. 두 번째 반대 이유는 홍삼은 예부터 신비의 대상인데, 홍삼 건더기를 사용한다고 하면 홍삼 신비성에 대한 가치가 그만큼 평가 절하되어 홍삼의 명성에 악영향을 미쳐 홍삼 소비가 더 줄어들 수 있다는 것이다. 세 번째 반대 의견은 앞에서 기술한 바와 같이, 국민 정서상 홍삼 건더기(찌꺼기)를 사용하여 제품을 만든다고 하면 사람들의 인식이 나빠져 홍삼 시장 전체에 영향을 미칠 수 있다고 생각할 수 있다(**표 14-2**).

단기적으로는 홍삼 건더기 활용을 반대하는 사람들이 위에서 언급한 이유들을 주장할 수도 있다. 그러나, 지금까지는 인삼 종주국 지위 덕분에 홍삼 제품이 비싸도 소비자들에게 일부 먹혀 들어갔다. 또한 홍삼이라는 우리나라 고유 전통 브랜드로 어느 정도 버티어 왔고, 매출도 전체 건강식품 시장의 약 30% 점유해 왔다. 그러나, 장기적으로 볼 때 홍삼에 대한 획기적인 변화 없이 홍삼을 예전처럼 원형 홍삼과 부피가 큰 추출물 파우치나 변형된 스틱 혹은 농축엑기스 위주로 값비싸게 팔면서 건강에 좋다는 호소는 더 이상 소비자들에게 환영받지 못할 수 있다. 2013년 모회사들에서 오죽했으면, "반값 홍삼"이라는 제품을 만들어 판매한 적이 있을 정도이다. 즉, 오랫동안 홍삼 제품을 비싸게 판매했다는 것을 알 수 있다. 그 후 "반값 열풍"은 사그라들었고 홍삼 가격도 저렴해졌지만, 기존 제품과의 차별화(홍삼 성분과 효능)는 이루어지지 않았다.

장기적으로 볼 때 홍삼 건더기라는 낭비 요소들을 줄이기 위하여 홍삼 건더기 활용에 대한 공론화를 서둘러야 한다. 경기가 좋아진다면, 홍삼 원형 제품 판매보다 오히려 홍삼 제품 제조를 위한 홍삼 가공량이 더 늘어날 수 있다. 그러면 자연스럽게 홍삼 건더기가 더 많이 생길 수밖에 없다. 그리고 식품 첨가물로서 식약처 홍삼박(건더기) 활용에 대한 규정을 포함해서 지표 성분 혹은 기능성 성분 기준을 변경 혹은 재설정할 필요가 있다. 그 이유는 다음과 같다. 1) 인삼 생산 원가는 다른 천연물에 비하여 비싸다. 그리고 최소 4~6년간 재배할 정도로 재배 기간이 길고, 그에 따른 재배 비용(시설 및 자재비, 인건비 등)도 많이 필요하다. 또 장기간 재배하다 보니 자연재해(고온, 홍수 및 냉해)에 취약하다. 2) 이러한 장기 재배는 미국이나 선진국에서 엄격하게 다루는 잔류 농약 문제를 안고 있어 수출에 걸림돌이 될 수 있고, 생산 수율도 많이 떨어진다. 3) 인삼 재배시설이 기계화된 미국이나 캐나다와 비교했을 때, 우리나라의 좁은 인삼 경작지와 온난화 및 연작장해로 새로운 재배 예정지를 구하기가 쉽지 않다. 2022년 현재 우리나라에서 인삼을 경작할 수 있는 밭이나 임야 대부분은 인삼경작을 한 번 이상 경작한 것으로 알려져 있다. 더 이상 인삼을 경작할 땅이 부족하거나 없다는 이야기다. 4) 인삼 경작자 대부분이 고령화되어 있다. 더 큰 문제는 많은 노동력과 시간이 요구되어 후손들이 가업 승계를 꺼려서 외국인 노동자들을 고용할 경우 인건비가 많이 들어간다. 5) 소비자의 소비성향이 원형 홍삼 제품보다는 다루기 쉽고 먹기 편한 홍삼 제품으로 바뀌고 있다. 6) 현재 홍삼 제품은 효능이 다양하다고 알려져 있으나, 홍삼 기능성 성분이 포함된 분획이 아니고 전체 추출물을 포함하고 있어 다른 기능성 식품들(예, MSM: 관절 건강, 루테인: 눈 건강, ω

-3: 심혈관 건강, 프로바이오틱스: 장 건강)처럼 포지션이 명확하지 않다. 그래서 소비자들이 홍삼 효능이 기대한 만큼 나타나지 않아, 즉 효능에 대한 기대치가 낮아져 효능을 의심하는 경향이 점차 증가하고 있다. 7) 마지막으로, 홍삼은 다른 기능성 식품에 비해 고가이기 때문에 홍삼 제품 매출은 시장 경제 상황에 매우 민감하게 반응한다. 대부분의 홍삼 제품들은 본인보다는 명절선물용으로 소비되므로 경기가 좋을 때는 선물용 내수 매출이 증가할 수 있지만, 반대의 경우에는 소비자들이 다른 저가 상품을 선택하게 되어 매출이 감소할 수 있다. 이렇게 되면 자연스럽게 홍삼 재고가 쌓이게 되고, 이것은 수확한 원삼 가격을 떨어뜨리게 된다. 원삼 가격이 하락하면, 인삼 재배 농가의 소득은 감소하게 된다. 이런 악순환의 고리가 계속되면, 국내 인삼 산업은 침체 될 수밖에 없다.

홍삼 산업의 활성화를 위한 홍삼 건더기 새활용으로 차별화된 홍삼 제품 개발 가능

그러면, 홍삼 건더기를 사용하게 되면 좋은 점을 들어보자. 첫 번째, 홍삼 활용을 최대한 재활용 및 새활용하여 홍삼이라는 천연 기능성 식품이자 약재인 자원을 절약할 수 있다. 즉, 홍삼 건더기 처리비용이 줄어든다. 두 번째, 홍삼 제품에 대한 제조 원가 절감으로 인삼 생리활성 성분이 많이 함유된 성분 혹은 분획 위주의 차별화된 별도 제품을 생산할 수 있다. 자연히 건강과 관련된 특정 홍삼 효능 타깃이 정해질 수 있다. 중요한 것은 원가 절감으로 다른 건강 기능성 식품들과 가격 면에서 경쟁력을 가질 수 있다. 세 번째, 홍삼 건더기를 활용한 홍삼 성분·분획 위주의 제품 개발을 통하여 특정 효능이 재현될 경우, 자연스럽게 천연물 의약품 개발과 연계될 수 있다. 개발된 홍삼 유래 천연물 의약품 개발은 시장 상황이 좋을 때나 나쁠 때나 수요가 안정적으로 유지되어 홍삼의 선순환이 이루어진다. 즉, 홍삼을 원료로 하는 제품의 매출은 호황이나 불황 같은 경기 상황에 대하여 덜 민감해지게 된다. 그리고 결과적으로 홍삼은 기능성 식품 위주에서 천연 의약품 원료 위주로 넘어갈 수 있다.

홍삼 건더기를 활용한 진토닌 제조 시 좋은 가성비 및 경제성에 대한 예시

Chapter 14에서 홍삼 건더기 1 kg에서 10,000원 가치의 생리활성 성분 혹은 생리활성 성분을 많이 포함하는 분획을 이용할 경우, 홍삼 건더기에서 얻을 수 있는 가치가 800억 원이 될 것이라고 설명하였다. 이번에는 홍삼 건더기를 홍삼 제품 생산 원료로 활용할 때, 홍삼 원료 원가를 얼마나 절감할 수 있는지에 대하여 좀더 구체적으로 알아보자.

홍삼을 물 추출 후 건조한 홍삼 건더기를 70% 주정으로 추출하여 생리활성 물질을 분리하는 것을 예로 들어보자. 홍삼 물·주정 추출 및 건조 시설 및 설비를 갖추고 있는 GMP 시설에서 분리하는 것으로 가정한다. 먼저, 홍삼 물 추출 → 젖은 홍삼 건더기 건조 → 70% 주정 추출 → 홍삼 건더기 주정 추출 농축물 혹은 파우더 획득 순으로 일괄 추출을 실시한다. 젖은 홍삼 건더기에서 바로 주정 추출로 들어가지 않은 이유는 젖은 홍삼 건더기는 자체에 많은 수분을 함유하고 있어서 건조하지 않고 주정할 경우 유효성분 추출 수율이 떨어진다(Chapter 3).

홍삼 물 추출 후 남은 젖은 홍삼 건더기를 말리는데 건조 비용이 들어간다. 또 건조된 홍삼 건더기를 70% 주정으로 추출하려면 주정 비용이 들어간다. 홍삼 건더기는 무료이고, 건조하는데 500원/kg이 든다고 가정하자. 홍삼 산업 종사자에 의하면, 보통 홍삼 추출 후 젖은 홍삼 건더기 100 kg을 건조하면 약 40 kg의 건조된 홍삼 건더기가 생산된다. 주정 비용은 소매가가 43,000원/20 L이다. 건조된 홍삼 건더기 1 kg을 70% 주정할 경우 소요되는 주정의 양은 약 15 L이다. 건조한 홍삼 건더기를 주정 추출할 경우 사용한 주정의 50%는 재활용이 가능하다. 홍삼 건더기 1 kg을 70% 주정 추출할 경우, 수율은 홍삼 건더기가 생산된 지역 혹은 회사에 따라 약간씩 다르지만 약 80~100 g 정도 생산된다. 즉, 건조한 홍삼 건더기 70% 주정 추출물 수율은 6~8%에 해당한다.

건조한 홍삼 건더기 1 kg을 70% 주정으로 추출할 경우 인건비 등을 제외한 순수 원가 비용은 아래와 같다.

- 홍삼 건더기: 0원
- 홍삼 건더기 건조 전기료: 500원/kg
- 주정 비용: 16,125원/kg(사용했던 주정 50%를 재활용할 경우)
- 건조한 홍삼 건더기 주정 추출 수율: 80 g이라고 가정하면,
- 전기료 500원 + 주정비용 16,125원 = 16,625원/80 g = 약 207.8원/g = 약 207,800원/kg

홍삼 건더기 생리활성 성분 분석 결과:

- 인삼 신소재 진토닌 LPA 함량: 평균 0.2% 이상 함유
- 인삼 진세노사이드 함유량: 진세노사이드 Rb1 + Rg1 + Rg3 = 2.5~34 mg/g 이상으로 홍삼 제품 지표 성분 함량은 식약처 기준에

적합.

- 기타 아르기닌, 저분자 다당체 및 폴리페놀을 다량 함유하고 있다.

표 17-2는 백삼과 홍삼 건더기에서 진토닌을 분리해서 활용한다고 가정할 경우 들어가는 LPA 성분 함유량 및 원재료 비용을 비교한 것이다. **표 17-2**에서 보는 바와 같이 홍삼 건더기에 함유된 LPA 양은 백삼에서 분리한 GEF에 함유된 LPA 함량과 거의 차이가 없다.

표 17-2 백삼과 건조한 홍삼 건더기를 70% 주정 추출할 경우 드는 원가 비용 비교 예시 요약

식품 유형		인지기능 향상 개별인정형 건강기능식품	
*제조 원료		백삼 유래 진토닌(GEF)	**홍삼 건더기 주정 추출물 유래(GEF)
제조 원료의 생산량 및 생산수율 (생산량은 1 kg당 생산량을 말함)		생산량 : 13 g/백삼 1 kg 생산 수율 : 1.3%	생산량: 60~80 g/홍삼 건더기 1 kg 생산 수율: 6~8%
최종 제품의 형태 및 용량		캡슐(300 mg/1일 복용 기준)	캡슐(300 mg/1일 복용 기준)
최종 제품의 성분 함유량		LPA $C_{18:2}$ = 2.0 mg/g ± 20% (0.20%)	LPA $C_{18:2}$ = 2.0–3.0 mg/g (0.2~0.3%)
구분	항목	단가(단위 : 원)	단가(단위 : 원)
순원재료비	백삼 1 kg 구입비	110,000	0
	주정 구입비	16,125(50% 재활용 시)	16,125(50% 재활용 시)
	전기료	0	500
	GEF분리 후 상층액 판매금	–20,000	0
	소계	106,125	16,625
순수 제조 원가 합계		106,125원/13 g = 8163원/g 8,163,461원/kg	16,125원/80 g = 208원/g 208,000원/kg
하루 복용(300 mg/day) 원가		2.474원/300 mg	63원/300 mg
30일 복용 원가		74,220원/30일	1890원/30일
최종 제품 가격(순원재료비 10배로 가정 산정할 경우)		742,200원/30일	18,900원/30일

*만약에 홍삼을 이용하여 진토닌(GEF) 분획을 분리하는 것을 목적으로 한다면, 홍삼이 백삼보다 비싸므로 그 원가는 더 올라갈 것으로 예상됨.

**홍삼 건더기 원재료 원가가 상승할 경우 진토닌(GEF) 제조에 추가 비용이 더 들 수 있음.

홍삼 건더기를 활용할 경우 원재료 비용이 백삼을 이용할 때보다 최소 6.4배 절약된다. 또 홍삼을 이용할 경우보다 훨씬 더 절약될 것으로 예상된다. 홍삼 건더기를 활용할 경우 kg당 제조원가도 4배 이하로 준다. 사람이 300 mg/day로 한 달 복용하면, 비용도 홍삼 건더기를 활용할 경우보다 약 40배로 줄어든다. 원재료 비용에 마케팅 비용 및 인건비 등 여러 비용이 10배 정도 더 든다고 가정하면, 최종 판매 비용은 백(홍)삼을 사용하여 진토닌을 제조할 경우와 홍삼 건더기를 사용할 경우 엄청나게 큰 차이를 보여 준다.

홍삼 건더기를 활용할 경우 4가지 사회·경제적인 장점들을 가지고 있다

1) 홍삼 원재료 비용 절감과 높은 가성비

홍삼 제품(예, 홍삼정) 제조 비용 중 원료 홍삼이 차지 하는 비율이 80%다. 그 만큼 홍삼제품의 원재료가 차지하는 비율이 높기 때문에, 홍삼 제품 기능성 및 품질을 높이기 위하여 융통성을 발휘하는데 걸림돌로 작용한다.

홍삼 건더기는 백삼이나 홍삼과 달리 원재료가 거의 없거나 저렴하다. 즉, 젖은 홍삼 건더기 건조 비용과 추출을 위한 주정 비용만 들어간다. 홍삼 건더기 추출을 위하여 다른 장소로 운반해야 한다면, 운송에 필요할 이동 경비가 추가된다. 홍삼 건더기에서 사용한 주정을 재활용할 경우 주정 비용은 대폭 절감할 수 있다. 또 홍삼 건더기를 추가로 주정 추출하고 남은 홍삼 건더기는 사료나 퇴비로 활용이 가능하다. 최종 남은 홍삼 건더기를 다른 용도로 판매하면 비용을 더 절감할 수 있다.

2) 기존의 인삼 성분 외에 생리활성 신소재 추가 확보

홍삼 열수 추출 후 얻은 파우치 제품이나 홍삼 농축 엑기스(홍삼정)에는 진토닌 및 홍삼 레귤리드가 함유되어 있지 않다(Chapter 3과 Chapter 15). 홍삼 건더기는 진세노사이드, 다당체 및 페놀 외에 새로운 신소재인 진토닌(LPA) 함유량이 백삼만큼 많다(Chapter 13). 그동안 활용하지 않았던 홍삼 건더기에서 인삼 신소재(진토닌과 홍삼 레귤리드)와 기존의 인삼 성분들을 추가로 확보한 셈이다.

3) 홍삼 건더기 원료의 안정된 공급

홍삼 제품을 제조하기 위하여 홍삼을 열수 추출하는 한 홍삼 건더기는 홍삼 제조회사에서 연중 대량 생산되기 때문에 홍삼 건더기 원료 공급 부족은 없을 것이다. 대부분 폐기되는 홍삼박의 재활용(recycling)을 통한 자원화는 홍삼 건더기 유래 생리활성 물질을 포함하는 기능성 제품을 제조할 경우 새활용(upcycling)을 가능하게 해준다. 효능이 검증될 경우, 홍삼 건더기에서 분리한 진토닌을 단독 혹은 혼합한 기능성 식품 제조 원료로도 활용이 가능하다. 진토닌과 그 외 천연물 의약품 원료, 화장품 원료 및 기타 추가적인 활용도 가능하다.

4) 홍삼 건더기 활용을 통한 부가가치 생산 극대화와 친환경적 ESG 경영에 부합된다

홍삼 활용의 극대화 일환으로 홍삼 건더기에서 분리한 신소재 진토닌을 이용한 제품이 개발되어 판매될 때, 새로운 부가가치 창출도 가능하다. 또, Chapter 19에 기술한 바와 같이 홍삼 건더기 활용은 현재 전 세계적으로 강조되고 있는 환경(Environment), 사회

(Social), 지배구조(Governance) 즉, 국내 인삼 산업 지속 성장을 위한 ESG 경영에 가장 잘 부합한다.

홍삼 건더기 활용에 대한 국민 홍보 및 설득 필요

현재 **표 17-1**에서 예를 커피 찌꺼기를 포함한 농산물 유래 찌꺼기를 이용한 새활용 작업이 국내·외적으로 한창이다. 예를 들면, 일본에서는 맥주 찌꺼기(맥주박)를 이용하여 종이를 만들고, 국내에서는 맥주 찌꺼기를 이용하여 에너지바, 쿠기나 크래커를 만들어 소비자들에게 선을 보이고 있다. 또 다른 예로서, 커피 찌꺼기를 활성탄으로 만들어 생활용품과 화장품 원료로 새활용하고 있다.

홍삼 건더기의 경우 이들 찌꺼기와는 차원이 다르다. 단순히 사료나 퇴비로 사용해야 할 하찮은 찌꺼기가 아니다. 그 이유는 홍삼 건더기 안에 진세노사이드 외에 생리활성 신소재 성분(예, 진토닌 LPA)이 존재하기 때문이다. 또한 진토닌 외 홍삼 레글리드와 같은 다른 신소재(예, 당-지질 복합체)가 추가로 존재하기 때문이다. 지금까지 홍삼 건더기를 충분히 제대로 잘 활용하지 못하고 버려왔다는 사실에 그저 안타까울 뿐이다.

지금까지 홍삼 건더기 활용 방법 및 가치를 잘 모르고 있었기 때문에 그대로 방치하거나, 사료나 퇴비 혹은 심지어는 돈을 들여 폐기하였다. 국내 인삼 산업에 종사하는 사람들은 홍삼 건더기의 활용 가치가 높다는 것을 알면서도 섣불리 말을 못하고 있다. 가치를 알기에 그저 모아놨다가 연구자가 연구에 필요한 경우 제공하면서 활용하기 좋은 연구 결과가 나오기만을 기다릴 뿐이다. 그 이유는 홍삼 찌꺼기를 사용하여 제품을 만든다는 이미지 때문에 잘못했다가는 홍삼 소비 감소라는 역풍을 맞을 수도 있기 때문이다. 또 다른 이유로는 진세노사이드 외에 홍삼 건더기 안에 함유된 새로운 신소재에 대한 불확실성이 있기 때문이다. 홍삼 건더기의 가치를 알면서도 기존에 홍삼 추출물과 다른 성분이 홍삼 건더기에 존재할 수 있다는 확실성이 없기 때문이다.

저자가 보기에는 홍삼 건더기의 활용에 대하여 소비자들의 인식을 바꾸거나 설득하는 작업이 필요하다. 그러나 더 중요한 것은 바로 홍삼 건더기에 홍삼 물 추출물이 가지고 있지 않은 홍삼 레글리드라는 새로운 성분을 추가로 가지고 있고(Chapter 15), 효능을 소비자들에게 증명해 보이는 것이다. 이를 근거로 식약처에 홍삼 건더기를 기본으로 하는 개별인정형 기능성 식품 원료로 활용하는 것을 인정받으면, 홍삼 건더기 활용은 자연스럽게 이루어질 수 있다.

홍삼 건더기 유래 생리활성 신소재 활용은 국내 인(홍)삼 산업발전과 국제인삼 산업 경쟁력 회복을 위한 디딤돌 역할을 할 수 있다

국내 바이오산업의 큰 한 축인 홍삼 산업의 국제경쟁력 확보 노력이 시급하다

홍삼 브랜드인 A사의 스틱 제품은 각각 10 mL 포장으로 10포가 들어있는 경우는 35,000원이고, 30포가 들어 있는 경우 가격은 96,000원이다. 홍삼 추출농축액이 들어있는 스틱 제품은 하나 당 3,200~3,500원이다. 우리나라 홍삼 제품의 국제 가격 경쟁력에 대한 이해를 돕기 위해 해외 인삼 제품 중 성분(진세노사이드)을 4%로 표준화하여 판매하는 진OO(GinOOOO)라는 B회사 제품의 가격과 비교해 보자. 이 제품은 직구 사이트를 이용할 경우 16,000원에 구입할 수 있다. 2알씩 총 52일 복용분이 들어 있다. A사의 스틱 제품 1회 복용분이 3,200원이라면, 진oo는 약 300원에 불과하다. 진OO가 국내 제품보다 10배 이상 싸다. 효능은 별도로 하고, 가격 가성비를 따져 본다면 진OO를 먹는 것이 훨씬 좋다.

예전에는 기능성 식품이 많지 않았다. 전통적으로 홍삼이 우리나라 건강기능식품을 대표한다는 대중적인 인식 덕분에 가성비가 낮더라도 구입하여 복용하였다. 하지만 진OO 말고도, 다른 기능성을 선전하는 성분 중심의 기능성 식품들을 해외 직구 사이트를 통하여 구입할 수 있는 글로벌 세계화 시대에 건강 기능성 식품에 대한 선택의 폭은 넓어지고 있다. 당연히, 가성비가 높은 제품에 대한 선호도는 점점 높아져만 가고 있다. 홍삼도 세계적인 건강 기능성 식품 변화에 발맞춰서 변해야 한다. 즉, 서양삼과 국·내외의 다른 건강 기능성 식품들과의 가격경쟁력과 효능 측면에서 차별성을 확실하게 부각시켜야 한다.

홍삼 국내수요는 포화되고 있어 홍삼의 제2 전성기를 위해서는 해외로 눈을 돌려야 한다

우리나라 홍삼 제품 매출은 **표 11-1**에 기술한 바와 같이 2019년도에 최대에 이르렀다. 그 이후로 조금씩 감소하는 추세다. 현재, 홍삼 외에 다양한 기능성 식품들이 출시되고 있어 홍삼을 이용한 어떤 획기적인 차별화된 제품 개발 없이는 과거 홍삼 산업의 부흥과 미래의 지속적인 성장을 기대하기는 힘들 것 같다. 하지만 다행스럽게도 홍삼의 해외수출은 아직 초보 단계다. 선진국은 물론이고 중국, 동남아 및 중동과 외국인들도 건강 및 웰빙(well-being)에 대한 관심이 증가하고 있다. 현재 해외로 수출되는 홍삼 제품들의 대부분이 홍삼 원형삼 혹은 국내 기능성을 기본으로 한 단순 홍삼 추출물 위주로 되어있다. 홍삼 건더기에서 유래한 신소재를 이용하여 차별화된 홍삼 제품을 개발하여 홍삼 효능만 검증된다면, 가격 경쟁력이 우수하기 때문에 해외 홍삼 제품 수출도 증대될 것으로 예상한다. 차별화된 홍삼 제품은 국내와 달리 해외에서 효과가 더 크게 나타날 것이다. 현재 침체된 국내 홍삼 시장에 대한 돌파구로서 새로운 홍삼 제품을 이용한 해외 시장 개척은 필수적이다.

이를 위하여 제일 먼저 해야 할 것은 차별화된 성분 표준화, 효능 재현과 가격경쟁력이라는 3박자가 잘 어우러져야 한다. 국제인삼 산업에서 고려홍삼의 가격경쟁력 우위를 점하기 위해서는 그동안 가축 사료나 퇴비로 사용했던 홍삼 건더기에서 유용한 생리활성 성분을 분리 및 활용하는 것이다. 또 다른 중요한 점은 홍삼 효능을 성분별로 차별화된 타깃을 선정하여야 한다. 예를 들면, 홍삼 다당체 성분은 면역 활성을 중심으로, 홍삼 진토닌은 뇌 건강과 퇴행성 뇌 질환을 예방하고 증상을 완화하는 것으로, 홍삼 진세노사이드는 항산화 및 항염증 등을 타깃으로 하여 최소한 3가지 성분(분획) 중심의 제품 개발을 목표로 할 수 있다. 홍삼 제품의 내수 및 수출도 이원화가 가능하다. 물론 개발에 어느 정도의 시간이 필요하지만, 홍삼 제품을 기존의 건강 기능성 식품과 천연물 의약품으로 나누어서 생산할 수 있다(Chapter 21). 이런 경우 다른 나라에 뒤처져 있는 국제인삼경쟁력도 회복할 수 있다. 홍삼 제품 차별화 및 가격경쟁력 회복으로 홍삼 제품 수출이 증대되어 국내 인(홍)삼 내수 시장의 어려움을 극복할 수 있다. 자연히 국제경쟁력이 회복되면, 그 명성에 힘입어 국내 홍삼 소비도 늘어날 수 있다. 홍삼 건더기의 활용을 통하여 한 번에 두마리 토끼를 잡을 수 있다. 필요하다면, 민·관 합동으로 홍삼 건더기를 적극적으로 활용할 수 있도록 농림축산식품부의 인삼산업법 혹은 식품의약품안전처 식품첨가물의 홍삼 건더기 활용에 대한 조항들을 개정해야 한다.

홍삼 건더기 주정 추출 진토닌과 백삼에서 분리한 gintonin-enriched fraction(GEF)와의 동등성 확인 연구 필요성

인삼 진토닌의 기능성 성분은 리소포스파티딘산(lysophosphatidic acid, LPAs)이다. Chapter 20에서 기술한 바와 같이 LPA는 사람을 포함하여 동물 세포막에 존재하는 LPA 수용체(receptor)에 결합하여 생리활성을 발현한다. LPA가 동물 세포막 수용체에 결합하여 수용체가 활성될 경우 제일 먼저 나타나는 현상은 세포질 내 칼슘이 짧은 시간(transient) 증가하였다가 다시 정상으로 돌아온다. 이렇게 일시적으로 증가한 칼슘은 세포에서 칼슘에 의존하는 다양한 생리활성을 유도한다. 백삼에서 분리한 진토닌이 많이 들어있는 분획(gintonin-enriched fraction, GEF)을 LPA 수용체를 발현하는 동물의 신경세포나 비신경세포에 처리할 경우 세포질 내 칼슘을 일시적으로 증가시키는 작용들이 관찰되었다. 홍삼 건더기에서 분리한 LPA를 함유하는 진토닌 역시 세포질 내 칼슘을 일시적으로 증가시킨 다음 정상 수준으로 돌아오게 하는 작용이 있음을 확인하였다.

진토닌 LPA에 의한 세포질내 일시적 칼슘 증가는 다양한 기능을 하지만 다음과 같은 3가지 기능들이 제일 명확하다. 첫 번째, 진토닌 LPA는 신경세포 수를 증가(cell proliferation)시킨다. 또, 비신경계에서도 새로운 세포를 늘린다. 신경계에서는 뇌 신경세포가 한 번 죽으면 재생이 안되지만, LPA는 뇌 신경세포를 새롭게 만든다. 이를 신경세포신생(neurogenesis)이라 한다. 두 번째, 새롭게 만들어진 신경계 및 비신경계 세포는 그 세포가 역할을 할 수 있는 타깃 위치로 세포 이동(cell migration)을 촉진시킨다. 세 번째는, 진토닌은 뇌 신경계에서 뇌유래 신경세포 성장인자(BDNF)와 혈관신생인자(VEGF)라는 호르몬 방출을 증가시켜, 세포가 손상받을 때 죽지 않도록 세포 생존율(cell survival)을 높인다. 백삼에서 분리한 진토닌(gintonin-enriched fraction)의 경우 위에서 기술한 3가지 기능을 하는 것을 확인하였다.

이러한 *in vitro* 세포 실험을 근거로 퇴행성 뇌질환 예방 및 증상 완화에 대한 동물 실험이 수행되었다. 그 결과, 백삼 진토닌은 전임상 알츠하이머병 동물 모델 연구에서 우수한 항-알츠하이머병 효과가 있음을 보여주었다. 또 백삼 진토닌을 주관적 기억력 장애(subjective memory or cognitive impairment)가 있는 사람들을 대상으로 4주 혹은 8주간 복용할 경우, 한국형 알츠하이머병 평가 척도 테스트(K-ADAS test)와 스트룹 테스트(Stroop test, 뇌 전두엽 기능 검사)에서 위약 그룹(플라시보, placebo)에 비교 시 통계학적으로 유의한 인지 기능 개선 효과(cognitive improvement effects)가 있는 것을 검증하였다(**그림 17-1**).

알츠하이머병 치매는 3단계를 거쳐서 발생한다(**그림 17-2**, 왼쪽). 즉, 주관적 기억력 장애 → 경도인지장애(mild cognitive impairment) → 알츠하이머병 치매(Alzheimer's disease dementia) 과정을 거쳐 병이 발병한다. 진토닌을 장기 복용할 경우, 경도인지장애 전 단계

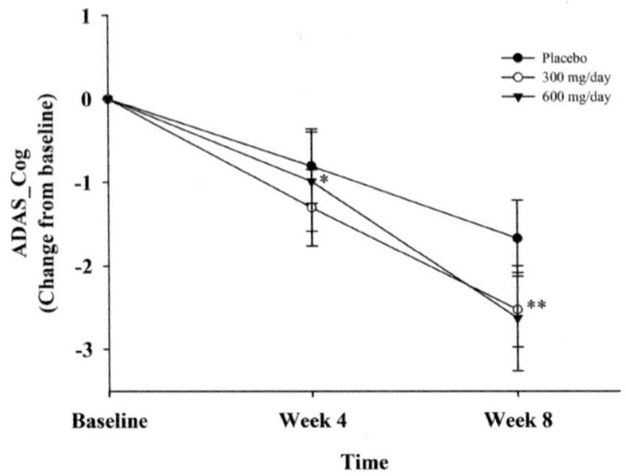

그림 17-1 주관적 기억력이 떨어지는 사람들이 백삼 진토닌 장기 복용(4주, 600 mg/day; 8주, 300 mg/day)할 경우, 한국형 알츠하이머병 척도(K-ADAS test) 테스트에서 위약 그룹(placebo)과 통계학적으로 유의성 있게 개선된다.

인 주관적 기억력 장애 개선 효과를 발휘한다는 것을 보여줘, 경도 인지장애로 이환되는 것을 미리 예방하는 효능이 있음을 보여준다. 더 나아가, 진토닌 장기 복용은 알츠하이머병 치매 발생을 미리 예방할 수 있는 근거를 제공한다(**그림 17-2**, 오른쪽).

현재 표준화된 백삼 진토닌은 LPA 수용체 활성을 통하여 사람 뇌 기능 개선과 대표적 퇴행성 뇌질환인 항-알츠하이머병 효능이 있음을 확인하였다. 홍삼 건더기 진토닌의 LPA 함량은 백삼 진토닌 LPA 함량과 동등하거나 더 많다(Chapter 12). 홍삼 건더기 유래 진토닌이 백삼 진토닌이 보여준 항-알츠하이머병 효능 동등성(effect equivalence)이 검증된다면, 홍삼 건더기 진토닌을 이용한 알츠하이머병 예방 및 증상 완화 용도 건강기능식품 및 천연물 의약품 개발과 응용이 가능하여 홍삼 건더기를 이 용도로 새활용(upcycling)할 수 있다.

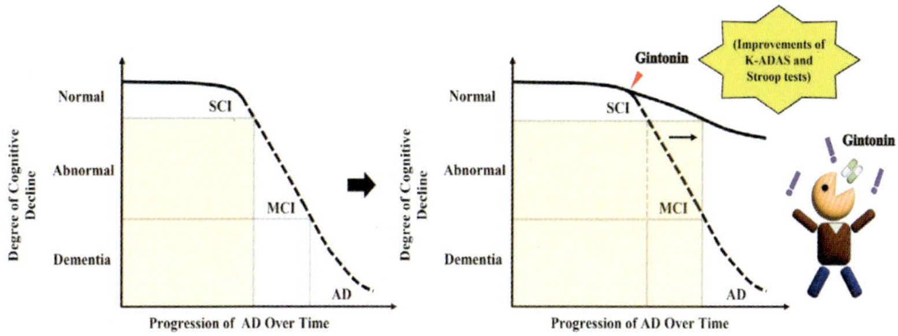

그림 17-2 정상인이 고령화를 포함한 다양한 원인으로 알츠하이머병 치매에 걸리는 과정과 진토닌 복용에 의한 예방 효과. 알츠하이머병 치매는 3단계에 걸쳐서 발병한다. 즉, 주관적 기억력 혹은 인지 장애(subjective cognitive impairment, SCI), 경도인지장애(mild cognitive impairment, MCI)와 치매(Alzheimer's disease dementia, AD dementia). 그러나, SCI를 지닌 사람이 진토닌을 장기 복용할 경우, 대표적인 알츠하이머병 진단 척도인 K-ADAS와 뇌 전두엽 기능 테스트인 Stroop test에서 위약 복용(placebo) 그룹과 비교 시 통계학적으로 유의성 있게 개선시킨다. 이 결과는 사람이 SCI 단계에서 MCI 단계로 넘어가지 않도록 하여 장기적으로는 알츠하이머병 치매 예방에 기여한다. 세로축: 인지기능 저하 정도; 가로축: 시간 경과.

요약

현재 커피 찌꺼기나 농산물 유래 찌꺼기를 이용한 다양한 새활용 작업(음식, 생활용품 및 화장품 등)이 이루어지고 있다. 그러나, 인삼 부산물(특히 홍삼 건더기)에 대한 재활용은 일부 시험적으로 진행되었을 뿐, 새활용은 전혀 진행되지 않고 있다. 홍삼 건더기는 커피 찌꺼기나 다른 농산물로부터 생산되는 건더기보다 활용 가치가 매우 높다. 홍삼 건더기로부터 생리활성 진토닌 신소재 효능 동등성 검증은 홍삼의 기능성 성분 위주 건강 기능성 신제품 개발이 가능하고 가성비를 높일 수 있다. 더 나아가 이를 근거로 국제인삼 산업 경쟁력을 높이는데 기여할 수 있다.

Chapter 18

해외 연구자들에 의한 홍삼 건더기 연구 및 서양삼의 서양 홍삼화 시도

외국 연구자들에 의한 홍삼 건더기 관련 연구는 초보적이며 Blue Ocean이다

홍삼 건더기 생산은 주로 국내 홍삼업계에서 이루어지고 있지만, 해외에서 홍삼 건더기와 관련된 연구들(성분 분석 혹은 활용)에 대한 것도 살펴보기로 하자. 아래에 기술되어 있지만, 해외 역시 서양삼(미국삼 혹은 화기삼)에 비하여 홍삼 건더기 관련 연구는 아주 초보적인 수준이다. 홍삼 건더기에 신소재(들)가 발견될 경우 Million dollar baby로 홍삼 연구의 Blue Ocean이 될 수 있다.

국내 연구자들에 의한 홍삼 건더기 이용 관련 연구 자료 현황 조사

홍삼 건더기는 서양삼에 없는 새로운 홍삼 레글리드라는 당-지질 복합 신소재를 가지고 있다(Chapter 13). 그럼에도 불구하고, 국내외 학자들에 의한 펍메드(pubmed)에 등록된 인삼 혹은 홍삼 추출물 및 인삼 성분을 이용한 연구를 통하여 얻은 연구 결과와 관련된 논문들은 2023년 4월 현재 12,000건이 넘는다. 그러나, 홍삼 건더기(Korean red ginseng marc) 혹은 인삼 건더기(ginseng marc)와 관련된 해외 논문들은 지금까지 10~20편 정도에 불과하다. 비율로 봐서는 약 1/600이다. 그나마, 국내 연구자들에 의한 홍삼 건더기 연구 논문들은 대부분 홍삼 건더기에 함유된 홍삼 진세노사이드와 홍삼 다당체와 같은 성분 분석과 항산화·항염증 및 항세균 효과와 항암 효과를 중심으로 발표되고 있다. 따라서 홍삼 건더기를 이용한 연구는 홍삼 추출물이나 인삼 성분에 비해 관심도 낮고 아주 초보적인 수준이다. 홍삼 건더기를 이용하는 방법은 주로 홍삼 건더기 성분이나 분획을 분리한 후 이용한 연구가 아니고, 홍삼 건더기 분말을 만들어서 이용하거나 발효시켜서 연구한 것들이 대부분이다(Chapter 5~9).

국내 연구자들에 의한 연구로서 Pubmed에 등재되지는 않았지만, 홍삼 건더기를 이용한 국내 논문들은 주로 음식물이나 다과 제조(떡, 빵, 머핀, 케익, 약과와 쿠키 등)와 관련된 논문들이 2000년부터 2010년도 사이에 많이 산발적으로 발표되었다. 그 뒤에는 추가 연구가 보고되지 않고 있다. 또 홍삼 건더기를 이용한 발효를 통한 항산화 음료 개발 및 식초 제조 및 알코올 생산을 위한 발효 배지 혹은 홍삼주 제조로 활용하기 위한 연구들이 있다.

홍삼 건더기 분말을 축산에 이용한 관련 논문들이 많다. 예를 들면, 홍삼 건더기 분말을 닭 사료에 일정 비율 배합할 경우 증체율이나 산란계에서는 산란율과 알의 품질 향상과 관련된 논문들이 주로 발표되었다. 또, 돼지나 소를 사육할 때 홍삼 분말을 사료에 일정 비율 배합할 경우 면역력 증가나 증체율 증가 혹은 육질의 향상과 관련된 논문들이 주로 발표되었다. 실용화와는 거리가 있는 반려견 사료와 관련된 논문들은 적은 대신 주로 국가 연구과제 수행을 목적으로 작성되었다.

해외 연구자들에 의한 홍삼 건더기 이용 관련 연구 자료 현황 조사

해외 연구자들이 인삼 건더기를 이용한 연구는 거의 없다. 2019년 중국 과학자들이 국내 연구자와 공동 연구로 인삼 건더기, 인삼잎 건더기 및 인삼 줄기 건더기에서 세포벽 다당체 분획(pectic fraction)을 분리하였다. 분리된 다당체 분획을 대식세포(RAW 264.7)에 처리할 경우 인터류킨-1α(interleukine-1α)과 조혈성장인자(hematopoietic growth factor) 생성을 자극한다는 것을 보고하여 3가지 종류의 인삼 건더기에서 생성된 다당체 성분이 면역 조절에 관여할 것이라고 한 것 외에는 없다.

해외 학자들에 의한 서양삼의 홍삼화 및 서양홍삼(red American ginseng) 연구

현재 미국이나 캐나다에서 생산되는 서양삼의 대부분은 야생삼 혹은 재배 서양삼을 건조한 다음에 그들 나라에서 소비되든지 아니면 홍콩이나 동남아시아, 중국 및 유럽 등 다른 나라에 건조한 원형삼으로 수출된다. 건강식품 시장이 발달한 미국에서는 서양삼을 활용하여 건조한 서양삼을 분말화하여 서양삼 단독 혹은 다른 천연 추출물 혹은 비타민들과 같이 배합하여 제품을 만든 후 의사의 처방 없이 OTC(over the counter)로 약국에서 판매한다. 현재까지는 우리나라처럼 별로도 서양삼을 홍삼화하여 서양 홍삼 제품 제조 및 판매를 하지는 않는다. 그러나, 최근에 이르러 일부 해외 학자들이 서양삼을 홍삼화하여 즉, 시험적으로 서양삼을 실험실에서 홍삼으로 만든 다음 홍삼화된 서양삼, 즉 서양 홍삼의 효과를 연구하는 논문들이 많지는 않지만 출간되고 있다.

외국 학자들 특히 미국에서 서양삼을 연구하는 중국인들이 서양삼을 홍삼화하여 연구한 결과들을 학술지에 발표하고 있다. 해외 연구자들이 서양삼을 홍삼화하는 방법은 다양하다. 해외 연구자들에 따라서 100℃에서 4시간 동안 증숙(steaming)한 다음 건조하여 만드는 경우, 120℃에서 2시간 동안 증숙(steaming)한 다음 만드는 경우와 온도와 시간을 다양하게 달리하여 찐 다음 홍삼을 만든 후 건조하여 분말을 이용하는 경우도 있다.

이들 연구의 대부분은, 서양삼과 서양홍삼 사이에 진세노사이드 함량 차이와 다양한 생리·약리학적 차이를 분석한 결과들을 논문으로 발표한 것이 전부다. 현재까지는 미국이나 캐나다에서 서양삼을 서양 홍삼화해서 판매하거나 해외에 수출한다는 선전 문구나 문헌이나 관련 정보는 없다. 사실, 서양삼을 다루는 사람들은 서양삼을 홍삼화하기 위해 추가 비용을 들일 필요는 없다고 생각한다. 왜냐하면, 서양삼을 홍삼으로 만들지 않아도 잘 팔리는데, 굳이 시간과 비용을 더 들여 만들 필요가 없다고 생각하기 때문이다. 그러나, 서양 홍삼에 대한 연구들이 축적되고 서양삼보다 서양홍삼이 더 건강에 유익하거나 신소재가 생성된다는 연구 결과가 나올 경우, 대량으로 생산되는 서양삼이 서양홍삼이 되어 우리나라 고려홍삼에 위협적이 되지 말라는 법은 없다. 지금까지는 서양삼이 생산량과 가격경쟁력을 앞세워 전 세계 고려인삼 시장을 잠식해 왔다. 앞으로 머지않아 인삼 시장이 더 개방될 경우 우리나라 사람들이 홍삼을 더 좋아하는 것을 알게 될 것이다. 그런 날이 왔을 때, 저자가 가장 우려하는 것은 서양삼을 서양 홍삼으로 제조한 제품의 효능 연구 결과와 가격경쟁력을 앞세워 마지막으로 버티고 있는 우리나라 국내 인(홍)삼 시장을 잠식할 가능성을 배제할 수 없다는 것이다.

그리고 자연스럽게 서양 홍삼 제품 제조 후 남은 서양 홍삼 건더기에 대한 연구도 진행될 것이다. 우리 홍삼은 추출 후 남은 홍삼 건더기를 부가가치가 없는 사료나 퇴비로 이용해 왔다. 서양 홍삼 건더기에 홍삼 건더기처럼 많은 종류의 신소재 성분이 함유되어 있다는 것이 밝혀진다면, 우리와 달리 모든 방법을 동원해서라도 서양 홍삼 건더기를 최대한 활용하여 서양 홍삼 제품을 개발하는 방법을 모색할 것이다. 2029년 FTA 관세 철폐로 우리나라 홍삼 시장이 완전하게 개방된다. 이때 서양 홍삼이 고려홍삼보다 가격이나 효능 면에서 우세하다고 선전하고 그 홍보가 먹힐 경우, 그렇지 않아도 불경기로 인하여 인삼 소비 감소를 포함한 여러 가지로 어려운 상황에 있는 우리나라 인삼 산업발전에 악영향을 미칠 것은 명백하다. 지금 우리는 서양 홍삼에 대한 대비책이 필요한 중대한 시점에 서 있다.

Chapter

19

홍삼 건더기 활용과 환경, 사회 및 지배구조 경영

최근에 어떤 기업의 경영을 평가할 때, 1) 수치화할 수 있는 재무상태 즉, 당기 이익 혹은 회사 인지도(평판도)와 같은 요소 외에, 2) 수치화할 수 없는 비재무적인 요소들(기업의 환경 보호 참여, 사회 기여 및 회사 경영의 윤리성 등)을 포함하여 회사가 지속발전할 수 있는 비전(vision)을 요구하는 경향(trend)이 두드러지고 있다. 이를 근거로 회사를 평가하는 지표로 삼는 것에서 시작한 것이 "ESG" 경영이라고 한다. "ESG"란 기업의 비재무적 요소인 환경(Environment), 사회(Social) 및 지배구조(Governance)의 머리글자를 따온 데서 유래한다. "ESG 경영"이란 장기적인 관점에서 친환경 및 사회적 책임경영과 투명경영을 통해 해당하는 사업의 지속가능한 발전을 추구하는 것이라고 할 수 있다.

저자가 홍삼 건더기 새활용이 홍삼 제품 제조회사의 ESG 경영에 부합하고 적합하다는 이유는 다음과 같다. 첫 번째, 장기간 재배하여 얻은 홍삼 유래 홍삼 건더기의 충분한 활용은 자연환경 보호와 연계되어 있다. 홍삼 건더기를 사료나 퇴비 혹은 폐기물로 버리는 것 대신 새활용할 경우, 매년 생산되는 폐기물 생산량이 줄어든다. 폐기되는 홍삼 건더기가 환경에 어떤 영향을 미치는지는 아직 모른다. 그러나, 홍삼 건더기 폐기량이 줄어들면 당연히 환경에 미치는 영향도 줄어든다. 예를 들면, 폐기되는 홍삼 건더기 1 kg에서 80~100 g의 재활용 혹은 새활용이 가능한 물질을 분리한다면, 0.08~0.1 kg × 8,000톤(연간 생산되는 홍삼 건더기 양) = 약 640~800톤의 폐기물이 줄어든다. 10년이면 6,400~8,000톤의 홍삼 건더기 유래 폐기물 생산이 줄어든다.

두 번째, 인삼은 원래 온도가 낮고 통풍이 잘되는 서늘한 곳에서 잘 자란다. 최근 온난화로 우리나라 인삼 재배지가 북쪽 고지대 쪽으로 계속 이동하고 있다. 또, 인삼 수확 후 같은 장소에 다시 심으면 뿌리썩음병과 같은 인삼과 관련된 질병 발생이 많아지고, 생육도 불량하여 수확 수량이 크게 감소한다. 이를 인삼 "연작장해"라고 한다. 연작장해로 인삼을 처음 재배(경작)하는 땅(초작지)이 부족해짐에 따라 초작지를 찾아야 하는 일이 발생하여 먼 곳으로 장거리 이동하여 경작하는 농가들이 늘고 있다. 또 한 번 인삼을 재배할 경우 다시 재배하려면 10년 가까이 기다려야 한다. 예비 재배지 찾기가 마땅하지 않은 상황에 도움을 줄 수 있다. 즉, 과도한 인삼 재배로부터 환경을 보호한다. 온난화 때문에 발생하는 잦은 홍수나 가뭄으로 인한 인삼 재배지 유실과 고온 피해로 인한 인삼 수확량이 감소하게 된다. 홍삼 건더기를 최대로 새활용(upcycling)할 경우 인삼 재배 환경 변화에 따른 인삼 양 변화에 능동적으로 대처할 수 있는 역량을 키울 수 있다.

세 번째, 사회·경제적으로는 홍삼 건더기에서 유효성분(예, 진토닌과 홍삼 레귤리드)을 분리하여 유효성분이 풍부한 분획을 중심으로 하는 저가이면서 생리활성 신소재가 많이 함유된 신제품 개발이 가능하다. 국민 건강에 기여하는 신제품 개발은 홍삼 제품을 생산하는 회사의 목표에 부합함과 동시에 건강한 사회를 만드는데 공헌할 수 있다. 예를 들면 진토닌의 경우, 아직 추가 연구가 필요하지만, 뇌 인지 기능향상 효과가 있어 알츠하이머병 치매 예방이나 증상 완화 효과를 목표로 홍삼 건더기를 활용할 수 있다. 또, 진토닌은 모발 성장 및 피부 노화를 억제하여 건강한 피부 유지에 기

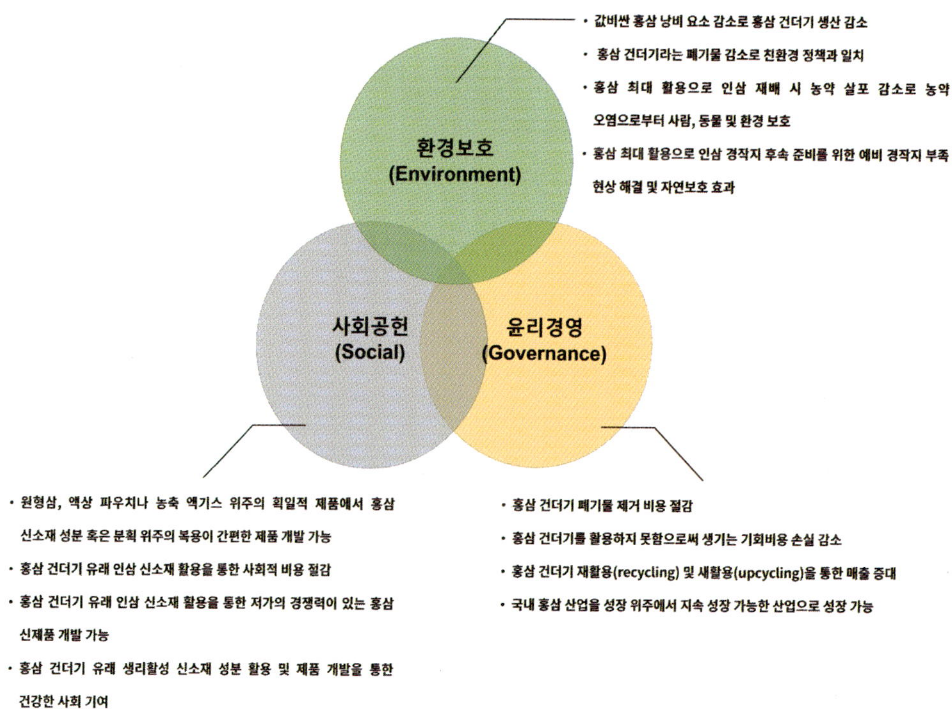

그림 19-1 홍삼은 4~6년이라는 장기간 재배/수확한 수삼으로부터 만들어진다. 홍삼을 다시 가공하면 홍삼 건더기가 생산된다. 홍삼 건더기에는 여전히 많은 생리활성 소재들이 남아있다. 홍삼 건더기에 남아있는 생리활성 소재들을 최대한 활용하는 것은 ESG 경영과도 일치한다.

여할 수 있다.

지배구조에서는 홍삼 건더기라는 자원의 새활용을 통하여 홍삼이라는 자원의 절약이 가능하다. 홍삼 자원의 절약은 홍삼 제품의 원가가 절감되어 가격경쟁력이 저절로 생긴다. 홍삼 건더기 낭비라는 사회경제적인 비용 및 홍삼 건더기를 이용하지 못할 때 생기는 기회비용 등 낭비 요소를 절약·해소하여 비재무적 요소를 개선하여 회사의 재무상태를 건전화할 수 있다.

끝으로, 홍삼 건더기를 적극적으로 활용함으로써 성장 위주의 인삼 산업에서 지속 성장이 가능한 홍삼 산업으로 선도할 수 있고, 더 나아가 환경과 사회 및 지배구조 개선을 목표로 국내의 다른 기능성 식품들과의 경쟁력 확보와 더불어 국제적으로 세계 인삼 산업을 선도할 수 있는 디딤돌이 될 수 있다(**그림 19-1**).

Chapter

20

홍삼 건더기 복용의 안전성

홍삼 물 추출물 혹은 홍삼 주정 추출물은 식약처에서 그 안정성을 인정하고 있다. 홍삼을 추출하고 남은 홍삼 건더기도 홍삼의 일부로 간주하면, 당연히 홍삼 건더기 추출물의 안전성에 대해서도 문제가 없을 것으로 생각된다. 또, 식약처 식품첨가물 규정에 홍삼박(건더기) 활용도 '일련의 조건을 갖춰서 위생적으로 생산될 경우, 식품 첨가물로 인정받는다'라고 기술되어 있다. 아래 기술된 내용들은 사람의 경우, 홍삼 건더기가 함유된 홍삼 건더기 엑기스 농축물, 홍삼 건더기가 포함된 각종 음식물을 제조한 후 기호도 관능검사를 목적으로 홍삼 건더기 농축물 및 홍삼 건더기가 포함된 음식을 먹고 부작용이 발생했다는 보고는 없다. 산업 동물에서도 홍삼 건더기가 일부 포함된 배합사료를 급여할 경우, 산업 동물들 사육에 유익한 연구 결과들을 얻었지만, 반대로 부작용이 유발되었다는 보고는 없다.

홍삼 건더기 농축액의 사람 대상 관능 검사 실시

2015년 고려대학교 식품공학과 박현진 교수연구팀은 홍삼 건더기를 50% 주정으로 추출한 후 농축액을 만들었다(Chapter 2). 연구팀은 홍삼 건더기 농축액을 홍삼 물 추출 농축액과 관능검사를 통하여 비교하였다. **표 20-1**에서 요약한 바와 같이 홍삼 건더기 농축액을 반복하여 섭취하더라도 부작용이 관찰되었다는 보고는 없다.

Chapter 5~Chapter 9까지 여러 연구기관에서 다양한 함량의 홍삼 건더기 분말을 포함하는 밀가루를 주재료로 하는 음식을 준비하였다. 홍삼 식빵, 홍삼 스폰지 케익, 홍삼 머핀, 홍삼 쿠키 및 홍삼 크래커와 같이 홍삼 건더기 함유 식품에 대한 기호도 관능검사를 위하여 섭취 시 아무런 부작용이 없는 것으로 나타났다(**표 20-2**).

우리나라 전통 음식인 약과나 떡에 홍삼 건더기를 포함시킨 후, 식

표 20-1 홍삼 건더기 50% 주정 추출 농축액의 소비자 대상 관능 검사

대상 시료	*안전성 분석 방법	횟수	대상(30~40대)	관찰된 부작용 여부(o 혹은 x)
홍삼 건더기의 50% 주정 추출 농축액	기호도 관능검사	연간 40~50회	남자 4 여자 11	x

*소비자 기호도 관능검사에서 부작용이 나타나지 않아, 이를 간이 안전성 분석으로 대체 가능함.

표 20-2 홍삼 건더기 분말 함유 음식들에 대한 소비자 대상 관능 검사

홍삼 건더기 함유 식품 및 홍삼 건더기 함유량(%)	*안전성 검사 방법	관찰된 부작용 여부 (o 혹은 x)
홍삼 식빵(1~5)	기호도 관능검사	x
홍삼 스폰지(3~15)	기호도 관능검사	x
홍삼 머핀(3~9)	기호도 관능검사	x
홍삼 쿠키(5~20)	기호도 관능검사	x
홍삼 크래커(5~20)	기호도 관능검사	x

*소비자 대상 기호도 관능검사에서 부작용이 나타나지 않아, 이를 간이 안전성 분석으로 대체 가능함.

표 20-3 홍삼 건더기 분말 함유 한과에 대한 소비자 대상 관능 검사

홍삼 건더기 함유 식품 및 홍삼 건더기 함유량(%)	*안전성 검사 방법	대상 수(명)	관찰된 부작용 여부(o 혹은 x)
홍삼 약과와 유과(1~15)	기호도 관능검사	55	x
홍삼 떡(10~30)	기호도 관능검사	50	x

*소비지 대상 기호도 관능검사에서 부작용이 나타나지 않아, 이를 간이 안전성 분석으로 대체 가능함.

품 기호도 관능검사를 위하여 섭취 시 아무런 부작용이 없는 것으로 나타났다(**표 20-3**).

반려견 사료 급여 및 산업 동물 배합사료 급여의 안전성

반려동물, 닭, 돼지, 및 소에게 일정 %의 홍삼 건더기가 함유된 배합사료를 장기간 급여해도 홍삼 건더기로 인한 부작용 관찰되었다는 보고는 없다(**표 20-4**).

표 20-4 산업 동물 대상 홍삼 건더기 분말 배합사료 급여 시 독성 여부 요약

실험 대상 및 배합사료에 홍삼 건더기 분말 함유(%)	사료 투여 기간 (weeks)	마리 수	관찰된 부작용 여부 (o 혹은 x)
산란계(5와 10)	8	180	x
산란계(5)	11	15	x
산란계(2)	8	20	x
산란계(0.5~1)	4	120	x
돼지 자돈(0.1~0.2)	24	50	x
돼지 비육돈(2)	4	20	x
돼지 비육돈(1)	4	20	x

홍삼 판매 가맹점의 고객 서비스로 홍삼 추출 후 남은 홍삼 건더기 복용의 무해성

현재 소비자가 KGC 한국인삼공사(정관장) 가맹점에서 시판 중인 원형 홍삼 구입 후 소비자가 원형 홍삼 추출 서비스를 요청할 경우, 가맹점에서는 추가 추출 비용을 받고 홍삼을 추출해 준다. 홍삼 추출액과 더불어 홍삼 추출 후, 남은 홍삼 건더기를 고객이 원할 경우 가져가서 복용할 수 있다. 아직까지 소비자가 홍삼 건더기 복용 후 부작용이 있었다는 보고는 없다.

요약

홍삼 추출 후 남은 홍삼 건더기는 우리가 일상적으로 아침, 점심 및 저녁에 먹는 국의 건더기와 같은 개념이다. 즉, 홍삼 판매점에서 홍삼 추출물 남은 홍삼 건더기도 같이 복용을 원할 경우 서비스로 홍삼 건더기도 재공하여 홍삼 추출물과 같이 복용한다. 또 사람이 홍삼 건더기 농축액이나 홍삼 건더기가 일정 % 함유된 식빵이나 다른 식품을 먹은 후에 어떠한 부작용도 관찰되지 않았다. 홍삼 건더기 역시 홍삼 추출물만큼 안전하다.

Chapter

21

걱정되는 홍삼의 미래: 지난 반세기보다 더 많은 세월 동안 거의 변하지 않은 홍삼

현재 국내 고려홍삼 산업계는 다양한 기능성을 지닌 국내 건강 기능성 식품들과 해외 서양삼으로부터 거센 도전을 받고 있다. 예전에는 우리나라가 인삼 종주국이며, 홍삼이 우리나라 고유의 전통 민속의약(folk medicine)이라는 믿음의 후광(halo)으로 고가임에도 불구하고, 건강 기능성 식품 중 타의 추종을 불허하였다. 그 결과, 단일 품목으로 국내 매출 최상위를 차지하고 있는 것은 물론 높은 시장 점유율로 전체 건강 기능성 식품을 선도하였다. 그야말로 홍삼 시장이 앉아서 이를 은으로 돈을 버는 시대가 있었다. 과거에는 홍삼을 건강에 좋은 것 중 최고로 여겼다. 그러나, 시대가 지나고 과학기술이 발달함에 따라 홍삼에는 없는 다른 건강 기능성을 가진 성분 위주의 천연물 유래 건강 기능성 식품류 제품들이 많이 쏟아지고 있다.

홍삼류 제품과 다른 건강 기능성을 지닌 경쟁상대로 대표적인 예를 들어보면, 핸드폰을 많이 사용하는 현대인들 특히, 젊은이들의 눈 건강과 관련된 루테인을 포함하는 건강기능식품들이 가장 많이 관심을 끌고 있다. 또, 심혈관 질환 예방 및 혈행 개선과 관련된 오메가-3, EPA, DHA 및 종합 비타민들을 들 수 있다. 처음에는 장내 미생물 기능과 건강을 위하여 개발된 유산균이 지금은 프리바이오틱스, 프로바이오틱스와 포스트바이오틱스라는 좀 더 넓은 개념으로 확대되어 장 소화기 건강뿐만 아니라 비만 및 뇌 건강에 이르기까지 많은 기능성이 확대되어 약진하고 있다. 실제로 변비나 장 건강이 좋지 않은 사람들이 저렴한 가격으로 프로바이오틱스를 복용하고 효과를 보았다는 사례들도 늘고 있다. 최근에는 근육 감소를 걱정하는 실버세대를 타깃으로 근육 증진 동물 단백질 보충제가 눈길을 끌고 있다. 이런 건강 기능성 식품들은 홍삼과의 경쟁이 불가피하게 되었다. 홍삼이 주도하던 블루오션(blue ocean)이었던 건강 기능성 식품 시장이 거꾸로 홍삼에게 불리한 레드오션(red ocean)으로 점차 변화하고 있다. 국내 건강 기능성 식품 시장은 꾸준히 성장할지라도 무한정 성장할 수는 없다. 그래서, 그동안 많은 비중을 차지하고 있던 홍삼의 비율이 경쟁자들의 출현으로 점차 줄어들 수밖에 없는 상황이다(**표 21-1**). 점차 우리나라 국민의 건강 지킴이로서 홍삼의 역할이 소비자들의 기억에서 지워지지 않을까 걱정된다.

예를 들면, 2022년 한국건강기능식품협회가 건강기능식품을 제조·유통하는 240개 회원사의 마케팅 담당자를 대상으로 설문 조사를 하였다. 건강기능식품 업계에서는 올해 가장 주목받을 것으로 기대되는 건강기능식품으로 '프로바이오틱스'를 꼽았다. 즉, 74.2%(복수응답 포함)가 프로바이오틱스의 인기가 가장 높을 것이라고 답했다. 이어 단백질 보충제(38.7%), 종합 및 단일 비타민

(32.3%), 체지방 감소제품(21%), 홍삼(14.5%), 기타(14.5%), 오메가-3(12.9%) 순으로 주목받을 것이라고 예상했다. 여기에서 보듯이 홍삼은 이제 순위에서 한참 밀리는 형국이다.

홍삼의 경쟁상대인 국내 다른 기능성 식품과 해외 인삼 제품에 비해 가격과 효능에 대한 가성비가 매우 낮다

예부터 우리 조상들이 지혜를 발휘하여 부패하기 쉬운 산삼이나 밭에서 경작한 인삼을 장기 보관하기 위해 개발한 것이 바로 홍삼이다. 홍삼은 우리나라 전통 인삼으로서 자리매김을 해왔다. 홍삼은 국가가 독점으로 관리하던 전매청 시절을 끝내고 민영화되면서 다양한 중·소 홍삼 제품 제조회사들이 생겼다. 전매청 독점과 민영화라는 과정을 밟으면서 사람들 머릿속에는 주식회사가 아니고, 국영 기업이라는 이미지가 아직 남아 있다. 그만큼 신뢰하고 있다는 이야기다. 홍삼이라는 과거 프리미엄을 안고서 경제 성장과 함께 쉽게 홍삼 제품 붐이 일어났다.

홍삼보다 가격이 저렴한 다른 기능성 식품들이 그동안 많이 출시되었지만, 고가인 홍삼의 명성에 가려서 그동안 기를 펴지 못하였다. 그러나, Covid-19 사태와 극심한 국내 불경기를 겪으면서 소비자들이 좀 더 유연해지고 현명해졌다. 가성비도 고려하며 실속있고 세심하게 건강을 챙기게 된 것이다. 사실, 홍삼의 다양한 효능에 대해 많은 논문과 매체에서 홍보해 왔지만, 인(홍)삼 효능 관련 메타분석 결과를 보면, 꼭 그렇지만은 않고 효능을 두리뭉실하게 선전하고 있다. 실제로 홍삼을 장기간이 아닌 단기간 복용한 사람의 신체 변화에 대한 구체적인 효능 사례들이 충분하지 않다. 그런 이유로 홍삼을 복용한 사람들에게는 가격대비 홍삼 효능이 기대치보다 낮게 나오는 것이다. 또 홍삼 효능은 시대의 흐름에 따라 선전하는 양상이 변화하고 있다. 소비자들이 Covid-19로 인하여 면역력 강화에 많은 관심을 보여, 최근에는 홍삼의 여러 가지 효능 중 면역력 강화를 중심으로 선전을 많이 하고 있다. 시대 흐름 혹은 상황에 맞게 홍삼도 변하고 있다. 과연 이런 변신이 맞을까 하는 생각도 든다. 즉 다른 대부분의 건강 기능성 식품들은 단일 효과를 강조하지만 홍삼은 일관성이 없다는 것이다. 그러면 Covid-19가 잠잠해진 현재 홍삼제품의 면역력 강화 효능 다음 선전은 무엇일까? 궁금하다.

문제는 면역력 강화와 관련된 저렴한 다른 천연물 유래 식품들이 많이 있다는 것이다. 또 홍삼의 원가가 다른 기능성 식품에 비해 고가인 것도 불리한 점이다. 고가일지라도 다른 건강 기능성 식품처럼

표 21-1 2022년 가장 주목 받을 것으로 기대되는 건강기능식품

순위	제품 항목	응답율(%)
1	프로바이오틱스	74.2
2	단백질 보충제	38.7
3	비타민류	32.3
4	체지방 감소 제품	21
5	홍삼	14.5
6	기타 제품	14.5
7	오메가-3	12.9
8	루테인(마리골드꽃 추출물)	8.1
9	프로폴리스	6.5
10	당귀추출물	1.6

출처 : 푸드아이콘-FOODICON(http://www.foodicon.co.kr).

정말 명확한 효능(예, 루테인, 프로바이오틱스)이 있다면, 소비자들은 구매를 망설이지 않을 것이다. 그러나 현재의 홍삼은 그렇지 않다. 그저 가격만 높을 뿐이다. 점차 홍삼의 아마도 효능에 대하여 의구심을 가지게 될 것이다. 소비자들도 점차 현명해지고 있다. 젊은 세대들은 나이 든 노년층에 비해 홍삼이라는 옛 역사 및 명성을 모르기 때문에 관심이 없을지도 모른다. 특히 MZ 세대들은 개성이 뚜렷하여 홍삼의 쓴맛과 고가 때문에 매력을 못 느낄 수도 있다. 특별히, 명절선물용이 아니면 소비자 자신들의 주머니 사정과 구매한 상품의 효능 발현 여부, 즉 가성비를 반드시 따질 것이다. 단순 물 추출로 생산된 홍삼 제품이 현재의 현재의 높은 가격을 계속 고수한다면, 경쟁상대인 다른 건강 기능성 식품에 밀리는 것은 불을 보듯 뻔하다. 홍삼의 가성비와 관련해서 아래에서 자세히 기술한다.

국내 홍삼 산업 관련 회사들은 인삼 생리활성 소재 중심의 제품과 소비자 편의성에 따른 복용 방법은 개발하지 않고 옛날 방식 그대로다

우리나라 홍(흑)삼 제품을 생산하는 회사들은 크게 두 종류로 나눌 수 있다. 하나는 홍삼을 추출 가공하여 농축한 엑기스나 액상(파우치) 혹은 꿀에 절인 홍삼 절편 제품, 홍삼 분말, 홍삼차, 홍삼환을 만들거나 다른 한약재들과 섞어서 홍삼 제품을 제조하는 회사들이 있다. 또 다른 하나는 홍삼을 가공하지 않고 원형삼 그대로 포장하여 판매하는 회사 혹은 홍삼 원형삼을 작게 절편을 포장하거나 분말화하여 판매하는 회사로 나눌 수 있다. 회사에 따라 두 종류 모두를 취급하는 회사와 둘 중 하나만 제조하는 회사들이 있다. 이런 방식의 홍삼 제품을 생산·판매하는 회사들은 몇십 년 전이나 지금이나 별 차이가 없다. 지금은 홍삼이 흔한 시대다. 홍삼의 시대 변화에 따라서 소비자들이 요구하는 홍삼 복용 편의성을 소비자 관점에서 살펴볼 필요가 있다(**표 20-2**).

최근에는 커다란 홍삼 파우치 제품 대신 양을 줄여서 휴대하고 다니기 쉽고 복용하기 편하게 작은 포장 형식의 스틱 제품이 인기를 끌고 있다. 보관하기 쉽고 먹기도 편하기 때문이다. 다른 중소 홍삼 제품을 제조·판매 회사들은 이런 형태의 제품을 모방하여 너도나도 비슷한 형태의 제품을 판매하고 있다. 사실 스틱형 제품들은 양의 변화와 농축/포장형태만 바꿨을 뿐 홍삼 추출물은 옛날 방식 그대로이다. 아직까지 홍삼 성분이 아닌 단순 홍삼 추출물 위주의 옛날 방식을 그대로 따르고 있다. 최근에 몇몇 회사들에서 인삼 성분을 중심으로 한 제품이 개발되어 판매되고 있지만, 이들 제품 역시 기존의 인삼 진세노사이드들 중 일부 진세노사이드 함량을 증가시킨 제품들이다.

또 홍삼 제품을 섭취하는 방법도 간편하게 먹을 수 있는 캡슐이나 알약(table) 형태가 아니고, 국내 홍삼 제품들은 대부분 액상 형태이거나 물에 타서 먹는 농축액 방식을 아주 오래전부터 고수하고 있다. 액상 제품은 마시더라도 농도가 진하여 일부가 스틱 혹은 파우치에 남아 있어 비싼 홍삼액 일부가 낭비된다는 생각이 든다. 지금은 글로벌 시대다. 섭취 방법도 시대 변화와 편의성에 맞춰 바꿀 필요가 있다. 해외 다른 나라에서 생산된 대부분의 인삼 캡슐 형태와 대조적이다(**표 21-2**). 2022년 국내 모 회사의 홍삼 제품 매출액

표 21-2 예전부터 현재까지 홍삼 제품 형태 유지와 복용 시 불편 사항들

현재 국내 건강식품 시장에서 유통되고 있는 홍삼 제품류	물과 함께 간편하게 복용하는 캡슐이나 알약(tablet) 제품과의 차이점	*현 홍삼 제품 복용할 때 불편 사항들
전통 방식으로 제조된 제품		
건조한 원형 홍삼	• 딱딱하여 탕이나 국물에 오래 끓이지 않는다면, 일반 가정에서 절단하여 복용하기가 어려움 • 얇게 슬라이스로 자를 수 있는 도구 필요	• 원형 홍삼 구입 후 홍삼 추출 서비스를 받을 경우 추가 비용 발생 • 사용하고 남은 원형 홍삼 보관 어려움 • 원형 홍삼을 먹기 위하여 다른 용기(독삼탕 혹은 인삼차 용도)가 필요함 • 씹어먹기 위하여 오래 기다려야 함
홍삼 농축 엑기스 (홍삼정)	• 반고체이어서 스푼으로 뜨기 쉽지 않고, 뜰 때 흘러내림 • 홍삼정의 쓴맛 노출 • 반복해서 사용 시 엑기스 용기 마개에 홍삼 엑기스가 묻을 경우 엑기스가 굳어서 뚜껑을 열기 힘들고, 엑기스 자체도 굳음.	• 농축 엑기스는 쓰기(bitter) 때문에 희석하여 마시기 위한 컵이나 다른 용기 필요. • 젊은 세대는 홍삼정의 냄새/쓴맛 외면. • 농축액이 용기 마개에 붙어서 딱딱하게 굳어서 병에 붙을 경우 열기가 어려우며, 먹는 것 포기.
홍삼 액상 파우치	• 마실 때 파우치를 잘못 절단하여 마실 경우, 얼굴, 옷이나 내의에 묻거나 흘러내림	• 잘못 흘러 나올 경우 겉옷에 얼룩 유발 우려
기타 홍삼 제품 예 (꿀에 절인 홍삼 제품)	• 원형삼보다 덜 딱딱하나, 끈적끈적하여 다루기 힘들고, 씹을 때 이(teeth)에 달라붙음	• 당은 많이 함유되어 있어 당뇨병과 같은 대사성 질환이 있는 사람들에게는 주의가 필요함 • 고령인의 경우 치아 손상 가능성 우려
최근 개발된 제품		
홍삼 스틱	• 작아서 먹기 편하지만, 홍삼액 마실 때 농도가 물보다 더 진해서 다른 홍삼 제품보다 더 쓰고, 다 나오지 않고 스틱에 홍삼액이 일부 남아 있다는 느낌	• 스틱에 남은 홍삼액을 다시 짜 먹어야 함

*본 내용은 저자가 30년 이상 동안 인삼을 연구하면서, 홍삼 제품을 복용할 때 홍삼 소비자 입장에서 느낀 점들을 기술한 것임. 홍삼 제품을 복용하는 사람에 따라 여기서 기술한 내용과 의견이 다를 수 있음.

이 1조 3,000억원이 넘어 세계 1위라는 기사가 매스컴에 나왔다. 그러나, 해외 수출액은 508억원으로 나타났다. 해외에 수출한 홍삼 제품을 자세히 보면, 중국 수출의 경우 대부분이 원형 홍삼이고, 미국은 주로 교민 대상 소비를 목적으로 한 것이다. 대부분의 홍삼 제품은 국내 내수용이 94%라는 의미다. 세계 1위라고 좋아할 때가 아니다.

국내 홍삼 회사들은 홍삼 시장의 어려움을 알면서도 변화를 두려워 한다: "누가 내 치즈를 옮겼을까?"의 교훈

국내 홍삼 제품을 생산하는 회사들은 1~2개를 제외하고는 수백 개의 중·소 영세한 회사들이 대부분을 차지하고 있다. 그러다 보니 국내 홍삼 관련 대기업 한 곳이 국내 홍삼 시장의 70~80% 이상을 차지하고 있다. 당연히 국내 수삼 수매 및 홍삼 시장에서 그 회사의 국내 영향력이 클 수밖에 없다. 또, 국내 홍삼 시장이나 연구 방향까지 주도하고 있다. 다른 중소 홍삼 기업들의 제품들은 대기업 제품을 카피(copy)해서 쫓아갈 수밖에 없는 모양새다. 예를 들면, 홍삼 분야 대기업에서 스틱 제품이 나오자마자 중·회사들이 이름만 살짝 바꾸어 스틱 제품을 출시한 것을 보면 알 수 있다. 국내 홍삼 시장을 주도하는 회사는 제품 개발을 민영화 이후로 자체 R&D 기능이 제품 개발 쪽으로 전환되었다. 대신 주로 외부 용역 연구를 통하여 R&D를 대신하고 있다.

외부 용역 연구를 주로 하는 이유는 짧은 시간에 많은 종류의 연구 결과를 얻을 수 있다. 이를 기반으로 홍삼 제품 판매에 도움이 될 수 있는 효능 아이템을 찾아내어 홍삼의 우수성 선전을 통하여 매출 증대를 꾀하려는 것이다. 즉, 단기 성과를 내는 것이 주요 목적인 것이다. 또 다른 흥미로운 점은 국내 과학자들이 발견한 새로운 신소재나 효능보다, 외국인이 홍삼 추출물을 이용한 연구 결과를 더 선호한다. 이것은 외국인 과학자(특히 백인 계통의 과학자들은)의 홍삼 연구 결과를 활용하여 홍삼의 우수성을 국·내외적으로 극대화하려는 것이다. 당연히 회사로서는 매출 증대를 통한 영리의 극대화가 목적이므로, 그렇게 할 수밖에 없을 것이라고 이해할 수 있다.

미래 홍삼이 가야할 길

미래의 홍삼은 blue ocean인 고령화와 관련된 질환 예방 및 증상 완화 용도의 high quality 천연물 의약품 개발 전략으로 가야 한다

다른 종류의 기능성 식품들은 홍삼이 가지고 있지 않은 특정 기능(들)을 앞세워서 선전하고 있고, 홍삼 효능의 가성비가 다른 기능성 식품에 비하여 낮기 때문에, 국내 홍삼의 기능성 식품 시장의 점유율 변화를 보면 미래 홍삼 점유율은 줄면 줄었지 앞으로 늘어날 가능성은 적을 것 같다. 그렇다면 우리나라 홍삼이 살아남을 방법은 무엇인가? 전 세계 천연물 연구에서 인(홍)삼만큼 많이 연구된 천연물 약재는 없다. 그럼에도 불구하고, 홍(인)삼 고유의 특정 효능 타깃 맞춤형 천연물 의약품이 아직도 나오지 않고 있다. 그 이유는 저자도 이해가 가지 않는다. 국내 홍삼 산업이 살 수 있는 길은 국·

내외 기능성 식품 시장에서 경쟁이 덜 심하고, 미래에도 매출이 꾸준히 증가할 수 있는 홍삼을 이용한 천연물 의약품 개발밖에 없다. 즉, 홍삼이 다른 기능성 식품들과 경쟁에서 살아남으려면, 홍삼 소재를 이용한 품질이 우수한 천연물 의약품 개발로 전환해야 한다.

소비자들은 홍삼이 많은 효능이 있어 홍삼을 짧은 기간 동안 먹으면 질병이 대부분 개선되거나 예방될 것으로 믿고 있다. 그렇게 믿고 먹었다가 그런 효과가 나타나지 않으면 실망한다. 그러나 인삼의 학명(*Panax*)은 만병통치약처럼 보이지만, 홍삼은 만병통치약이 아니다. 즉, 지금은 홍삼 효능에 대한 냉철한 재정립이 필요하다. 그러기 위해서는 너무 다양하고 두리뭉실한 홍삼 효능을 하루빨리 정리하여 버릴 것은 버리고 선택할 것은 선택하여, 홍삼 고유의 효능에 대한 선택과 집중을 통해 기능성 타겟 소재 중심과 이를 증명하는 임상 중심의 R & D를 해야 한다.

다시 말하면, 홍삼 효능이 확실한 분야를 찾아서 천연물 의약품 용도에 필요한 기능성 소재 R&D 및 인체 적용시험에 집중하여야 한다. 예를 들면, 우리는 현재 초고령화 사회에 직면해 있다. 당연히 고령화와 관련하여 많은 질환이 있다. 여기에 홍삼의 효능을 맞춘 맞춤형 제품을 개발할 필요가 있다. 홍삼을 이용한 천연물 의약품 개발은 단순 홍삼 추출물 농축액 혹은 파우치 액상 제품만으로는 달성할 수가 없다. 홍삼 성분(분획) 위주의 천연물 의약품 개발이 시급하다. 홍삼 성분(분획)의 특정 질환 예방이나 개선 효과가 발굴될 경우, 최적화된 홍보 역시 필요하다. 그렇게 되면 자연히 홍삼 유래 천연물 의약품 소비는 늘어날 것이다. 이와 더불어, 부가가치 증대 및 홍삼의 소비 증가로 다른 기능성 식품들과의 경쟁은 줄어들 것이다. 이런 과정을 거치려면 많은 시간과 비용을 투자해야겠지만, 홍삼의 미래를 위하여 반드시 필요한 과정이라고 생각된다.

천연물 의약품 개발을 위하여 홍삼 건더기를 적극 활용해야 하는 이유들

인삼 재배 기간 가성비가 낮아 생산된 홍삼을 최대한 이용해야 한다

홍삼 소비자들이 볼 때 홍삼 제품 가격 가성비가 다른 기능성 식품에 비하여 낮은 것처럼, 홍삼 재배 농가들은 현재 홍삼 재배에 대한 가성비, 낮은 자본 회전율 및 낮은 채산성으로 인하여 홍삼 재배에 따른 농가 소득 증대라는 장점(merit)이 점차 줄고 있다. 한마디로 홍삼 재배에 따른 이익 창출이 다른 농작물에 비하여 낮다는 것이다. 다른 대부분의 농작물은 재배 후 수확까지 4~6개월, 길어야 1년 안에 모든 것이 해결된다. 그러나, 홍삼 재배의 가성비를 떨어뜨리는 또 다른 원인 중들의 하나는 긴 재배 기간과 연작장해이다. 처음 심은 인삼을 100%로 가정할 때, 6년 후에 남아서 수확하는 인삼이 30%만 돼도 잘된 것이라는 인삼밭 작업자의 얘기가 낮은 가성비를 대변하고 있다. 이렇게 중간 손실이 많다 보니 당연히 홍삼이 비쌀 수밖에 없는 것이다. 이런 홍삼 중 품질이 좋은 것은 원형삼으로 제조하여 소비자 판매가격이 수십만 원에서 수백만 원에 이른다. 비싼 건 충분히 이해된다.

인삼 재배 기간의 가성비를 높이는 방법 중의 한 가지는 4년근으로 통일하는 것이다. 그러나, 홍삼의 경우 초기 회사들이 6년근 인삼이 4년근 인삼보다 우수하다고 하여 6년 동안 재배한 인삼을 홍삼으로 만든다고 지금까지 대대적으로 선전해왔기 때문에, 이제 와서 다시 4년으로 되돌릴 수는 없는 상황이다. 인삼 연근에 대한 유연성을 가지고 있었다면 좋았을 텐데, 이제 와서 4년근을 주장할 수는 없는 노릇이 되었다. 자기 발목을 자기가 밟은 셈이다. 어떻게 보면 진퇴양난이다.

재배 기간이 너무 긴 탓에 최종 수확량은 적은데, 오르는 물가 때문에 인건비, 자재비 및 재배에 필요한 기타 비용이 더 많이 들어간다. 요즈음 같은 불경기에는 수확한 인삼값이 폭락하여 4~6년간 재배한 인삼이 헐값으로 팔리고 있다고 신문이나 인터넷에 보도되고 있다. 인삼 재배 가성비를 낮추는 또 다른 요소는 연작장해이다. 연작장해로 장기간 재배한 장소에서 한 번 수확하면 이듬해에 다시 인삼을 재배할 수 없다. 다시 재배할 경우 인삼에 해를 입히는 미생물들이 많아져 인삼의 정상적인 성장을 막는 것으로 알려져 있다. 짧은 기간 안에 다시 재배하는 것이 불가능한 것이다. 인삼 연작장해 제거 방법을 국가기관에서 많은 연구를 수행해왔지만, 아직까지 100% 해결되지 않았다. 현재 국내 몇몇 회사들이 인삼 재배 농가와 계약 재배로 수매한 수삼을 홍삼으로 만들었지만, 원형 홍삼 및 홍삼 제품 판매 부진으로 홍삼 재고가 1조원 이상 쌓여 있다(이 의미는 불경기 때문일 수도 있지만, 국내 홍삼 시장이 성장기를 지나 성숙기에 진입했다고 볼 수도 있다). 홍삼 재고가 이렇게 많이 쌓여 있는데, 인삼 연작장해 연구에 미래를 바라보고 투자하라는 것이 어려울 수도 있다. 그러나, 단기간이 아니고 고려인삼의 미래를 생각한다면 연작장해는 국가 연구기관에서 반드시 해결해야 할 문제이다. 또, 연작장해로 인하여 인삼 재배 농가들은 새로운 경작지를 찾기 위한 추가 비용이 든다.

세 번째, 우리나라 인삼 재배 농가의 고령화로 인하여 인삼을 재배할 인력이 부족하다. 우리나라는 초고령화 사회에 진입해 있다. 농가도 마찬가지다. 이를 극복하기 위하여 해외에서 인력을 수입하여 활용하고 있다. 그러나, 어렵게 구한 대부분의 해외 인력들은 더 많은 수입을 원하기 때문에 쉽게 다른 농가나 작업장 및 회사로 이직한다. 오죽하면, 장기간 인삼 재배의 어려움을 호소하는 어떤 인삼 재배 농가는 자식에게 인삼 재배를 물려주고 싶지 않다고 하겠는가! 또한, 요즈음 젊은 세대들은 힘든 육체노동을 싫어하는 까닭에 인삼 재배에 대한 성공적인 세대교체가 점차 어려워지고 있다. 이는 바로 인삼 재배 농가 수의 감소로 이어져, 인삼 생산량이 감소될 것이다. 이를 보완하는 하나의 방법으로 대규모로 인삼을 재배하는 것이 대안이 될 수 있지만, 인삼경작을 몇몇 대규모로 운영하는 회사를 제외하고는 좁은 국토라 이마저도 쉽지 않다.

마지막으로, 인삼의 안전성이다. 인삼을 장기간 온전하게 재배하기 위해서는 병충해를 줄여야 한다. 병충해를 막기 위하여 당연히 농약 사용이 증가할 수밖에 없다. 그러면 인삼에 잔류 농약이 증가한다. 수삼에 남아 있는 잔류 농약 중 사용이 금지된 잔류 농약이 다른 농산물에 비하여 많이 남아 있다는 보고들도 있다. 미국이나 독일과 해외 여러 나라에 인(홍)삼을 수출하기 위해서는 그 나라에서 정한 농약 허용 기준량을 엄격하게 지켜야 한다. 문제는 전 세계 국가들의 수입 농산물에 대한 농약 기준이 점차 강화된다는 것이다. 인(홍)삼에 남아 있는 잔류 농약 문제도 장기간 인삼을 재배하는데 따른 가성비를 낮추는 요인이 될 수 있다.

홍삼 건더기를 활용하는 것은 홍삼 낭비 요소를 줄이는 방법이며, 홍삼 유래 천연물 의약품 개발에 활용할 수 있다

현재 수삼의 홍삼 제조는 좋은 점들이 많이 있지만, 단점도 많다(Chapter 2). 이런 요소들이 홍삼 성분 중심의 천연물 의약품 개발에 걸림돌이 되고 있다. 저자는 인삼을 재배하거나 인(홍)삼 제품을 생산하는 사람은 아니지만, 인삼 효능 연구자이다. 인삼 효능을 연구하면서 인삼에서 새로운 진토닌이라는 신소재를 발굴·응용하여 효능과 관련된 산업화 가능성을 확인하였다. 인삼에서 진토닌이라는 신소재를 분리하여 제품화하는 것은 앞에서도 언급했듯이, 인삼 원재료의 원가가 원래 고가인 관계로 거의 산업화가 어렵다는 것을 확인하였다(Chapter 17). 왜 인삼이라는 원재료가 고가인가는 인삼 재배 및 수삼이 홍삼이 되는 과정과 홍삼을 이용한 제품 제조과정에서 설명하였다. 백(홍)삼에서 신소재를 추출 분리 정제하여 제품을 만든다는 것은 어려운 일이다는 것을 알았다. 그리고 왜 홍삼 제품 제조 관련 회사들이 유효성분들이 많이 함유된 홍삼 캡슐이 아닌 농축 엑기스를 만들어 판매할 수밖에 없는가도 이해하게 되었다. 더욱이 이런 이유로 인해 왜 홍삼을 이용한 새로운 제품 개발이나 천연물 의약품 개발과 연계되지 않은 이유도 이해하게 되었다.

홍삼 제품 제조과정에서 홍삼 건더기가 생기지만, 이를 활용하지 않은 이유에 대해서도 이해하게 되었다. 그래서 저자는, 저자가 발견한 인삼 신소재 혹은 미래에 다른 연구자들이 또 발견할 수 있는 다른 인삼 신소재를 이용할 경우 원가를 낮출 수 있는 방법이 무엇인가에 대하여 고민하기 시작하였다. 백삼이나 홍삼 그 자체를 활용하는 것은 효능이 좋다고 하더라도, 소비자 가격이 고가로 될 것이 분명하여 불가능할 것으로 생각하였다. 저자는 인삼 혹은 홍삼 자체가 아니고 인삼 혹은 홍삼 성분을 분리하여 이용할 수 있는 대안을 고민하게 되었다. 서문에서 언급한 바와 같이 우연한 기회에 홍삼 건더기 활용 가능성을 확인하게 되었다. 홍삼 건더기 안에 인삼 신소재인 진토닌 LPAs이 많이 들어있음을 확인하였다. 왜 홍삼 건더기 안에 홍삼 LPA가 많이 들어있을 수밖에 없는가는 Chapter 12에 기술하였다. 또 아직 발견 안 된 미지의 성분(들)이 있을 확률도 무시하지 못한다. Chapter 17에서 기술한 바와 같이 원가가 매우 낮은 홍삼 건더기에서 생리활성물질을 추출하여 천연물 의약품 개발에 잘 활용할 경우, 가격경쟁력에서 우위를 점하는 것은 그리 어렵지 않을 것 같다.

홍삼 및 홍삼 건더기 유래 생리활성 성분 새활용 기반으로 개별인정형 기능성 식품을 통한 천연물 의약품 개발 연계 전환이 필요하다

인삼 산업 종사자들은 현재 경제가 불황으로 인하여 홍삼 재고도 많고, 홍삼 제품들이 잘 팔리지도 않는데 무슨 홍삼 건더기를 활용하여 천연물 의약품 개발이 가능할까 라고 반문할 수 있다. 또 소비자들이 천연물 의약품 판매 제품에 홍삼 건더기가 함유되어 있다고 한다면 무엇이라고 대답할 것인가?

여기서 저자는 한 가지 짚고 넘어가고자 한다. 인삼을 주요 연구 주제로 하는 국가 연구기관이나 우리나라 홍삼 제품을 대표적으로 생산하는 회사에서 그동안 인삼 혹은 홍삼 R&D에 투자한 연구비는 최근 10년 동안 수 백억원이 된다. 예를 들면, 농림축산식품부에서는 인삼과 관련된 연구 주제로 매년 연구비를 출연해왔다. 또,

KGC 한국인삼공사는 2003년도부터 2022년도까지 매년 10억 원 이상 홍삼 연구비를 고려인삼학회에 출연하여 약 140억 원을 홍삼 추출물의 효능을 밝혀내는 연구를 수행하도록 대학이나 연구기관에 지원하였다.

한 가지 흥미로운 사실은 30년 이상 정부나 회사에서 많은 연구비를 출연하여 연구를 수행해왔음에도 불구하고, 제대로 된 인삼 유래 천연물 의약품이 개발되지 않고 있다는 것이다. 즉, 국가기관이나 민간 회사에서 수십 년 동안 많은 연구비를 투자했음에도, 새롭게 표준화된 획기적인 기능성 인(홍)삼 원료 확보나 제품(또는 천연물 의약품)을 개발하지 못했다는 것은 아이러니하다.

그 원인은 다음과 같다. 많은 연구자들은 처음 회사에서 제공하는 홍삼 추출물을 이용한 연구로 수행한다. 홍삼 추출물에서 효과가 나오면 연구자들은 당연히 홍삼 추출물 안에 들어있는 생리활성물질이 무엇인가에 관심을 가지게 되고, 그 성분을 찾거나 아니면 가능성 있는 단일 후보 성분(들)을 이용한 같은 실험을 반복하게 된다. 그 결과 2가지 연구 결과를 얻을 수 있다. 하나는 인(홍)삼에 함유된 단일 성분들을 이용한 연구에서 홍삼 추출물에서 관찰된 똑같은 연구 결과를 얻는 경우다. 또 다른 경우는, 분명 홍삼 추출물 수준에서는 좋은 효과를 관찰하였으나, 무슨 성분이 그러한 효능을 발휘하는 가를 확인하기 위하여 인(홍)삼 성분 분리 및 분석으로 깊이 들어가서 해당 성분들의 효과를 확인할 경우, 추출물에서 관찰된 효과를 얻지 못하는 경우다.

위에서 언급한 첫 번째 경우, 홍삼 추출물 중 유효성분으로 생각되는 성분에서 그 효과를 관찰할 경우 그 단일 유효성분을 이용하기에는 그 유효 성분의 양과 원재료 가격이 너무 비싸다. 예를 들면, 인삼에 들어있는 여러 진세노사이드들 중에 진세노사이드 Rg3가 흥분성 신경전달물질이나 신경독소로부터 신경세포를 보호하는 생리활성이 있다는 보고들이 있다. 따라서, 진세노사이드 Rg3가 신경계보호 유효성분이라고 가정할 경우, 진세노사이드 Rg3는 단일 성분이므로 신경계 보호 용도 신제품 개발 시 성분 표준화는 가능하다. 그러나, 진세노사이드 Rg3를 이용한 제품 개발은 어려울 것으로 예상된다. 그 이유는 앞에서 언급한 바와 같이 홍삼에서 진세노사이드 Rg3의 함량이 낮고, 진세노사이드 Rg3를 분리하는데 많은 인건비와 시간이 소요된다. 따라서 순수 분리한 진세노사이드를 연구용 시약으로 판매하는 회사(시그마-알드리치)에서 진세노사이드 Rg3 가격은 5 mg에 자그만치 240,000원이다. 이렇게 비싼 원재료 가지고 인체 적용 시험 검증, 동물들을 이용한 안전성 검증 및 다른 식약처 허가를 받기 위한 많은 단계를 모두 통과해야 한다. 진세노사이드 Rg3를 이용한 제품 개발 연구에 예산이 너무 많이 든다. 그렇다고 전임상 연구 결과가 사람 대상 인체 적용시험에서도 똑같은 좋은 결과가 나오라는 법은 없다. 보통 평균적으로 동물을 대상으로 하는 전임상 연구가 인체 적용시험에서도 잘 나올 확률은 10% 내외로 알려져 있다. 큰 기업이나 국가기관의 전폭적인 지원 없이 작은 회사나 벤처에서 장기간 진행하기에는 어렵다.

진세노사이드의 구조가 복잡해서 화학 합성하기도 어려운 것으로 알려져 있다. 그러나, 최근에 중국 과학자들이 특정 진세노사이드를 인공적으로 합성했다는 연구 보고들이 발표되었다. 정말로 중국 과학자들에 의하여 진세노사이드를 합성하여 대량 생산이 가능하다면, 중국 과학자들은 인삼에서 진세노사이드 추출 및 분리 없이 합성한 진세노사이드로 표준화 연구를 수행할 것이다. 합성한 진세노사이드 섭취로 효능의 재현성을 확인한다면, 인삼의 효능을 대체할 수 있다고 주장할 수 있기 때문에, 세계 인삼 시장이 요동칠 가능성이 있다. 이런 상황이 벌어지면 고려홍삼은 어려움에 봉착할 수 있다. 하지만 아직까지도 국내에서는 진세노사이드 생합성 시도에 대한 R&D 투자와는 거리가 먼 단순 홍삼 추출물을 이용한 효능 발현에 관심이 더 많다.

두 번째의 홍삼 추출물에서는 효과가 있는데 후보 성분들에서는 그 효과가 관찰되지 않을 경우, 이 또한 신제품 개발에 문제가 된다. 과학자 중에서 말하기 좋아하는 사람들은 인삼의 효과는 인삼의 다양한 미지의 성분들이 합쳐져서 효과를 발휘하는 것이라고도 한다. 이렇게 말하기는 쉬울지라도 실제로 제품을 개발하는 연구자들에게는 장님이 코끼리 다리 만지는 경우와 같다. 홍삼 추출물 중에 어느 성분이 효과가 있는지는 모르는 것이다. 이럴 경우, 원가는 단일 성분에 비하여 좀 낮아지겠지만, 기능성 성분을 모르기 때문에 다른 기능성 식품처럼 표준화가 어려워 효능 재현성이 어렵다. 그냥 지금처럼 홍삼 추출물 수준에서 제품을 만들어서 판매하는 수밖에 없다. 지금까지 홍삼 제품을 생산해온 방식이 이런 방법이다. 인(홍)삼을 이용한 새로운 인(홍) 제품 개발이나 천연물 의약품 개발이 어려움에 봉착하는 경우다. 즉, 홍삼 추출물을 이용한 새로운 천연물 의약품 개발이 어렵다는 것이다. 그에 대한 대안은 아래에서 기술한다.

홍삼 건더기에 생리활성 유효성분이 많이 함유되어 있는 분획을 분리하여 활용할 경우 원가뿐만 아니라 유효성분 중심의 새활용 제품 개발이 가능하다

홍삼 건더기를 활용하여 생리활성 유효성분을(혹은 분획) 분리할 경우, 홍삼 원재료 원가 절감과 동시에 홍삼 유효 혹은 기능성 성분 확보라는 두 마리 토끼를 다 잡을 수 있다. 홍삼 건더기의 생리활성 유효성분을 이용하여 효능을 검증하고, 그것을 바탕으로 용도에 맞는 제품을 개발하는 것이다. 만약에 저자가 미래에 국·공립 연구소나 회사에서 R&D를 총괄할 수 있는 위치에 있다면, 제일 먼저 홍삼 건더기로부터 분리한 유효성분을 이용하여 고령화와 관련된 신경계 혹은 비신경계 퇴행성 질환의 예방과 증상 완화를 타깃으로 하는 제품 개발을 위한 연구를 실시할 것이다.

우리나라뿐만 아니라 전 세계적으로 선진국 및 개발 도상국할 것 없이 모두 고령화가 화두다. 인류의 수명이 연장됨에 따라 노화와 관련된 질병들이 많이 나타나고 있다. 그 중 대표적인 것은 뇌 질환으로서는 알츠하이머 치매와 노인성 관절염이다. 두 질병은 모두 나이와 깊은 연관이 있다. 노년에 관절염을 앓을 경우 활동이 제한되어 운동 부족이 생긴다. 야외 운동 혹은 사회 활동 부족은 곧 우울증으로 연결된다. 노년 우울증은 대부분 알츠하이머병 치매 발병과 깊은 연관성이 있다. 따라서 관절염 예방 및 증상 완화는 어떻게 보면 치매 예방과 연계되어 있다고 볼 수 있다. 물론, 둘 중 어느 하나에 대한 홍삼 건더기 유래 천연물 의약품 개발을 위한 효능 입증에 많은 돈과 시간을 투자해야 하지만, 불가능한 것은 아니다.

미래 글로벌 인삼 시장은 어둡지만은 않다

2021년 8월 미국에 있는 글로벌 시장조사기관인 글로벌 인더스트리 애널리스츠(Global Industry Analysts)는 "인삼: 글로벌 마켓 성장궤적 및 분석" 보고서를 발표하였다. 그 내용은 2020년 세계 인삼 시장은 약 61억 달러였고, 매년 11%씩 성장하여 2027년도에는 전 세계 인삼 시장이 2020년도의 2배인 약 126억 달러에 이를 것으로 예상하였다. 또 이 보고서에서는 미국, 중국, 일본 및 유럽의 인삼 수요가 큰 폭으로 증가할 것으로 예상하였다. 그 이유는 건강 증진을 위하여 합성 의약품에 의존하기보다, 천연물로서 혹은 천연물 의약품으로 건강을 보충할 수 있는 대체 품목으로 인삼을 선택하는 사람들이 전 세계적으로 늘고 있는 경향이기 때문이다. 미래에 세계 인삼 시장은 지속적으로 성장하기 때문에, 2022년도 약 13억 달러 매출(대부분이 국내 매출)을 해외 시장 개척 노력 여부에 따라, 준비만 잘하면 해외 홍삼 제품 수출 100억 달러 목표로 성장하는 것이 불가능 한 것은 아니다. 인삼 종주국이라고 주장하는 우리나라가 글로벌 인삼 시장을 선도할지 혹은 주도권을 뺏긴 채 다른 나라에 끌려다닐지는, 서양삼에 비해 우리나라가 지속적으로 주장하는 구체적인 홍삼의 효능 우수성을 뒷받침하는 신소재를 발굴하여 국제인삼 산업에서 효능 경쟁력 및 가격경쟁력을 지닌 차별화된 신제품을 개발하느냐 못하느냐에 달려있다.

기존 홍삼 패러다임(paradigm)에 대한 홍삼 패러다임 리셋(reset)이 필요하다

우리나라 대표 인삼인 홍삼에 대하여 홍삼 산업에 종사하고 있는 경영자들 및 업무자들이 가지고 있는 옛날 방식의 고착된 견해나 인식의 틀과 개념을 바꿀 필요가 있다. 우리나라가 선진국으로 진입한 지금 점진적인 인구 감소, 지구 온난화와 초고령화 사회 진입과 더불어 다양한 기능성 식품들과의 경쟁을 포함한 국내·외 여러 환경들이 홍삼 산업의 외형을 키우는 "국내 홍삼 산업 성장 지향성"에서 "국내·외 홍삼 산업이 지속 가능한 성장" 개념으로 바꾸도록 하고 있다. 이에 적응하기 위해서는, 적어도 5가지에 대한 홍삼 리셋이 필요하다. 1) 기존의 홍삼 제품 모두는 아닐지라도 소비자 편의성을 위한 제형 변화가 필요하다(**표 21-2**). 2) 단순 홍삼 물/주정 추출물 안에는 인삼이 가지고 있는 생리활성 성분들 모두 포함하고 있지 않다(**그림 11-1**). 기존의 인삼 성분과 새로 발굴된 신소재들이 조합된 성분(혹은 분획) 및 효능 작용 타깃 위주의 premium 차별화된 신제품 개발이 필요하다(**표 14-1**과 **표 15-2**). 3) 2항의 제품 원가 절감을 위하여 홍삼 건더기를 적극적으로 활용해야 한다. 4) 홍삼 효능 연구도 중요하지만, 홍삼과 홍삼 건더기에서 신소재를 탐색, 발굴, 신소재 표준화와 효능 재현성을 위한 R&D 투자를 지속적으로 해야한다(Chapter 16). 5) 3항과 4)항을 기반으로 국제경쟁력 강화와 해외 시장을 개척해야 한다. 현재 국내 인삼 산업의 어려움을 슬기롭게 극복하기 위하여 인삼 관련 관·학·연 및 회사들이 함께 지혜를 모을 때다.

후 기

홍삼이 좋은 효능만 있는 밝은 면만 있는 것은 아니다. 홍삼의 이면은, 즉 어떻게 보면 홍삼 건더기라는 그동안 버려져 왔던 폐기물이라는 홍삼의 어두운 면을 가지고 있다. 이것을 그대로 덮고 있어서는 안되겠다는 생각이 들었다. 저자는 지금까지 홍삼 건더기라는 어두운 면을 밝은 쪽으로 끌어내어 재활용을 넘어서 새활용이라는 발전적인 변화를 유도하고 싶었다. 사실 그 마음이 본 책을 저술하게 된 동기이다.

우리가 인삼 부산물을, 특히 홍삼 건더기를 적극적으로 활용해야 하는 이유는 다음과 같다. 첫째로 인삼 재배 기간이 길다. 인삼밭에서 재배한 인삼을 채취해서 건강 기능성 식품 혹은 약재로 활용하기 위하여서는 적어도 4~6년을 기다려야 한다. 인삼은 음지 식물이라 주변 온도에 민감하여 특별한 재배 시설이 필요하다. 또 다른 작물에 비하여 인삼은 재배에 있어서 신경을 많이 쓰는 작물로 알려져 있다. 오죽했으면, “인삼은 경작자의 손길과 정성을 4~6년간 먹고 자란다”라는 말이 있을 정도다. 인삼은 또 긴 재배 기간으로 인하여 각종 병원균나 해충으로부터 보호하기 위한 많은 별도의 작업을 필요로 하여 인건비와 자재비가 지속적으로 들어간다. 그래서, 다른 농작물에 비하여 채산성과 자본 회전율이 낮다. 긴 재배 기간과 수확하기 전까지 많은 인건비가 들어가니, 인삼 원료(원삼) 자체가 비싸서 인삼 성분을 분리하여 성분 중심의 새로운 제품 개발이 어렵다. 인삼 유효성분을 분리할 경우 수율이 원래 사용한 원료보다 많이 줄어들어 사용할 수 있는 전체적인 양이 줄어들기 때문이다. 여기에 성분 중심의 홍삼 제품을 만들기 위하여 부형제와 다른 성분들을 추가하게 되면 원가는 기하급수적으로 증가한다.

인삼 생리활성을 지닌 성분을 이용한 제품 개발에 가장 걸림돌은 원가다. 비싼 원가에 또 다른 비용이 추가된다. 그런 이유로, 우리나라 인(홍)삼 산업 현실은 단순하게 밭에서 캔 수삼, 수삼을 말린 백삼 혹은 증숙과 건조 과정을 거친 홍삼 혹은 흑삼을 그대로 팔거나 단순 추출물을 만든 다음에 농축액 액상을 다른 한약재와 섞어서 이용하거나 농축한 홍삼 엑기스로 판매된다. 서양삼의 경우에는 단순 건조 판매 혹은 분말화하는 과정만 있다. 서양삼과 달리 홍삼을 만드는 것은 예부터 비싼 인삼을 저장 및 제품화하는데 손실을 최소화하기 위한 방법이지만, 가공 과정에 인건비를 비롯한 다른 비용이 추가된다. 그러나, 예부터 우리나라 소비자들은 이런 유형의 제품에 매우 익숙해져 있다. 다른 제형의 제품을 개발하여 판매할 경우 소비자들의 구매 저항이 클 것으로 예상된다.

어떻게 하면, 기존의 개발된 인삼 제품을 유지하면서 새로운 제품 개발을 달성할 수 있을까? 현재 천연물로부터 물질 분리와 성분 분석 기술이 빠르게 발전하고 있다. 또 원료나 성분 보존 기술도 많이 발달하였다. 인삼의 원가를 절약할 수 있으면서 새로운 인삼 제품을 개발할 수 있는 방법은 가격이 저렴한 홍삼 부산물을 재활용을 넘어서 새활용하는 것이다. 현재 홍삼을 이용하여 물 추출이나 혹은 주정 추출을 통해서는 홍삼의 유효성분들을 모두 회수하는 것이 불가능하다. 그래서 홍삼을 물 추출하고 남은 부산물을 주정을 이용하여 부산물 속에 아직도 남아 있는 유효성분 분획이라도 추가 추출 분리하여 제품 개발에 새활용하는 것이다.

여러분도 다 아시겠지만, 인삼 부산물 특히 많이 생산되는 홍삼 건더기가 원래 인삼이나 홍삼에 비해 원가가 많이 들지 않는다. 그동안 활용 방법을 모르거나 개발되지 않아 대부분은 퇴비나 동물 사료로 이용되고 있을 뿐이다. 최근에 홍삼 부산물을 다양한 용도로 재활용하기 위한 연구가 진행되고 있다. 그러나, 이들 연구도 대부분은 홍삼 부산물 일부를 그대로 사용하거나 발효해서 사용하는 연구가 대부분이어서 미진하거나 걸음마 수준이다.

저자는 비사포닌으로써 백삼에서 진토닌(gintonin)이라는 신소재를 처음 분리하였다. 또 백삼이나 서양삼에 들어있지 않고 홍삼에만 있는 홍삼 레글리드(Korean red ginseng Reglid)라는 신소재가 존재함을 확인하였다. 진토닌 신소재의 기능성(bioactive) 성분은 lysophosphatidic acid(LPA)인 것으로 나타났다. 홍삼 레글리드는 당-지질인 것으로 나타났다. 물론 홍삼 레글리드는 추가 연구가 필요하다. 인삼 진토닌의 기능성 성분인 lysophosphatidic acid(LPA)이 홍삼 건더기에도 많이 남아 있는 것으로 밝혀졌다. 홍삼 건더기 안에 남아 있는 LPA는 단독 형태로 존재하는 것이 아니고, 다른 당과 같은 인삼 성분들과 안정되게 결합된 형태로 분리된다. 이것이 인삼의 다른 성분들과 진토닌과의 커다란 차이이다. 또, 진세노사이드 외 다른 아르기닌이나 폴리페놀과 같은 성분들도 홍삼 건더기에 들어있다.

홍삼의 건더기는 홍삼이 가지고 있는 것 이상의 생리활성 성분들을 포함하고 있는데, 왜 그동안 활용하지 못하고 단순히 폐기하거나 사료나 퇴비로 사용했을까? 서문에서도 기술한 바와 같이 바로 박(粕, 껍질) 혹은 찌꺼기라는 고정 관념 및 선입감이 문제다. 아시겠지만, 인삼은 보리, 밀이나 콩과 같은 식물과 달리 껍질이 없다. 인삼 부산물 특히 홍삼 추출 부산물을 껍질이라는 말은 맞지 않다. 인삼 정책을 관장하는 정부기관, 인삼을 연구하고 인삼 산업에 근무하는 전문가들이 힘을 합쳐 잘못된 선입감을 바로 잡지 못하면, 우리나라 인삼 산업은 정체되고 발전하지 못할 것이다. 언제까지 인(홍)삼 원형삼 혹은 단순 홍삼 추출물로 고려홍삼의 명백을 이어갈 것인가? 이것을 해결하는 방법은 홍삼 건더기를 활용하는 길 밖에 없다. 또 다른 이유는 홍삼 건더기 활용은 원가 절감뿐만 아니라 환경, 사회 및 지배구조 개선이라는 ESG와도 연계된다.

이 책을 읽는 국내 인삼관련 일선 공무원, 인(홍)삼 산업 종사자, 대학·인삼 관련 연구소(원) 연구자들 및 일반 독자들에게 홍삼 건더기 재활용을 넘어서 새활용 용도로 응용하는데 참고서로 작은 도움이 되었으면 한다.

인용 및 참고문헌

Chapter 1

Kwak YS, Kyung JS, Kim SK and Wee JJ. 홍삼유출액으로부터 Diaion HP-20 수지 흡착법에 의한 조사포닌의 분리(An Isolation of Crude Saponin from Red-Ginseng Efflux by Diaion HP-20 Resin Adsorption Method)]. Korean Soc. Food Sci. Nutr. '30 (I). 1-5 (2001)

우리 인삼의 이해, (저자)고성권, 김윤수, 김윤영, 김종기, 목성균, 박종대, 신차균, 임병옥, 정재훈, 정헌배, 최용의, 함영태. 2006. 출판사: 중앙대학교 출판부.

인삼 부산물의 산업소재화에 대한경제성 및 시장성 분석 연구 (The study of economical efficiency and marketability analysis on ginseng by-product's industrialization) 연구기간: 2011.3.1.-2012.12.31. 최종 보고서. (재)금산국제인삼약초연구소.

2021년 인삼 통계자료집, 농림축산식품부 원예산업과

홍삼의 화학 성분과 약식동원. (저자) 곽이성, 2022. 출판사: 한림원

https://www.sciencetimes.co.kr/news/%EC%9D%B8%EC%82%BC-%EB%BF%8C%EB%A6%AC%EB%B3%B4%EB%8B%A4-%EC%97%B4%EB%A7%A4%EA%B0%80-%EB%8D%94-%EC%A2%8B%EB%8B%A4/

http://www.knongnews.com/news/articleView.html?idxno=1375

https://m.blog.naver.com/PostView.naver?isHttpsRedirect=true&blogId=krahn82&logNo=220437160687

Chapter 2

Park MH, Sohn HJ, Jeon BS, Kim Nm, Park CK, Kim AK, Kim KC. Studies on Flavor Components and Organoleptic Properties in Roasted Red Ginseng Marc. J. Ginseng Res. Vol. 23, No. 4, 211-216(1999).

Kwag YS, Kyung JS, Kim SK, Wee JJ. An Isolation of Crude Saponin from Red-Ginseng Efflux by Diaion HP-20 Resin Adsorption Method. J. Korean Soc. Food Sci. Nutr. '30 (I). 1-5 (2001)

Lee SW, Kwon WS, and Jeong BJ. Occurrence, type and ultrastructure of calcium oxalate crystals in Panax ginseng. J. Ginseng Res. 26, 213-218 (2002).

Kim CS, Jang DS and Che SY. Histological Characteristics of Korean Red Ginseng in Steaming Processes. Korean J. Medicinal Crop Sci. 14(1): 36-40 (2006)

Kim CS, The Ginseng Story; Manufacture & Processing, Quality & Sorting. 고려인삼연구와 산업 12월호 (2010). The Korean Ginseng Research and Industry (Vol.4. No.2) 24-43.

Moon YJ. A study on using possibility of Korean red ginseng residue extract in the food and pharmaceutical industry by analysis of ginsenosides and sensory characteristics. 고려대학교 생명공학과 석사학위 논문 (2015).

인삼 명품화를 위한 기능성 식품소재 표준화 및 유효성분 강화 기술 개발 Development of

enhancing effective ingredient and standardization of functional food-materials for brand-name product with ginseng. 국립원예특작과학원 보고서(2015)

Kwak YS, Han MW, Bae BS, Ahn MG, Yu HY, Park CS, Baeg IH and Cho BG. The Changes of Physicochemical Characteristics and Quality Stability of Korean Red Ginseng (Panax ginseng C.A. Meyer) Stored over 20 Years. Kor. J. Pharmacogn. 48(4): 329-338 (2017)

Park YS, Oh MH, Lee H, Jung JT, Jo YH and Pyo MK. Comparison of Malonyl Ginsenoside Contents in Parts of Korean Ginseng. Kor. J. Pharmacogn. 48(1): 82-87 (2017)

http://www.korean-ginseng.org/bbs/board.php?bo_table=02_042

https://m.blog.naver.com/kim130802/221409377416

Chapter 3

Bean GA. Phytosterols. Adv Lipid Res. 1973;11:193-218.

Lee KS, Choi KJ, Ko SR, Jang JG and Yang CB. Maillard Browning Reaction and Antioxidant Activity of Red Ginseng Stored for Long Periods. Korean]. Ginseng Sci. Vol. 1.2, No. 2. 121-127 (1988)

Lee JW and Do JH. Extraction Condition of Acidic Polysaccharide from Korean Red Ginseng Marc. J Ginseng Res. Vol. 26, No. 4, 202-205(2002)

Salen G, von Bergmann K, Lütjohann D, Kwiterovich P, Kane J, Patel SB, Musliner T, Stein P, Musser B; Multicenter Sitosterolemia Study Group. Ezetimibe effectively reduces plasma plant sterols in patients with sitosterolemia. Circulation. 2004 Mar 2;109(8):966-971.

Park SH and Kim WJ. Study of Hongsambak for Medicinal Foods Applications: Nutritional Composition, Antioxidants Contents and Antioxidative Activity. Korean J. Oriental Physiology & Pathology 20(2) :449~454. 2006.

Gehrig K, Lagace TA, Ridgway ND. Oxysterol activation of phosphatidylcholine synthesis involves CTP:phosphocholine cytidylyltransferase alpha translocation to the nuclear envelope. Biochem J. 2009 Feb 15;418(1):209-217.

Kwag YS and Baeg IH. Review on the Current Research of Red Ginseng Acidic Polysaccharide for its Immunostimulating Activity. The Korean Ginseng Research and Industry (Vol.4 No.1) 20-35, 2010.

발명자: 최승미 외 6인. 특허명: 홍삼박의 메탄올 추출물을 유효성분으로 함유하는 조성물. 10-2012-0119504.

Zang OH, Park J, Kim SH, Lee SY and Moon B. Quality Characteristics of Yackwa with Red Ginseng Marc Powder. KOREAN J. FOOD COOK. SCI. Vol. 30, No.6, pp. 800 ~ 805 (2014)

조상원, 김관후. 인삼 부산물의 제품화 컨셉 가능성 분석. 농업경영정보 2013-01. 1-29.

Seo JY. Lee CW, Choi DJ, Lee J, Lee JY, Park YI. Ginseng marc-derived low-molecular weight oligosaccharide inhibits the growth of skin melanoma cells via activation of RAW264.7 cells. International Immunopharmacology 29 (2015) 344–353.

Ha YJ, Kim SK, Yoo SE, Yoo EU, Yoo SK. Separation and Purification of Antioxidant Activity Acidic Polysaccharide from Red Ginseng Marc. Journal of Oil & Applied Science 1 Vol. 34, No. 4. December, 2017. 915-923

Park CK, Lim YH, Koo BS, Hoe JH, Lee HJ Characteristics of Red Ginseng Oil. The Korean Ginseng Research and Industry (Vol.11 No.2) 2017.

Lee JY, Lim T, Kim J, Hwang KT. Physicochemical characteristics and sensory acceptability of crackers containing red ginseng marc. J Food Sci Technol. 2022 Jan;59(1):212-219.

Kim JH, Lee RM, Oh HB, Kim TY, Rhim H, Choi YK, Kim JH Kim, Oh S, Kim DG, Cho IH, Nah SY, Atypical formations of gintonin lysophosphatidic acids as new materials and their beneficial effects on degenerative diseases, Journal of Ginseng Research, 2023 (in press).

Lee R, Kim J-H, Hwang H, Rhim H, Hwang S-H, Cho I-H, Kim D-G, Kim H-C, Nah S-Y. Preparation of Red Ginseng Marc-Derived Gintonin and Its Application as a Skin Nutrient. Nutrients. 2023; 15(11):2574.

Chapter 4

Park SH and Kim WJ. Study of Hongsambak for Medicinal Foods Applications: Nutritional Composition, Antioxidants Contents and Antioxidative Activity. Korean J. Oriental Physiology & Pathology 20(2) :449-454. 2006.

Imokawa G. Recent advances in characterizing biological mechanisms underlying UV-induced wrinkles: a pivotal role of fibrobrast-derived elastase. Arch Dermatol Res. 2008 Apr;300 Suppl 1:S7-20.

Bak MJ, Hong SG, Lee JW, Jeong WS. Red ginseng marc oil inhibits iNOS and COX-2 via NFκB and p38 pathways in LPS-stimulated RAW 264.7 macrophages. Molecules. 2012 Nov 22;17(12):13769-86.

Jang SO, Kim MR and Hong KW. Chemical Characteristics and Antioxidant Activity of Red Ginseng Oil Produced in a Process where Saponin is Extracted from Red Ginseng. Food Engineering Progress. Vol. 16, No. 4. pp. 369-373 (2012)

Chung IM, Kim YO, Ali M, Kim SH, Park I, Kim EH, Yang YS, Park HR, Son ES, Ahmad A. Triterpene glycosides from red ginseng marc and their anti-inflammatory activities. Bioorganic & Medicinal Chemistry Letters 24 (2014) 4203-4208

Zang OH, Park J, Kim SH, Lee SY and Moon B. Quality Characteristics of Yackwa with Red Ginseng Marc Powder. KOREAN J. FOOD COOK. SCI. Vol. 30, No.6, pp. 800-805 (2014)

Lee MY, Kim BE, Yang JC. Effects of Extracts Derived from Red Ginseng Residue on Antioxidant Activity and Elastase Inhibition. J. of Korean Oil Chemists' Soc., 1 Vol. 33, No. 4. December, 2016. 658-666.

Lesmana R, Parameswari C, Mandagi GF, Wahyudi JF, Permana NJ, Radhiyanti PT, Gunadi JW. The Role of Exercise-Induced Reactive Oxygen Species (ROS) Hormesis in Aging: Friend or Foe. Cell Physiol Biochem. 2022 Dec 12;56(6):692-706.

Truong VL and Jeong WS. Red ginseng (Panax ginseng Meyer) oil: A comprehensive review ofextraction technologies, chemical composition, health benefits, molecular mechanisms, and safety. Journal of Ginseng Research 46 (2022) 214e224

Chapter 5

Han IJ, Kim RY, Kim YM, Ahn CB, Kim DW, Park KT, Chun SS. Quality Characteristics of White Bread with Red Ginseng Marc Powder. J East Asian Soc Dietary Life 17(2): 242-249 (2007).

Han IJ, Kim MY, and Chun SS. Characteristics of Dough with Red Ginseng Marc Powder. J East Asian Soc Dietary Life 17(3): 371-378 (2007).

Park YR, Han IJ, Kim MY, Choi SH, Shin DW and Chun SS. Quality Ch aracterisucs of Sponge Cake Prepared with Red Ginseng Marc Powder. KOREAN J. FOOD COOKERY SCI. Vol. 24, No. 2, pp. 236-242 (2008).

Jung YM, Oh H, and Kang ST. Quality Characteristics of Muffins Added with Red Ginseng Marc Powder. J Korean Soc Food Sci Nutr 44(7), 1050-1057(2015).

Lim EJ. Quality Characteristics of Cookies Added with Red Ginseng Marc Powder. Journal of the Table & Food Coordinate. Vol.14, No.2, 2019.

Lee JY, Lim T, Kim J, Hwang KT. Physicochemical characteristics and sensory acceptability of crackers containing red ginseng marc. J Food Sci Technol. 2022 Jan;59(1):212-219.

Chapter 6

이선영. 홍삼 가공 부산물을 활용한 식품소재 개발과 이를 활용한 병과제품개발. 최종보고서. 중앙대학교산학협력단(안성). 2012.

Zang OH, Park J, Kim SH, Lee SY and Moon B. Quality Characteristics of Yackwa with Red Ginseng Marc Powder. KOREAN J. FOOD COOK. SCI. Vol. 30, No.6, pp. 800-805 (2014)

Jang SY and Park YM. The Quality Characteristics of Baked Rice Cake with Red Ginseng Marc and Sweetened Red Ginseng Marc. Culinary Science & Hospitality Research 26(11), 118-127; 2020.

Chapter 7

Ahn YG, Kim SK and Shin CS. Studies on Ginseng Vinegar. KOREAN J. FOOD & NUTR. Vol. 12. No. 5. 447–454 (1999)

Kim DC and In MJ. Changes in Fermentative Characteristics of Red Ginseng Wine using Enzymatically Hydrolyzed Red Ginseng Marc. Journal of the Korea Academia-Industrial cooperation Society Vol. 14, No. 12 pp. 6290-6295, 2013

Kim DC and In MJ. Potential of Red Ginseng Marc for Ethanol Production as a Fermentation Medium. J Appl Biol Chem (2013) 56(4), 245–247.

Chapter 8

Lee MY and Yang JC. Effects of Extracts Derived from Red Ginseng Residue on Antioxidant Activity and Elastase Inhibition. J. of Korean Oil Chemists' Soc., 1 Vol. 33, No. 4. December, 2016. 658-666.

Kim YH, Park HR, Cha SY, Lee SH, Jo JW, Go JN, Lee KH, Lee SY, Shin SS. Effect of red ginseng NaturalGEL on skin aging. J Ginseng Res. 2020 Jan;44(1):115-122.

Kim HS. Effectiveness of Ginseng Berry Marc Extract for Skin Improvement. Asian J Beauty Cosmetol 2021; 19(1): 121-128.

Li Z, Jiang R, Liu J, Xu X, Sun L, Zhao D. *Panax ginseng* C. A. Meyer Phenolic Acid Extract Alleviates Ultraviolet B-Irradiation-Induced Photoaging in a Hairless Mouse Skin Photodamage Model. Evid Based Complement Alternat Med. 2021 Aug 2;2021:9962007.

Choi SH, Won KJ, Lee R, Cho HS, Hwang SH, Nah SY. Wound Healing Effect of Gintonin Involves Lysophosphatidic Acid Receptor/Vascular Endothelial Growth Factor Signaling Pathway in Keratinocytes. Int J Mol Sci. 2021 Sep 21;22(18):10155.

Truong VL, Jeong WS. Red ginseng (*Panax ginseng*Meyer) oil: A comprehensive review of extraction technologies, chemical composition, health benefits, molecular mechanisms, and safety. J Ginseng Res. 2022 Mar;46(2):214-224.

Chapter 9

Ju HK, Lee KU, Choi BK, Bak MY and Hong SP. A study on the nutritive effect of ginseng meal in laying hen. Korean J. Food Sci. Technol Vol 7. 11-15. 1975.

최양일, 조성구, 박기수, 이장걸, 연규원, 이후창. 홍삼 부산물의 급여가 돼지의 사양성적 및 도체 특성에 미치는 영향. 한국축산식품학회 2006년도 정기총회 및 제37차 춘계 국제학술발표대회

2006 May 26, 2006년, pp.184–187.

최양일, 조현정, 박기수, 이장걸, 연규원, 이후창. 홍삼 부산물의 급여가 돼지의 육질 특성에 미치는 영향. 한국축산식품학회 2006년도 정기총회 및 제37차 춘계 국제학술발표대회 2006 May 26, 2006년, pp.188–191

Hong JK, Bong MH, Park JC, Moon HK, Lee SC, Lee JH and Hwang SG. Effect of Feeding Red Ginseng Marc on Vital Reaction in Laying Hens under Stress Task. Korean J. Poult. Sci. Vol.39, No.1, 63-70 (2012).

Choi JH, Kim CM and Choi IH. A Study on Improving Egg Freshness Using Red Ginseng Marc Powder to Laying Hens -A Field Study- Journal of Environmental Science International pISSN: 1225-4517 eISSN: 2287-3503 24(9); 1233-1237; September 2015.

Kang HK, Park SB and Kim CH. Effect of Dietary Supplementation of Red Ginseng By-product on Laying Performance, Blood Biochemistry, Serum Immunoglobulin and Microbial Population in Laying Hens. Asian Australas. J. Anim. Sci. Vol. 29, No. 10 : 1464-1469 October 2016.

Kim HK, Choe YH, Kim GS, Kim HY and Kim BS. Effect of Korean red ginseng marc fermented by *Bacillus subtilis* on swine immunity. *Korean J Vet Serv*, 2018, 41(3), 141-147.

Lee SM. Effect of Red Ginseng Marc, Mineral and Black Sugar® Supplementation on the Production of Holstein Steers (Bos taurus). Journal of the Korean Society of Grassland and Forage Science 41(4): 273~279, 2021.

https://www.dailyvet.co.kr/news/policy/180056

https://www.korea.kr/news/weekendView.do?newsId=148702385

https://www.sedaily.com/NewsView/1HQEMEI07V

https://www.nongupin.co.kr/news/articleView.html?idxno=92766

Chapter 10

Lee CJ, Han HS, Jhune CS, Cheong JC, Oh JA, Kong WS, Park GC, Park CG and Shin YS. Development of new substrate using redginseng marc for bottle culture of oyster mushroom (Pleurotus ostreatus) Journal of Mushroom Science and Production. vol 9, 139-144, 2011.

Ryu HS, Lee JW, Kim CM and Choi IH. Effects of Soil Microbial Agent with Red Ginseng Marc on Growth of Watermelon -A Field Study- Journal of Environmental Science International. 24(12); 1705-1710; December 2015.

https://www.nihhs.go.kr/farmer/statistics/statistics.do?t_cd=0206

https://www.korea.kr/briefing/pressReleaseView.do?newsId=155814805

Chapter 11

Kwag YS and Baeg IH. Review on the Current Research of Red Ginseng Acidic Polysaccharide for its Immunostimulating Activity. The Korean Ginseng Research and Industry (Vol.4 No.1) 20-35, 2010.

Ha YJ, Kim SK, Yoo SE and Yoo SK. Separation and Purification of Antioxidant Activity Acidic Polysaccharide from Red Ginseng Marc. Journal of Oil & Applied Science 1 Vol. 34, No. 4. December, 2017. 915-923.

자주하는 질문(Q&A); 식품/축산물/건강기능식품/위생용품. 식품의약품안전처.2020 p9.

Lee R, Cho HS, Kim JH, Cho HJ, Choi SH, Hwang SH, Rhim H, Cho IH, Rhee MH, Kim DG, Kim HC, Nah SY. A novel protocol for batch-separating gintonin-enriched, polysaccharide-enriched, and crude ginsenoside-containing fractions from*Panax*ginseng. J Ginseng Res. 2023

May;47(3):366-375.

http://www.hitnews.co.kr/news/articleView.html?idxno=41358

http://www.foodnews.co.kr/news/articleView.html?idxno=99900

Chapter 12

Kim WK, Kim ES. Structure and function of the secretory ducts in Panax ginseng C.A. Mayer. Kor. Jour. Electron Microscopy 1980;10(1, 2):77-86.

Nakamura K and Handa S. Coomassie Brilliant Blue Staining of Lipids on Thin-Layer Plates. ANALYTICAL BIOCHEMISTRY 142, 406-410 (1984).

Choi KJ, Kim MW and Kim DH. Studies on the Lipid Components of Various Ginsengs I. Lipid and Fatty Acid Compositions of the Free Lipids. Korean J Ginseng Res. 9, 193-203. 1985.

Choi KJ, Kim DH. Studies on the Lipid Components of Fresh Ginseng, Red Ginseng and White Ginseng. Korean J Pharmacog 1985;15(3):141-150.

Choi KJ, Kim MW and Kim DH. Studies on the Lipid Components of Various Ginsengs II. Lipid and Fatty Acid Compositions of the Bound Lipids. Korean J Ginseng Res. 9, 204-212. 1985.

Kim WK, Lee CS and Jeong BK. Distribution of Lipids in Panax ginseng Root. Korean J Ginseng Res. 12, 93-103. 1988.

Kim UG, Lee CS, Jeong BG. Distribution of Lipids in Panax ginseng Root. Journal of Ginseng Research 1988;12(2):93-103.

Grit M, Desmidt J, Struijke A, Crommelin D. Hydrolysis of phosphatidylcholine in aqueous liposome dispersions. International Journal of Pharmaceutics 1989;50(1):1-6.

Nishizuka Y. Intracellular signaling by hydrolysis of phospholipids and activation of protein kinase C. Science 1992;258(5082):607-614.

Grit M, Crommelin D. Chemical stability of liposomes: implications for their physical stability. Chemistry and Physics of Lipids 1993;64(1-3):3-18.

Grit M, Underberg WJM, Crommelin DJA. Hydrolysis of saturated soybean phosphatidylcholine in aqueous liposome dispersions. J Pharm Sci 1993;82(4):362-366.

Lee KH, Lee SS, Lee MG, Kim ES. Identification of Root Age by Histochemical Staining of Secretory Duct Layers in Ginseng. J. Ginseng Res. 2001;25(2):101-105.

Choi SH, Shin TJ, Lee BH, Hwang SH, Kang J, Kim HJ, Park CW, Nah SY. An edible gintonin preparation from ginseng. J Ginseng Res. 2011 Nov;35(4):471-8.

Murakami M, Taketomi Y, Sato H, Yamamoto K. Secreted phospholipase A2 revisited. J Biochem 2011;150(3):233-255.

Hwang SH, Shin TJ, Choi SH, Cho HJ, Lee B-H, Pyo MK, et al. Gintonin, newly identified compounds from ginseng, is novel lysophosphatidic acids-protein complexes and activates G protein-coupled lysophosphatidic acid receptors with high affinity. Mol Cells 2012;33:151-62.

조상원, 김관후. 인삼 부산물의 제품화 컨셉 가능성 분석. 농업경영정보 2013-01. 1-29.

Choi SH, Jung SW, Kim HS, Kim HJ, Lee BH, Kim JY, Kim JH, Hwang SH, Rhim H, Kim HC, Nah SY. A brief method for preparation of gintonin-enriched fraction from ginseng. J Ginseng Res. 2015 Oct;39(4):398-405.

Choi SH, Hong MK, Kim HJ, Ryoo N, Rhim H, Nah SY, Kang LW. Structure of ginseng major latex-like protein 151 and its proposed lysophosphatidic acid-binding mechanism. Acta Crystallogr D Biol Crystallogr 2015;71(Pt 5):1039-50.

Kim, SH., Shin, YS. & Choi, HK. NanoESI-MS-based lipidomics to discriminate between cultivars, cultivation ages, and parts of*Panax ginseng.Anal Bioanal Chem*408, 2109–2121 (2016).

Sugasini D, Subbaiah PV. Rate of acyl migration in lysophosphatidylcholine (LPC) is dependent upon the nature of the acyl group. Greater stability of *sn*-2 docosahexaenoyl LPC compared to the more saturated LPC species. PLoS One 2017;12(11):e0187826.

Aloulou A, Rahier R, Arhab Y, Noiriel A, Abousalham A. Phospholipases: An Overview. Methods Mol Biol 2018;1835:69-105.

Kim SH, Kim SY, Choi HK. Lipids in Ginseng (Panax ginseng) and Their Analysis. Natural Product Sciences 2018;24(1):1-12.

Lee BH, Choi SH, Kim HJ, Park SD, Rhim H, Kim HC, Hwang SH, Nah SY. Gintonin absorption in intestinal model systems. J Ginseng Res. 2018 Jan;42(1):35-41.

Cho HJ, Choi SH, Kim HJ, Lee BH, Rhim H, Kim HC, Hwang SH, Nah SY. Bioactive lipids in gintonin-enriched fraction from ginseng. J Ginseng Res. 2019 Apr;43(2):209-217.

Bowling FZ, Frohman MA, Airola MV. Structure and regulation of human phospholipase D. Adv Biol Regul 2021;79:100783.

Jose A, Kienesberger PC. Autotaxin-LPA-LPP3 Axis in Energy Metabolism and Metabolic Disease. Int J Mol Sci 2021;22(17):9575.

Lee JY, Lim T, Kim J, Hwang KT. Physicochemical characteristics and sensory acceptability of crackers containing red ginseng marc. J Food Sci Technol. 2022 Jan;59(1):212-219.

Kim JH, Lee RM, Oh HB, Kim TY, Rhim H, Choi YK, Kim JH, Oh S, Kim DG, Cho IH, Nah SY, Atypical formations of gintonin lysophosphatidic acids as new materials and their beneficial effects on degenerative diseases, Journal of Ginseng Research, 2023 (in press).

Lee, R.; Kim, J.-H.; Hwang, H.; Rhim, H.; Hwang, S.-H.; Cho, I.-H.; Kim, D.-G.; Kim, H.-C.; Nah, S.-Y. Preparation of Red Ginseng Marc-Derived Gintonin and Its Application as a Skin Nutrient. Nutrients 2023, 15, 2574. https://doi.org/10.3390/nu15112574.

Chapter 13

Bligh EG and Dyer WJ 1959. A rapid method for total lipid extraction and purification.Can.J. Biochem. Physiol. 37:911-917.

Choi KJ, Kim MW, Kim DH. Fatty acid compositions of the various parts of ginseng plant. Korean journal of food and nutrition v.12 no.4, 1983, 357-363.

Choi C, Yoon SH, Bae MJ, An BJ. Proteins and amino acid composition of Korean ginseng classified by years. Korean J Food Sci. Technol. 1985 vol 17. p1-4.

Ann YG. Sugars in Korean ginseng (*Panax ginseng* C.A. Meyer). Korean journal of food and nutrition v.10 no.4, 1997, pp.480-484.

Pyo, Mi-Kyung, et al. "Novel Glycolipoproteins from Ginseng."*Journal of Ginseng Research*, vol. 35, no. 1, Elsevier BV, 29 Mar. 2011, pp. 92–103.

Pyo MK, Choi SH, Shin TJ, Hwang SH, Lee BH, Kang J, Kim HJ, Lee SH, Nah SY. A simple method for the preparation of crude gintonin from ginseng root, stem, and leaf. J Ginseng Res. 2011 Jun;35(2):209-18.

Choi SH, Shin TJ, Lee BH, Hwang SH, Kang J, Kim HJ, Park CW, Nah SY. An edible gintonin preparation from ginseng. J Ginseng Res. 2011 Nov;35(4):471-8.

Hyötyläinen T, Bondia-Pons I, Orešič M. Lipidomics in nutrition and food research. Mol Nutr Food Res. 2013 Aug;57(8):1306-18.

Lee BH, Choi SH, Kim HJ, Jung SW, Kim H, Shin HC, Lee JH, Hwang SH, Kim HC, Nah SY. Preparation of a Monoclonal Antibody against Gintonin and Its Use in an Enzyme Immunoassay. Biol Pharm Bull. 2015;38(10):1631-7.

Choi SH, Jung SW, Kim HS, Kim HJ, Lee BH, Kim JY, Kim JH, Hwang SH, Rhim H, Kim HC, Nah SY. A brief method for preparation of gintonin-enriched fraction from ginseng. J Ginseng Res. 2015 Oct;39(4):398-405.

Han, X. Lipidomics for studying metabolism.*Nat Rev Endocrinol* 12, 668–679 (2016).

Cho HJ, Choi SH, Kim HJ, Lee BH, Rhim H, Kim HC, Hwang SH, Nah SY. Bioactive lipids in gintonin-enriched fraction from ginseng. J Ginseng Res. 2019 Apr;43(2):209-217.

Chapter 14

Kim WK, Lee CS and Jeong BK. Distribution of Lipids in Panax ginseng Root. Korean J Ginseng Res. 12, 93-103. 1988.

Seo Y, Leem K, and Han S. Genetical Identification of Korean Ginseng and American Ginseng by Using RAPD Method. The Journal of East-West Medicines 27, 70-74, 2000.

Lee JW, Lee SK and Do JH. Comparison of the Content of Saponin and Mineral Component in Korean Red Ginseng and Other Red Ginseng. J. Ginseng Res. Vol. 26, No. 4, 196-201(2002).

Seo JC, Han SW, Byun JS, An HD, Ha ID, Cho GH, Lee K, Heo ZJ, Yi J and Jin M. The Effects of Ginseng and American Ginseng on General Symptom in Koreans and Chineses - Double-blind Randomized Controlled Trials. J Ginseng Res. Vol. 29, No. 1, 27-36(2005).

김영준. Analysis of Ginsenosides Content in 4 and 6 year old Roots using Cultivars of Panax ginseng Meyer. 경희대 한방재료가공학과 석사학위 논문, 2013.8.

Lee BH, Choi SH, Kim HJ, Jung SW, Kim H, Shin HC, Lee JH, Hwang SH, Kim HC, Nah SY. Preparation of a Monoclonal Antibody against Gintonin and Its Use in an Enzyme Immunoassay. Biol Pharm Bull. 2015;38(10):1631-1637.

Kim MK, Kang H, Baek CW, Jung YH, Woo YC, Choi GJ, Shin HY, Kim KS. Antinociceptive and anti-inflammatory effects of ginsenoside Rf in a rat model of incisional pain. J Ginseng Res. 2018 Apr;42(2):183-191.

Bae BS, Lee MW, Lee JS, Paek CS and Han MW. Comparison of the Constituents of Processed Korean and American Ginseng Grown in Korea for Six Years. (Korean J. Medicinal Crop Sci.) 29(1) : 35-44 (2021).

http://www.chemicalnews.co.kr/news/articleView.html?idxno=4722

https://gscaltexmediahub.com/campaign/life-energy-make-bodyscrub-from-coffee-stuff/

https://kyobolifeblog.co.kr/4058

https://m.blog.naver.com/PostView.naver?isHttpsRedirect=true&blogId=ahn1685&logNo=221305377377

https://m.cafe.daum.net/cnk-9001/8P26/18?listURI=%2Fcnk-9001%2F8P26

Chapter 15

Mogil JS, Shin YH, McCleskey EW, Kim SC, Nah SY. Ginsenoside Rf, a trace component of ginseng root, produces antinociception in mice. Brain Res. 1998 May 11;792(2):218-28.

서정철, 임강현, 한상원. 고려인삼과 서양삼의 Pyrosequencing법에 의한 감별. 2004; 19(2), 199-203.

Park EY, Kim MH, Kim EH, Lee EK, Park IS, Yang DC, Jun HS. Efficacy comparison of Korean ginseng and American ginseng on body temperature and metabolic parameters. Am J Chin Med. 2014;42(1):173-87.

Kim MK, Kang H, Baek CW, Jung YH, Woo YC, Choi GJ, Shin HY, Kim KS. Antinociceptive and anti-inflammatory effects of ginsenoside Rf in a rat model of incisional pain. J Ginseng Res. 2018 Apr;42(2):183-191.

Nam KY, Yang BW, Shin WS, Park JD. A comprehensive review of the comparative studies of Korean (*Panax ginseng*) and American (Panax quinquefolium) ginseng 49, 203-218, 2018.

Bae BS, Lee MW, Lee JS, Pack SC, Han MW. Comparison of the Constituents of Processed Korean and American Ginseng Grown in Korea for Six Years. Korean J. Medicinal Crop Sci.) 29(1) : 35-44 (2021).

Chapter 16

https://newsroom.daewoong.co.kr/archives/12513

https://www.amazon.com/Ginsenosides-100capsules-Exhaustion-Tiredness-Strengthening/dp/B01AFQK0JO

https://www.webmd.com/drugs/2/drug-60143/ginsana-oral/details

Shibata S, Tanaka O, Soma K, Iita Y, Ando T, Nakamura H(1965) Studies on saponins and sapogenins of ginseng. The structure of panaxatriol. Tetrahedron Lett 3: 207-213.

Kazuhiro Hirakura, Makoto Morita, Kaoru Nakajima, Yukinobu Ikeya, Hiroshi Mitsuhashi. Polyacetylenes from the roots of Panax ginseng, Phytochemistry, Volume 30, Issue 10, 1991, Pages 3327-3333.

Nam KY. The Comparative Understanding between Red Ginseng and White Ginsengs, Processed Ginsengs (Panax ginseng C. A. Meyer)," *Journal of Ginseng Research*, vol. 29, no. 1. Elsevier BV, pp. 1–18.

오명환, 표미경, 박영식, 이환, 김나영, 장영부, 박지훈, 곽준영, 박영순, 박종대 "백삼 및 홍삼의 이화학적 특성 및 말로닐 진세노사이드 함량 비교" 생약학회지 47.1 pp.84-91 (2016) : 84.

박영식·오명환·이 환·정종태·조윤호·표미경. 고려인삼의 부위별 Malonyl Ginsenoside 함량 비교 분석. 생약학회지. 48(1) : 82～87 (2017).

Bilia AR, Bergonzi MC The G115 standardized ginseng extract: an example for safety, efficacy, and quality of an herbal medicine. Journal of Ginseng Research. 44(2), 179-193, 2020.

나승열, 뇌 건강을 위한 인삼 신소재. 2021년 출간 신일서적(주).

https://www.flordis.com.au/products/ginsana/

Chapter 17

Wang CZ, Aung HH, Ni M, Wu JA, Tong R, Wicks S, He TC, Yuan CS. Red American ginseng: ginsenoside constituents and antiproliferative activities of heat-processed Panax quinquefolius roots. Planta Med. 2007 Jun;73(7):669-74.

Yoo KM, Lee C, Lo YM, Moon B. The hypoglycemic effects of American red ginseng (Panax quinquefolius L.) on a diabetic mouse model. J Food Sci. 2012 Jul;77(7):H147-52.

Liu JP, Wang F, Li PY, Lu D. A new ocotillol-type triterpenoid saponin from red American ginseng. Nat Prod Res. 2012;26(8):731-5.

Oh MH, Park YS, Lee H, Kim NY, Jang YB, Kwak JY, Park YS, Park JD, Pyo MK. Comparison of Physicochemical Properties and Malonyl Ginsenoside Contents between White and Red Ginseng. Kor. J. Pharmacogn. 47(1) : 84-91 (2016)

Park YS, Oh MH, Lee H, Jung JT, Jo YH and Pyo MK. Comparison of Malonyl Ginsenoside Contents in Parts of Korean Ginseng. Kor. J. Pharmacogn. 48(1) : 82-87 (2017).

Kim HJ, Jung SW, Kim SY, Cho IH, Kim HC, Rhim H, Kim M, Nah SY.Panaxginseng as an adjuvant treatment for Alzheimer's disease. J Ginseng Res. 2018 Oct;42(4):401-411.

Li J, Wang D, Xing X, Cheng TR, Liang PH, Bulone V, Park JH, Hsieh YSY. Structural analysis and biological activity of cell wall polysaccharides extracted from Panax ginseng marc. Int J Biol Macromol. 2019 Aug 15;135:29-37.

Bilia AR, Bergonzi MC. The G115 standardized ginseng extract: an example for safety, efficacy, and quality of an herbal medicine. J Ginseng Res. 2020 Mar;44(2):179-193.

Li M, Hua S, Huang X, Yue H, Chen C, Liu S. Non-targeted metabonomics to investigate the differences in the properties of ginseng and American ginseng based on rapid resolution liquid chromatography coupled with quadrupole-time-of-flight mass spectrometry. J Sep Sci. 2021 Sep;44(18):3497-3505.

Choi SH, Lee R, Nam SM, Kim DG, Cho IH, Kim HC, Cho Y, Rhim H, Nah SY. Ginseng gintonin, aging societies, and geriatric brain diseases. Integr Med Res. 2021 Mar;10(1):100450.

Bae BS, Lee MW, Lee JS, Paek CS and Han MW, Comparison of the Constituents of Processed Korean and American Ginseng Grown in Korea for Six Years. (Korean J. Medicinal Crop Sci.) 29(1) : 35-44 (2021).

Lee R, Lee H, Kim WW, Kim MH, Nah SY, Cognitive function improvement effects of gintonin-enriched fraction in subjective memory impairment: an assessor- and participant-blinded placebo-controlled study. Journal of Ginseng Research. On-line published (2023).

https://www.foodbank.co.kr/news/articleView.html?idxno=63571

http://www.chemicalnews.co.kr/news/articleView.html?idxno=4722

https://mobile.newsis.com/view.html?ar_id=NISX20210913_0001580956#_PA

Chapter 18

Wang CZ, Aung HH, Ni M, Wu JA, Tong R, Wicks S, He TC, Yuan CS. Red American ginseng: ginsenoside constituents and antiproliferative activities of heat-processed Panax quinquefolius roots. Planta Med. 2007 Jun;73(7):669-74.

Chung TH, Park C, Choi IH. Effects of Korean Red Ginseng marc with aluminum sulfate against pathogen populations in poultry litters. J Ginseng Res. 2015 Oct;39(4):414-7.

Eom SJ, Hwang JE, Kim KT, Paik HD. Increased antioxidative and nitric oxide scavenging activity of ginseng marc fermented by *Pediococcus acidilactici* KCCM11614P. Food Sci Biotechnol. 2017 Sep 21;27(1):185-191.

Ha YJ, Kim SK, Yoo SE, Yoo SK. Separation and Purification of Antioxidant Activity Acidic Polysaccharide from Red Ginseng Marc. Journal of Oil & Applied Science [Internet]. 2017 Dec 30;34(4):915–23.

Kim HK, Choe YH, Kim GS, Kim HY and Kim BS. (2018). Effect of Korean red ginseng marc fermented by Bacillus subtilis on swine immunity. 한국가축위생학회지, 41(3), 141-147.

Jia Yin, Hyun Soo Kim, Yong Min Kim & In Ho Kim (2018) Effects of dietary fermented red ginseng marc and red ginseng extract on growth performance, nutrient digestibility, blood profile, fecal microbial, and noxious gas emission in weanling pigs, Journal of Applied Animal Research,46:1,1084-1089.

Li J, Wang D, Xing X, Cheng TR, Liang PH, Bulone V, Park JH, Hsieh YSY. Structural analysis and biological activity of cell wall polysaccharides extracted from Panax ginseng marc. Int J Biol Macromol. 2019 Aug 15;135:29-37.

Li MM, Wang YK, Sheng YH, Huang X, Yue H, Liu SY. [Application of UPLC-QTOF-MS non-targeted metabonomics in mechanism study of property differences of ginseng and American ginseng]. Zhongguo Zhong Yao Za Zhi. 2021 Nov;46(22):5930-5935.

Lee JY, Lim T, Kim J, Hwang KT. Physicochemical characteristics and sensory acceptability of crackers containing red ginseng marc. J Food Sci Technol. 2022 Jan;59(1):212-219.

Chapter 19

이준희, 한국기업들의 ESG 경영을 위한 변화. Sustainability Transformation & ESG Strategy. Deloitte Insights 특집호 26-34.

https://www.ezyeconomy.com/news/articleView.html?idxno=119973

Chapter 20

Li F, Chen MM, Zhang HM, Wu QP, Han YB. Production of ginsenoside compound K by microbial cell factory using synthetic biology-based strategy: a review. Biotechnol Lett. 2022 Dec 22.

Tomasović S, Sremec J, Košćak Lukač J, Sedlić M, Klepac N. The Prevalence of Depression in Dementia Syndrome. Psychiatr Danub. 2022 Winter;34(4):700-705.

Chapter 21

https://www.foodicon.co.kr/

https://www.newswire.co.kr/newsRead.php?no=959131

https://www.strategyr.com/market-report-ginseng-forecasts-global-industry-analysts-inc.asp

http://www.dhns.co.kr/news/articleView.html?idxno=299108

https://www.giikorea.co.kr/report/vmr1099958-global-ginseng-extract-market-research-report.html

https://www.yna.co.kr/view/AKR20180415021500063

Kim JH, Cho SY, Lee JH, Jeong SM, Yoon IS, Lee BH, Lee JH, Pyo MK, Lee SM, Chung JM, Kim S, Rhim H, Oh JW, Nah SY. Neuroprotective effects of ginsenoside Rg3 against homocysteine-induced excitotoxicity in rat hippocampus. Brain Res. 2007 Mar 9;1136(1):190-199.

인삼 산업 발전을 위한 정책 방향(농림축산식품부) 인삼 산업 발전 및 소비 활성화 심포지움 (2023. 5. 31).

색 인

로마자

한국어

고려홍삼 부산물 가치의 재발견

신·재생 헬스케어 활용

저 자 나 승 열

초 판 2023년 8월 30일

발행인 (사)고려인삼연합회/(사)고려인삼학회

발행처 도서출판 신일북스
서울 영등포구 도림로 310-1 신일빌딩 5층
전 화 02) 843~3281
팩 스 02) 841~8119
발행자 오 상 환
편 집 이 은 숙
등록일 1992년 5월 14일. 제13-355호
홈페이지 www.shinilbooks.com
e-mail shinil@shinilbooks.com
정 가 30,000원

ISBN 978-89-5702-507-9 93510

저자와의 협약하에 인지는 생략합니다.
잘못 만들어진 책은 구입하신 서점이나 본사로 연락주시면 교환해 드립니다.

본 서적은 고려인삼학회의 지원에 의해 출판되었으며 이에 감사드립니다.